두통인류

만성두통에 시달리는 분들께 전하는
골치 아프지 않게 사는 법

만성두통에 시달리는 분들께 전하는
골치 아프지 않게 사는 법

두통인류

2022년 6월 15일 초판 1쇄 인쇄
2022년 6월 20일 초판 1쇄 발행

지은이 | 양하영
펴낸이 | 김태화
펴낸곳 | 파라사이언스 (파라북스)
기획 · 편집 | 전지영
디자인 | 김현제

등록번호 | 제313-2004-000003호
등록일자 | 2004년 1월 7일
주소 | 서울 특별시 마포구 와우산로 29가길 83 (서교동)
전화 | 02) 322-5353   팩스 | 070) 4103-5353

ISBN 979-1188509-56-0 (03510)

* 값은 표지 뒷면에 있습니다.
* 파라사이언스는 파라북스의 과학 분야 전문 브랜드입니다.

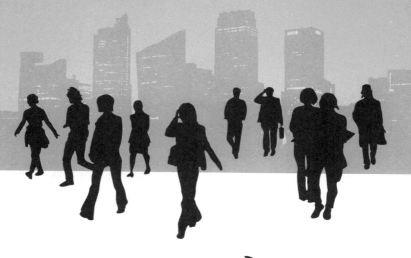

두통인류

만성두통에 시달리는 분들께 전하는
골치 아프지 않게 사는 법

양하영 지음

파라사이언스

✉️ 머리말

• 두통만큼 외로운 병도 드뭅니다.

　다쳐서 아픈 것도 아니고 검사를 통해 아픈 상태를 객관적으로 증명받기도 어렵습니다. 같은 음식을 먹고 같은 일정을 함께 하고도 유독 나만 아프니 이해를 구하기도 궁색합니다.

　희귀한 병이라면 주변에서 이해하려는 노력이라도 하겠지만 두통은 발을 삐는 것처럼 누구나 한번쯤 겪을 수 있다 보니 건강한 분들에게는 그저 잠깐 참으면 되는 '그깟 두통'쯤으로 치부되기 십상입니다. 그래서 두통을 오래 앓고 있는 분들은 좀처럼 주변에 두통이 있노라 얘기하지 않게 됩니다. 심지어는 부부지간이나 부모자식, 형제자매간이나 친한 친구 사이에도 두통에 대한 이야기는 공유되지 않을 수 있습니다.

　두통의 원인은 밝혀진 것보다 아직 명확하게 밝혀지지 않은 것이 대다수입니다. 원인이 분명하다면 약도 있을 것인데 현재 두통에 쓰이는 수많은 약들은 거의가 진통제입니다. 그나마 진통제가 효과가 있으면 다행이지만 약이 듣지 않을 때가 생각보다 많습니다.

　두통환자를 진료하면서 두통환자들은 누구보다 배려심 깊고 일에 대한 욕심도 많다는 것을 알 수 있었습니다. 그렇기 때문에 자신을 제대로 돌보지 못하고 쉽게 무리한 탓으로 두통을 얻은 것일 수도 있습니다.

　필자 또한 30년 넘게 두통을 앓고 있는 만성두통 환자입니다. 오랫동안 스스로 두통을 관찰하고 치료하며 아울러 두통환자분들을 진료하면서, 두통의 원인은 심각한 질병에서 기인한 것보다는 자신의 생활 속에 있으며 두통을 치료하는 방법 또한 멀리 있는 것이 아니라 자신 안에 있다는 것을 알 수 있었습니다.

두통이라는 같은 결과를 일으키는 각자의 서로 다른 이유와 상황을 이해함으로써 두통은 극복될 수 있습니다. 남을 향한 배려와 두통을 견디는 남모를 인내와 끈기를 자신을 돌보는 데에 쓴다면 머지않아 두통이 없는 나날을 맞이할 수 있을 것입니다.

오늘도 홀로 두통과 외로운 싸움을 이어가고 계실 만성두통 환자분들과 두통에 남다른 관심을 가진 분들께 자그마한 도움이 되었으면 합니다.

• 이 책을 쓰기까지

오래전 처음 임상을 시작하며 스스로 다짐했던 것이 있습니다. 아는 것은 없고 제 두통도 못 고치니, 병을 치료한다기보다 그 아픔에 대해 깊이 이해해 드리기로 말입니다. 그저 남들은 관심 없을 사소한 증상들과 생활의 시시콜콜한 이야기들을 여쭙고 또 귀기울여 들어 드리는 것이 제가 할 수 있는 최선의 진료라 생각했습니다. 저 스스로 누구보다도 심하고 다양한 두통을 지니고 있었기 때문에 묻고 듣고 공감하는 것은 누구보다 잘 할 자신이 있었기 때문입니다.

생활도 다르고 직업도 다르고 성별이나 나이, 체중, 신장, 성격, 성품 등등 어느 하나 같은 것이 없지만 두통이라는 공통점을 지닌 분들. 그 많은 분들의 이야기가 쌓이자, 적지 않은 공부를 통해서도 해결하지 못한 제 두통의 실마리가 조금씩 보이기 시작했습니다. 우선한 당면과제는 제 두통에 대한 완전한 이해였습니다.

두통은 온전히 자신의 어떤 행위나 생활의 문제로 말미암아 생긴다는 결론을 잠정하고, 이를 검증하기 위해서 스스로를 관찰하고 다소 혹독하게 실험하기 시작했습니다. 먹고, 자고, 움직이고, 똥오줌 누고, 느끼는 매순간의 일거수일투족을 낱낱이 기록하여 이후 일어나는 두통과의 인과관계를 규명하고, 책이나 논문 그리고 시중의 여러 치료 방법들과, 구하거나 만든 수십 가지의 치료약들을 실험하고 누차 검증하였습니다. 진통제 없이 며칠이고 두통을 관망하거나, 스스로를 굶기고 배불리고 혹사시키며, 그 결과들을 기록하고 분석해 보았습니다. 종국에는 약의 검증을 위해 없는 두통을 만들어볼 수도 있었습니다.

이윽고 10년쯤 되었을 무렵에는 과연 잠정했던 결론이 틀리지 않음을 확인할 수 있었고 오랜 자괴감도 떨칠 수 있었습니다. 그렇게 얻은 경험과 자료, 그간의 임상을 바탕으로 이를 진료에 적용해온 지도 10여 년이 흘렀습니다. 다행히도 환자분들의 반향이 나쁘지 않았고, 다른 분들에게도 알려주기를 원하시는 두통환자 특유의 이타심에 용기를 얻어, 20여 년 동안 제가 얻은 바를 여러분과 나누고자 이 책을 쓰게 되었습니다.

• 이 책을 효율적으로 읽는 방법

소중한 한분 한분의 '다름'을 놓치지 않으려다 보니 욕심만 앞서고 요령이 궁해서 책의 문체나 구성, 분량까지도 참담함을 면할 길 없습니다. 하여 이 책을 슬기롭게 활용하시는 방편을 말씀드리고자 합니다.

책은 총 6장으로 구성하였습니다.

1장 : 두통의 소개
2장 : 일차문진 – 여러 증상으로부터 두통의 유형을 파악

3장 : 이차문진 - 생활의 문제를 분석하여 두통의 배경을 파악

4장 : 두통을 극복하기 위한 실효성 있는 대책들

5장 : 두통 당시의 효과적인 대책들

6장 : 정리하는 글

전체적인 책의 구성은 두통을 진료하는 순서와 같습니다. 따라서 처음부터 끝까지 통독하시는 것도 좋습니다. 하지만 2장은 다소 전문적이고 딱딱한 내용들로 구성되어 있어서 나중에 읽으시기를 당부 드려 봅니다.

2장은 일차문진으로서, 실로 방대하고도 세세한 국제두통질환분류책자의 내용을 함축하고 재분류한 것입니다. 400종 가까운 두통은 임상에서 드물지 않게 볼 수 있는 100종 이내의 두통으로 간추렸고, 두통의 유형을 파악하기 위한 문진 위주로 재분류하여, 주로 일차의료기관의 의료인분들과 학구적인 두통환자분들에게 조금의 도움이 되지 않을까 하는 마음으로 정리해 보았습니다. 진료 중에 저 또한 놓치기 쉬운 부분이라 스스로를 일깨우기 위한 목적도 있습니다. 적은 지면으로 내용을 축약하다 보니 임상례나 비유를 탈거하여 무미건조할 것입니다.

수재한 두통들 중에는 심각한 두통도 있지만, 일시적인 가벼운 두통도 적지 않아서 간혹 자신이 지닌 별스런 두통을 발견하시는 흥미를 느끼실 수는 있습니다. 하지만 무방비로 처음부터 통독하시다가 자칫 재미없는 글에 발목 잡혀 골치아파하실 모습이 떠올라 자발없는 노파심으로 미리 가슴이 아픕니다.

3장은 이차문진으로서 두통환자의 소소한 일상과 임상적으로 두통과 관계있는 증상들에 대해서 이론과 임상을 병기하여 다소 상세하게 기술하였습니다. 2장보다는 덜하지만 처음부터 끝까지 통독하시기에는 이 또한 흥미가 적을 수 있음을 양지해 주시기 바랍니다.

저의 지인들에게 미리 책을 보여 주었더니 2, 3장의 목차에서 평소 궁금했던 부분을 찾아 읽어보고, 4장부터 정주행하고 나중에 나머지 부분을 천천히 다시 읽는 것이 좋다는 말을 들었습니다. 각 장마다 처음과 끝에 도입글과 정리글을 두었으니 그 부분들을 먼저 훑어보는 것도 좋을 것입니다.

• 작은 바람이 있습니다

이 책을 통해 제가 바라는 것은, 남들은 이해하기 힘든, 내가 이해를 구하기 힘든, 남과는 너무도 다른 자신만의 두통을 위로받고 또 스스로 깊이 이해하시게 되는 것입니다. 아마 그렇게 될 것입니다. 자신의 두통에 대해 알게 되면 치료의 방법 또한 스스로 아시게 될 것입니다. 자연스레 저처럼 스스로를 되돌아보시게 될 것이고, 그때 제가 걸린 시간보다 훨씬 짧은 시간 안에 원하시는 바를 얻으시게 될 것입니다. 그리고 스스로의 노력으로 두통과 별리하실 수 있게 될 것입니다.

일반적인 의료현장의 두통진료는 두통의 특징, 즉 교집합을 찾는 것에서 그치는 경향이 다분합니다. 현실적인 팍팍한 진료환경이 그 이유이기도 합니다. 하지만 좀처럼 받아들여지지 못한 교집합 이외의 부분, 그 사소한 다름이 그 두통을, 아니 그 분을 이해할 결정적인 단서가 될 때가 많습니다. 그래서 어쩌면 두통은 숨은그림찾기와 비슷하다고 볼 수 있습니다. 교집합 찾기로 닫아 걸린 마음의 빗장을 잠시 내려두십시오. 열린 마음으로 스스로를 돌아보시고 입안에서만 맴돌던 방치된 궁금증도 모두 소환하십시오.

그리하여 남과는 사뭇 다른 내 두통의 그 이유와 해법을 끝끝내 찾아내시기를 간절히 소망합니다.

감사합니다.

차례

3 장 두통의 배경 - 이차문진

4 장 두통의 대책

5 장 두통 당시의 대책

6 장 새로운 시작을 위해

부록 유발요인 리스트와 문진표

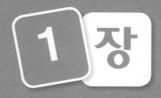

1장

두통이란

1. 두통인류

• 사람은 두 부류로 나눌 수 있다.

머리가 아픈 사람과 머리가 아프지 않은 사람.

'아이고 머리야~' 하는 경험은 신경을 조금만 쓰거나 감기에 걸리고 피곤할 때마저도 느낄 수 있는 평범한 사건에 불과하다. 그저 어쩌다 돌부리에 채여 발을 삔 것처럼 흔한, 한낱 두통으로 인류를 편가르기하다니 너무해 보일 수도 있다. 하지만 그 두통이라는 존재를 수목드라마나 주말드라마처럼 자주 볼 수 있거나, 숫제 매일연속극처럼 매일 만나는 분들이 있다면 고개를 끄덕여 주실 수도 있을 것이다.

두통이 생기면 한밤중에도 근처 편의점에서 진통제를 어렵지 않게 구할 수 있는 세상이다. 아프면 약을 먹으면 되지 무슨 걱정이냐 하시겠지만, 만성두통환자들의 두통은 일반적인 진통제로 간단히 해결되지 않을 때가 많다.

• 따라서 두통은 다시 두 가지로 나뉠 수 있다.

두통약이 듣는 두통과 두통약이 듣지 않는 두통.

두통을 통증의 경중에 따라 나누면 되지 왜 약으로 나누느냐 의아해하실 수도 있다. 하지만 두통의 심한 정도는 사람마다 감수성과 인내력의 차이가 천양지차여서 객관적으로 통증의 정도를 분류하는 것도 간단하지는 않다.

두통이 생겼을 때 두통약으로 나으면 그보다 더 고마운 일도 없다. 그러나 만성두통환자는 두통약이 들을 때도 있지만 약으로 좀처럼 진통이 잘 되지 않는 두통이 생각보다 자주 그리고 심하게 일어난다는 것이 문제이다. 필자가 그러한 '자주' 그리고 '심한' 만성두통환자이다. 국제두통질환분류로 보면 만성긴장형두통이면서 무조짐편두통과 전형조짐편두통을 함께 가지고 있는 환자이다. 30년 넘게 두통을 앓았고 지금도 몸관리에 소홀할 때면 어김없이 두통이 발생하는 현재진행형의 환자.

• '또 머리가 아파?'

두통환자가 가족으로부터 흔히 듣는 말이다. 때로는 걱정으로 때로는 핀잔으로. 일시적인 두통만을 경험한 분들은 만성두통환자의 심하고 잦은 두통을 도무지 이해할 수 없다. 왜 아픈지, 얼마나 아픈지. 두통은 아픔이 눈에 보이지 않기 때문이다.

그래서 만성두통환자들은 두통이 엄습해 와도 입을 닫아걸고 혼자 끙끙 앓는 분들이 많다. 이해받기도 설명하기도 어렵기 때문이다. 같은 것같지만 다른, 그래서 필자는 만성적인 두통을 앓고 있는 분들을 저를 포함하여 조심스레 '두통인류'라고 부른다.

2. 두통의 증상과 가족에 대하여

• 두통환자의 증상은 두통이다. 즉, 머리가 아픈 것이다.

허리나 다리가 아프면 걸음이 굼뜨고, 몸살이 나면 여기저기가 아프고 만사가 귀찮아진다. 눈병에 걸리면 보는 것이 힘들고 눈을 뜨고 있기가 어렵다. 소화가 안 되면 먹을 수가 없고 먹으면 탈이 난다. 우울하거나 기운이 없으면 말도 하기 싫어지고 잠이 부족하면 종일 피곤하다. 감기나 열병에 걸리면 춥다.

두통은 머리가 아픈 것이지만 머리와 동떨어진 상기의 증상들이 하나둘 때로는 한꺼번에 출몰할 수도 있다. 두통이 심해지고 진통제도 듣지 않을 때면 그저 참호에 웅크린 패잔병처럼, 실연의 슬픔에 괴로워하는 청춘처럼 그렇게 혼자 아픔을 달래며 상황이 지나가기를 숨죽여 기다리게 된다. 주변에서 도와줄 방법도 뾰족이 없다. 진통제가 잠깐 들을 때도 있지만 언 발에 오줌 누기처럼 이내 두통은 다시금 나를 뒤흔든다.

■ 한편 유형에 따라 두통 자체도 다양한 모습을 하고 있다.

긴장형두통은 주로 오후에 시작되지만 편두통은 시도 때도 없이 찾아온다. 밤에 심해지면 잠을 이룰 수도 없다. 아침부터 생기면 하루가 너무도 길게 느껴진다. 눕고 싶기 때문이다. 눕는다고 낫는 것도 아니지만 앉아 있을 기운이 없으니 자연히 눕게 된다.

군발두통은 통증이 심할 때면 누워있을 수도 없다. 통증으로 안절부절 방안과 거실을 배회하게 된다.

소리를 듣는 것만으로도 통증이 심해질 수 있다. 아이를 키우는 엄마들은 편두통이 발생하면 육아 그 자체도 힘든데 아이들 특유의 고음에 귀가 쨍쨍 울려 욱신욱신한 통증이 증폭되기도 한다. 밝은 빛도 두통을 악화시킬 수 있어서 차라리 눈을 감고 있게 되기도 한다. 냄새에도 민감해진다. 악취뿐만 아니라 맛있는 음식냄새나 꽃향기마저도 눈을 질끈 감을 만큼 괴로워지기도 한다.

편두통이 시작되면 걷는 것조차 힘들어질 수도 있다. 일정 정도를 넘어서는 근육의 힘을 필요로 하는 동작이 두통을 악화시키기 때문이다. 여성들은 월경주기에 따라 두통이 심해지는 분이 많다. 생리통과 겹치면 생리기간은 그야말로 모진 시련의 주간이다.

■ '이번에는 또 얼마나 힘들까'

너무도 익숙하지만 매번의 두통은 초기화된 컴퓨터처럼 늘 새롭게 느껴진다. 두통이 지나고 나면 언제 그랬냐는 듯 새카맣게 잊고 있다가, 슬그머니 두통이 엄습해 오면 다시금 새록새록 되살아나는 이 두려움들은 두통의 당사자가 아니면 좀처럼 이해되기 어렵다.

하지만 아픈 이보다 옆에서 지켜보는 마음이 훨씬 더 힘들다는 것을 아는 까닭에 이렇게 아프다 저렇게 괴롭다는 말조차 쉽사리 꺼내지 못하고 홀로 조용히 동굴 속으로 숨어든다. 두통인류가 사랑하는 분들에게 바라는 것은, 멀쩡하다가 불현듯 말이 없어지고 먹는 것이 신통치 않고 시무룩해지더라도, 기분 나쁜 일이 생겼나? 나한테 화가 났나? 오해하지 말고 '아~두통이 생겼구나' 하고 잠시 눈감아 주는 것이다.

두통이 생기면 정작 두통환자 본인이 가장 힘들다. 두통과의 처절한 싸움은 가족에게 미안한 마음을 표현할 어떤 여유도 주지 않는다. 야속한 마음을 잠시 물리시고 곧 밝은 모습으로 돌아올 것을 믿고 기다려주는 것이 어쩌면 사랑하는 가족이 할 수 있는 최상의 배려가 아닐까 생각한다.

두통은 혼자가 아니라 온 가족이 함께 겪는다. 가족 모두가 두통을 깊이 이해하면 두통의 나날은 아픔의 주간이 아니라 색다른 평화의 일상이 될 수 있다. 말없이 툭툭 어깨를 두드리는 사랑하는 이의 손등에 살며시 손을 포개고, 나지막한 목소리로 'I'll be back'을 외치고 떠나는 그런 가족의 풍경을 꿈꿔본다.

3. 두통의 기본 분류

■ 두통은 하나의 증상이기도 하고 질병이기도 하다.

두통의 현대적인 분류가 정립되기 이전에는, 두통은 질병으로 취급받지 못하고 그저 진통제만 먹으면 되는 시답잖은 통증들 중의 하나로 여겨졌다. 당뇨병, 고혈압, 암 등 두통보다 더 시급한 많은 병들에 밀려 생명에 지장이 없고 참을 수 있는 아픔으로 방치되어 온 것도 사실이다.

과거에는 난치병으로 알려졌던 많은 병들이 치료가 가능해진 시대이다. 문명과 의학의 발달은 객관적인 진단법을 마련했고 질병의 병리를 밝힘으로써 그에 맞는 치료제도 속속 개발되었다. 과학적인 방법으로 병을 진단하고 수술과 약물요법 등 합리적인 진단과 치료를 통해 삶의 질은 몰라보게 높아졌다.

하지만 21세기에도 두통은 진통제 이외에는 특별한 치료책이 없는 형편이다. 일부의 특수한 두통을 제외하고는 병리학적 기전이 밝혀져 있지 않아서 과학적인 진단도 어렵다. 두통의 주증상인 통증의 정도를 측정하는 것조차 객관적인 기준을 세우기 어려워서 개인마다 다른 민감도로 대체하고 있다. 병리학적인 검사나 영상을 통한 검진도 어렵다. 그렇기 때문에 치료제도 진통제밖에 없는 것이 어쩌면 당연한 일인지도 모른다.

어떤 질병이 체계적으로 관리되려면 세계적으로 통일된 기준이 필요하다. 아무리 열심히 연구한다 하더라도 국가와 학회에 따라 병명과 분류가 서로 다르다면 혼란만 가중될 뿐 발전을 도모하기는 힘들기 때문이다. 우리가 알고 있는 모든 질병은 그런 과정을 거쳐서 발전된 현재에 이르렀다. 두통도 1988년에야 기어이 국제적으로 통일된 분류와 진단의 기준이 확립되었다. 그 후로 기준이 모호하여 혼란스럽던 두통의 연구는 비로소 비약적으로 발전하기 시작했다.

국제두통질환분류는 해를 거듭하며 수정과 보완을 이어가고 있다. 현재 최신자료는 2018년에 출간된 3차 개정본이다. 앞으로 이어질 글에서 두통의 병명과 분류 및 주요 증상들은 필자의 임상적인 분류 이외에는 대한두통학회에서 발간한 '국제두통질환분류 제3판 한글판2018'을 참고하고 따른다.

각 조목마다 언급하는 두통의 분류명은 각주로 기재해 놓았으니, 자세한 내용이 궁금하신 분은 링크된 국제두통질환분류 PDF문서를 참조하면 더 상세하고도 많은 정보를 얻을 수 있을 것이다.

자신이 가진 두통의 유형을 쉽게 이해하려면 우선 지금까지 연구된 두통 분류의 기본적인 틀에 대해 알아두는 것이 좋다. 어렵지 않다.

국제두통질환분류의 체계는 두통을 크게 몇 가지 부류로 나눈다. 원발두통, 이차두통, 통증성두개신경병증 및 기타 얼굴통증과 기타두통이다. 뚜렷한 원인을 모르는 두통을 '원발두통(原發頭痛)'이라 하고, 원인이 밝혀진 두통은 '이차두통(二次頭痛)'이라 한다.

이차두통이란 두통의 원인으로 뇌종양을 의심하는 것처럼, 두통을 유발할 수 있는 어떤 원인이 분명하게 밝혀진 두통을 말한다. 질병이나 약물 또는 음식으로도 두통은 발생할 수 있는데, 현재 인과관계가 밝혀져 있는 원인으로 인해서 이차적으로 속발하는 두통이다.

원발두통은 원인이 뚜렷하게 밝혀지지 않은 두통이다. 애석하게도 우리가 흔히 알고 있고 또 실제 임상에서 만나는 많은 환자들의 유형인 편두통과 긴장형두통이 원발두통에 속한다.

통증성두개신경병증 및 기타 얼굴통증은 뇌신경의 병변으로 인해 통증이 주로 안면과 머리로 나타나는 경우이며, 기타 두통은 다른 두통의 기준으로 분류할 수 없는 두통이다.

국제두통질환분류는 여기서 다시 세분하여 14가지로 분류되며 4단계까지 분지하여 아형까지 모두 합하면 두통의 종류는 400종 가까이 된다. 생각보다 엄청난 두통의 종류에 놀랐을 것이지만 숫자의 압박에 지레 겁먹으실 필요는 없다. 그 많은 두통의 종류를 모두 속속들이 알 필요도 없다. 두통의 종류는 많지만 그 중에 자신이 주목해야 할 두통은 따로 있다.

다양한 두통 중에 자신의 두통을 찾는 것은 어렵지 않다. 다만 중요한 것은 그 두통이 내 안에서 어떻게 만들어지는 지를 이해하고 해결의 길을 찾는 것이다. 가벼운 마음으로 시작하시면 된다.

닫혔던 사립문을 열어 담벼락에 붙이고 즐거운 마음으로 사랑하는 나의 동지들, 두통인류를 맞이할 플래카드를 걸어본다.

"두통인류의 세계에 오신 것을 진심으로 환영합니다."

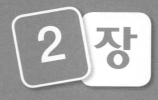

두통의 모습

- 일차 문진 -

2장은 일차문진으로서, 글의 구성은 필자가 진료하는 순서와 다르지 않다. 각 편의 질문에 따라 서로 다른 두통을 비교하여 자신의 두통을 찾을 수 있게 하였다.

다만 400종 가까운 두통 중에서 일반적인 두통과 임상적으로 드물지 않게 볼 수 있는 두통 그리고 눈여겨보아야 할 두통을 가려내어 정리하였는데도 불구하고 종류가 많다는 점, 그리고 해당하는 여러 두통의 긴요한 특징을 간추려 비교할 수 있게 하고 각자의 서로 다른 사정을 도출하는 데에 집중하다보니 나열식의 지루함과 무미건조한 원론식 문장을 피할 수 없었던 점에서 송구함을 면할 길 없다. 진료에서는 몹시도 중요한 변별점이며 확인이 필요한 요소라는 사실은 이해하실 것이다.

두통을 이해하려다가 도리어 골치가 아프면 곤란하므로 현명한 독자께서는 생경한 이름의 두통에 천착하기보다 각 편의 질문에 간단히 답만 하시고 다음 질문으로 건너뛰며 3장로 속행하시는 편이 낫다고 생각한다. 질문의 답은 책 뒤쪽 부록에 수록된 표에 기재하시면 자신이 가진 두통의 모습을 일목요연하게 파악하실 수 있을 것이다.

1. 두통의 문진

두통의 진단은 문진(問診: 질문을 통한 진찰)이 그 어떤 질병보다 중요하다. 문진을 통해서 현재 앓고 있는 두통에 대해 많은 정보를 얻고 이를 바탕으로 질병의 유형과 원인을 유추하게 된다. 각종 검사들은 상세한 문진을 통해 이차두통이 의심될 때 비로소 시행하는 것이 일반적이다.

두통의 문진은 생각보다 오랜 시간이 걸린다. 며칠 되지 않은 단순한 두통이라 할지라도 심한 두통이라면 심각한 질병의 동반증상일 수도 있기 때문에 대충 진료하고 말 수가 없다. 그런데 의료현장의 현실은 녹록치 않다. 많은 정보를 얻기에는 진료시간이 턱없이 부족하다. 두통의 양상을 파악하고, 그 과정에서 이차두통을 변별하여야 하며, 각 개인의 고유한 신체와 정신 및 환경적인 문제점까지 종합적으로 고려하여 치료의 방향을 상정하는 과정은 꽤나 오랜 시간을 필요로 한다.

시간을 줄이는 데는 의사의 오랜 경험이 중요하다. 물론 그렇다고 할지라도 놓치는 부분이 있으니 늘 아쉬움은 지워지지 않는다. 감기와 마찬가지로 두통도 지극히 개인적인 질환이다. 스무고개 같은 질문과 대답의 연속으로 적지 않은 시간과 집중력 및 판단력이 요구된다. 차근차근 문진을 시작해 본다.

2. 두통이 시작된 시기

문진 01. 시작시기 두통은 언제부터 시작되었습니까?

두통을 파악하는 것은 어찌 보면 사건보고서와도 흡사하다. 사건을 기술하는 육하원칙에서 주체가 정해지면 뒤이어 '언제'라는 시기를 먼저 밝히듯이 두통도 시작된 시기를 파악하는 것이 우선이다.

두통이 시작된 시점을 확인하는 것은 비단 두통이 얼마나 오래된 것인가를 아는 것뿐만 아니라 두통의 원인을 밝히는 데에도 필요한 요소이므로 희미한 기억을 더듬어 찾아보아야 한다.

두통은 몇 주나 몇 달, 몇 년 등의 이환기간에 따라 3개월이 경과했다면 만성화된 두통으로 볼 수 있는데, 이환기간과 함께 한 달에 발생하는 두통의 빈도를 고려하여 만성두통으로 명명하게 된다.

• 오래된 두통

두통이 시작된 시점은 세 가지로 나뉜다. 생애 처음으로 두통을 겪었던 시점과 두통이 본격적으로 심해지기 시작한 시점 그리고 이번 두통이 발생한 시점이다.

생애 처음으로 두통이 발생한 때를 기억하는 것은 쉽지 않은 일이다. 뜬금없는 우발적인 두통이 처음일 수도 있기 때문이다. 대개 기억할 수 있는 시점은 두통이 본격화되기 시작한 시점이다. 두통으로 힘겨운 삶이 시작되었으니 세월을 반추하기도 쉽다. 두통이 시작된 때를 회상해 보는 것은 그 당시에 혹 어떤 사건이 있었는지 알아보기 위함이다. 정신적인 충격이나 사건 사고 또는 생활의 큰 변화가 두통의 시발점이 될 수 있기 때문이다.

마음에 담아둔 정신적인 충격은 그 당시를 회상하며 과거에 아로새겨진 억울함을 풀어내는 카타르시스를 경험함으로써 두통이 해소되는 경우도 있다. 마음의 병일 때이다. 두통이 생기기 시작하던 무렵에 사고가 있었다면 사고의 후유증과 관련된 두통인지도 살펴야 한다. 또한 생활이나 환경의 큰 변화가 있었는지도 살펴야 한다. 식생활의 변화나 직장과 주변 또는 가정의 환경변화는 두통에 큰 영향을 미칠 수 있다.

• 최근에 발생한 두통

최근에 두통이 처음 발생한 경우에는 외상의 여부를 먼저 파악하는 것이 좋다. 경미한 사고라도 문제가 되는 경우가 있기 때문이다. 또한 위급한 두통인지도 살펴야 한다.

흔히 뇌진탕이라고 하여 넘어져서 머리를 다칠 수 있는데 사고 당시에 곧바로 두통이 생길 수도 있지만 며칠 후부터 두통이 발생하는 경우가 있다. 흔히 말하기로 '다쳐도 피가 나면 괜찮다'라고 하는데, 외부의 출혈로 내부의 상황을 섣불리 판단할 수는 없다. 사고 이후로 1주일 이내에 두통이 발생했다면 머리의 외상으로 인한 두통[1]을 의심할 수 있다. 뇌진탕 이후에 두통이 발생했고 잠깐이라도 의식의 혼미함이 있었다면 미루지 말고 정밀검진을 받아보는 것이 좋다.

교통사고로 머리가 심하게 흔들린 이후에도 두통은 발생할 수 있다.[2] 사고로 인해 경추신경이 손상되었을 수도 있으므로 먼저 목신경의 이상 증후들을 살펴야 한다. 손의 감각이상이 있거나 심한 경우 걸음이 이상할 수도 있으므로 신경이상증상이 느껴진다면 이 또한 정밀검진이 필요하다. 교통사고에서 머리를 어딘가에 부딪친 일이 없고 신경이상 증상도 없으며 두통만 있다면 목과 머리 주변의 근육과 근막의 문제로 보고 치료하면 호전되는 경우가 많다.[3] 특수한 경우로 머리나 척추의 시술이나 수술 이후에 두통이 발생하는 경우가 있는데,[4] 아마 수술이나 시술 시에 두통발생의 가능성에 대해 설명을 들었을 것이다. 시술이나 수술 이후의 두통은 오래가지 않는다. 경우에 따라 다르지만 3일에서 1개월 또는 3개월 안에 호전된다고 한다.

40세 이상에서 과거에 없던 두통이 최근에 발생하였다면 신중하게 접근하여야 한다. 뇌혈관질환의 가능성이 있기 때문이다. 일과성뇌허혈로 인한 두통[5]은 뇌혈관이 일시적으로 좁아지면서 혈액공급이 원활하지 않을 때 발생하는 두통인데 이는 뇌경색에 의한 중풍의 선행 증상일 수 있으므로 주의해야 한다.

---

1. 5. 머리와 목의 외상 및 손상에 기인한 두통
2. 5.3 채찍질 손상에 기인한 급성두통
3. A11.2.5 경부근막통증에 기인한 두통
4. 5.5 개두술에 기인한 급성두통, 6.5.2 경동맥내막절제술후 두통, 6.5.3 경동맥 또는 척추동맥 혈관성형술 및 스탠트시술에 기인한 두통, 6.6.2 뇌정맥동 스탠트에 기인한 두통, 6.7.1 두개내혈관내시술에 기인한 두통, 6.7.2 혈관조영술두통, 7.2.1 경막천자후 두통, 7.2.2 뇌척수액누공두통, 7.5 경막내주사에 기인한 두통
5. 6.1.2 일과성허혈발작에 기인한 두통

이때의 두통은 주로 1시간 이내에 소실되고 하루 이상 오래 가지 않기 때문에 무심코 지나칠 수 있는데, 두통 이외에 감각이상이나 어지러움과 말이 잠깐 어둔해지는 등의 증상이 있으면서 평소 동맥경화증이 있는 분들은 두통이 가볍더라도 자세한 검진이 필요하다. 영상검사에서 뇌경색 소견이 나타나지 않을 수도 있지만 안심하기보다 증상의 변화를 체크해 보고 조금이라도 이상이 있으면 곧 진료를 받는 것이 옳다. 자칫 중풍이 될 수 있기 때문이다. 중풍은 막을 수 있으면 막아야 한다.

소아나 청소년기에 발생한 갑작스러운 두통은 드문 경우지만 뇌혈관이상[6]을 의심해야 하는 경우도 있다. 이때는 두통만 있는 것이 아니라 어지러움이 있거나 말이 어눌해 지거나 몸의 한쪽이 마비되는 등 특이한 증상이 동반될 수 있다. 뜨거운 음식을 먹을 때나 숨을 몰아쉬는 운동 중에 두통과 함께 신경학적인 증상이 발생한다면 전문의의 진단을 받아보는 것이 좋다.

성인이어도 어려서부터 두통이 있었던 분 중에 두통과 함께 전에 없던 신경학적인 증상이 새로 발생했다면 중풍뿐만 아니라 기형된 뇌혈관의 유무 및 변동 여부를 살펴보아야 할 수도 있다. 기형화된 혈관은 정상적인 혈관보다 약하므로 파열되기 쉬운데 나이가 들수록 파열의 가능성은 더욱 높아진다. 파열되면 중풍이 되므로 유의해야 한다.

최근에 시작된 두통이 사고가 없었고, 뇌혈관에도 이상이 없다면 생활이나 신체의 갑작스러운 변화가 있었는지를 살펴본다. 스트레스나 노동 또는 운동의 무리나, 음식물의 영향 및 감기나 질병이 새로 발생한 것이 있는지를 살펴보아야 한다.

---

6. 6.8.3 모야모야혈관병증에 기인한 두통

3. 긴급을 요하는 두통

최근에 발생한 심한 두통 중에는 응급을 요하거나 시일을 늦추지 말고 정밀검진을 받아야 하는 경우가 있다. 주로 뇌혈관질환일 경우이다.

심한 두통을 호소하는 환자의 경우 우선적으로 경부강직 여부를 살펴 보게 되는데 지주막하출혈(거미막하출혈)의 가능성도 있기 때문이다.[7] 경부강직은 고개를 숙여서 두통이 걷잡을 수 없이 심해지는 것을 말한 다. 물론 경부강직만으로 지주막하출혈을 진단할 수는 없고 더 많은 정 밀검사가 필요하다. 경부강직은 경추퇴행성질환이나 뇌막염 또는 고열 을 동반한 두통에서도 있을 수 있기 때문이다.

사람의 뇌는 두껍고 단단한 두개골에 의해 보호되고 있는데, 뇌의 표 면과 두개골 사이는 경막(경질막), 지주막(거미막), 연막(연질막)의 세 층 으로 이루어진다. 지주막은 경막과 연막 사이에 위치하며 그 아래의 공 간인 지주막하공간에는 많은 혈관이 분포하며 뇌척수액이 일정하게 유 지되는데, 뇌동맥류 파열 등으로 인해 지주막하공간에 혈액이 흘러나오 면 뇌압이 상승하면서 위험한 상황을 만들 수 있다.

지주막하출혈이 있으면 고개를 숙일 수 없이 뻣뻣한 상황이 된다. 심 한 출혈일 경우에는 의식까지 혼미해져서 이미 응급진료를 받았을 것이 다. 하지만 출혈이 심하지 않은 경우에는 의식장애가 적고 두통과 경부 강직은 며칠 후 사라질 수도 있어서 그저 심한 두통이 있었던 것으로 여 길 수도 있으므로 두통이 발생하던 당시의 상황을 자세히 확인해 봐야 한다. 출혈 후 열흘 이상 지난 뒤의 검사에서는 출혈소견이 발견되지 않 는 경우도 많다고 하는데, 약해진 혈관은 다시 재파열될 수 있으므로 긴 장의 고삐를 늦추지 말고 지속적으로 관찰해야 한다.

---

7. 6.2.2 비외상성 지주막하출혈에 기인한 두통

• 벼락두통

지주막하출혈을 비롯한 뇌의 출혈[8]로 인한 두통은 일반적인 두통이나 뇌경색 때의 두통보다 훨씬 심하고 급격하다고 한다. 약해진 뇌동맥류가 파열되면서 일찍이 경험해 보지 못한 강력한 두통을 느끼게 되는데, 국제두통질환분류에서는 이렇듯 강력하고 순간적인 두통 증상을 벼락두통(Thunderclap headache)으로 표현한다.

벼락두통의 양상은 갑자기 발생하며 1분 미만에서 최대 강도에 도달하고 5분 이상 지속될 수 있다. 벼락두통을 경험한 뇌출혈 환자들의 표현을 들어보면 '머리를 도끼로 쪼개듯, 쇠망치로 맞은 듯, 머리가 부서지는 듯'한 통증을 '난생 처음' 경험했다고 회상한다.

두통이 발생하면서 한쪽 팔다리의 동작이 어줍고 발음이 어눌하거나 의식 저하 및 구토 증상이 동반되면 중풍을 의심하고 서둘러 응급실이나 신경과전문병원을 찾아가야 한다. 중풍은 분초를 다투는 질환이다. 늦으면 생명이 위험해지거나 심각한 후유증이 남을 수 있다. 가급적 빨리 병원으로 가야 한다.

벼락두통은 뇌출혈뿐만 아니라 혈관박리나 뇌정맥혈전증, 미파열혈관기형, 뇌하수체졸중, 제3뇌실의 콜로이드낭 등 면밀한 검진을 통해서만 알 수 있는 위급한 질환에서 발생할 수 있으므로 평소와 다른 급격하고 강력한 통증을 느꼈다면 서둘러 병원으로 가야 한다.[9]

벼락두통은 아니지만 늦지 않게 치료를 서둘러야 하는 경우도 있다.

---

8. 6.2 비외상성 두 개내 출혈에 기인한 두통, 6.2.1 비외상성 뇌내출혈에 기인한 두통, 6.2.3 비외상성 급성경막하출혈에 기인한 두통
9. 6.6.1 뇌정맥혈전증에 기인한 두통, 6.7.4 두개내동맥박리에 기인한 두통, 6.9 뇌하수체졸중에 기인한 두통, 6.3 미파열혈관기형에 기인한 두통, 7.4.11 제3뇌실의 콜로이드낭에 기인한 두통

측두동맥염으로 인한 두통이다.[10] 관자놀이 부근에는 육안으로 보이는 동맥이 흐르는데 그 혈관이 측두동맥이다. 측두동맥에 염증이 생기면 혈관이 평소보다 많이 부풀어 오르게 된다. 그러면서 두통도 발생하는데, 일시적으로 사라지는 경우도 있지만 시일이 경과하면 자칫 실명이 될 수도 있다. 고용량의 스테로이드로 충분히 호전시킬 수 있는 질환인데 시일을 늦추면 예고 없이 실명할 수도 있으므로 서둘러야 한다.

 ## 4. 두통의 빈도

문진 02. 빈도 두통을 얼마나 자주 앓습니까?

만성두통 환자들의 두통빈도는 다양하다. 어쩌다 한 번 두통이 발생하는 경우가 있고, 사흘이 멀다 하고 두통이 발생하는 경우도 있다. 두통의 빈도는 날짜를 기준으로 하면 1달에 하루 미만, 1일~14일, 15일 이상, 매일의 네 가지로 나눌 수 있다.

긴장형두통은 빈도에 따라 1달에 1일 미만을 저빈도,[11] 1달 평균 1일~14일이면 고빈도[12]로 분류한다. 저빈도를 따로 분류한 것은 두통이 있기는 하지만 적극적인 의학적 처치가 필요치 않은 경우로서 질환이 있는 환자로 보기 어려운 경우를 말한다. 1년에 12일 미만의 빈도로 최소한 10회 이상 발생할 때이다. 심한 두통환자는 아니지만 어쩌다 1년에

---

10. 6.4.1 거대세포동맥염에 기인한 두통
11. 2.1 저빈도삽화긴장형두통
12. 2.2 고빈도삽화긴장형두통

한두 번 두통을 경험하는 건강한 사람도 아닌 경우이다.

앞서 이환기간이 3개월을 넘기면 만성두통으로 보는데, 분류의 지침상 긴장형두통의 경우 이환기간이 3개월 이상이면서 1달 평균 1일~14일 사이의 두통이면 고빈도삽화긴장형두통이라 하고, 1달 평균 15일 이상일 때를 만성긴장형두통[13]으로 부른다. 고빈도삽화긴장형두통은 frequent episodic tension-type headache에 대한 대한두통학회의 번역용어이다. 삽화라는 용어가 선뜻 와닿지 않는 분들은 같은 한자문화권의 각국 용어를 참조하면 이해가 쉬울 것이다. 일본에서는 빈발반복성긴장형두통(頻發反復性緊張型頭痛), 중국에서는 빈발성긴장형두통(频发性紧张型头痛), 대만에서는 경상진발성긴축형두통(經常陣發性緊縮型頭痛)으로 번역하고 있다.

편두통의 빈도는 3개월을 초과하는 기간 동안 1달에 15일 이상 두통이 있으면서 그 가운데 8일 이상은 편두통형 두통이어야 비로소 만성편두통[14]으로 부른다.

매일 두통이 있는 분도 있다. 통증의 정도는 각 개인의 감수성에 따라 다르므로 조금이라도 통증이 남아있거나 맑지 않은 날을 두통이 있는 날로 보면 매일 아픈 것이다.

여성들의 경우 월경과 관련된 두통[15]이 생기기도 한다. 월경전증후군의 일부로서 두통이 발생할 수 있으며, 월경기 특유의 편두통이 발생할 수도 있다. 월경은 매월 반복되는데 이에 따라 두통이 매월 어떻게 달라지는지 파악해 봐야 한다.

---

13. 2.3 만성긴장형두통
14. 1.3 만성편두통
15. A1.1.1 순수월경기무조짐편두통, A1.1.2 월경관련무조짐편두통, A1.2.0.1 순수월경기조짐편두통, A1.2.0.2 월경관련조짐편두통

심한 통증이 하루에도 여러 번 오는 경우[16]도 있다. 두통이 없거나 맑지 않은 멍함이 있는 중에 심한 통증이 하루에 1번 이상 8번까지도 발생할 수 있다.

• 주기에 따른 빈도 측정

두통은 시작과 심한 시기, 그리고 덜해지는 시기와 완전히 맑아지는 시기가 있다. 필자는 이러한 일련의 생성과 소멸까지를 두통의 한 주기로 보고 두통의 주기에 따른 빈도로 삼는다.

국제두통질환분류에서는 두통의 빈도를 두통이 있는 날의 수로 계산하는데, 두통의 주기 빈도도 같이 기록해 둘 필요가 있다. 한 주기의 두통이 한 달에 몇 번이나 있는지, 한 주기가 얼마나 오래 가는지를 기록해 보면 두통의 변화를 보다 소상하게 파악할 수 있기 때문이다. 1달 중에 아픈 날수가 같더라도 주기 빈도 5회에 15일 앓은 두통과 10회에 15일 앓은 두통은 다르다. 한 번 발생해서 오래 지속되는 두통과 자주 발생하지만 빨리 회복되는 두통은 인체의 회복력과 유발요인의 축적량이 다르므로 이에 따라 대처하는 방법도 다르기 때문이다.

예외적으로 은근한 통증이 미미하게 끊이지 않는 분들도 있는데, 필자의 경우에도 두통은 심할 경우 한 번 시작해서 열흘에서 보름 이상 가는 경우도 있었다. 이런 두통에서는 간혹 통증이 심해지는 횟수도 기록해 두는 것이 좋다.

두통의 빈도는 이렇듯 한 달에 있었던 두통의 총일수와 함께 두통의 주기횟수를 함께 파악해 두는 것이 임상적으로나, 환자 스스로 두통의 호전과 악화를 비교할 때도 유용하다.

---

16. 3.1 군발두통, 3.2 돌발반두통

5. 두통의 지속시간

문진 03. 지속시간 한 번 생긴 두통은 얼마나 오래 갑니까?

두통은 시작이 있고 끝이 있다. 매일 지속되는 두통은 특수한 경우를 제외하고는 한 번 발생한 두통이 끝나는 무렵에 다시 다음 두통이 시작되는 것일 수 있다. 매일 두통이 있는 분들도 치료를 시작하면 끊임없던 두통이 시작과 끝의 주기가 뚜렷해지는 것을 볼 수 있기 때문이다.

두통의 통증 지속시간은 다양하다. 몇 초에서 며칠이다.

가장 짧은 것은 기침이나 발살바수기(valsalva手技) 시에 두통이 생기는 경우로 짧게는 1초에서 2시간 정도 지속될 수 있다.[17] 발살바수기란 코와 입을 막고 숨을 내뱉으려고 배에 힘을 주는 행위를 말한다. 기침이나 발살바수기를 할 때 흉강의 압력과 뇌압이 함께 올라가기 때문에 두통이 생기는 것으로 보인다. 역기를 들며 숨을 참을 때 발생할 수도 있다.[18]

수초 미만의 찌르는 통증을 느끼는 두통[19]도 있는데, 기질적인 질환이 없는 사람이나 편두통 환자에서도 나타날 수 있다. 통증은 수초에서 몇 분 정도 지속될 수 있다.

벼락두통도 짧은 통증이 나타나는데 앞서 설명한 대로 통증이 심하므로 구분은 어렵지 않다.

얼굴 한쪽의 부교감신경 이상증상과 함께 나타나는 두통[20]은 통증이 2분~180분간 지속될 수 있다. 얼굴이 붓거나 땀이 나고 코막힘과 안구

---

17. 4.1 원발기침두통
18. 4.2 원발운동두통
19. 4.7 원발찌름두통, 3.3 단기지속편측신경통형두통발작
20. 3.1 군발두통, 3.2 돌발반두통

충혈, 눈꺼풀처짐 등의 증상이 얼굴의 반쪽에만 나타나는 특이함과 함께 두통의 강도가 상당히 심하다.

추운 날씨나 차가운 음식을 먹어서 생기는 두통[21]은 원인이 되는 자극을 제거하면 10분~30분 이내에 호전된다.

두통으로 인해서 잠에서 깨게 되는 수면두통[22]은 잠에서 깬 후 15분~4시간까지 두통이 지속될 수 있다.

머리를 압박하거나 머리카락을 묶어서 생기는 두통[23]은 모자나 헬멧을 벗거나 머리끈을 풀고 나면 1시간 이내에 두통이 사라진다.

뇌전증(간질) 환자에게 발생하는 두통[24]은 몇 시간에서 3일 이내에 자연히 사라진다.

일과성 뇌허혈로 인한 두통[25]은 24시간 이내에 두통이 사라지므로 두통 당시의 동반증상 중에 신경학적인 증상들이 있었는지 살피는 노력이 필요하다.

편두통은 4시간~72시간 두통이 지속되는데, 경우에 따라 3일이 지나도 편두통이 지속되는 경우도 있다.[26]

긴장형두통은 짧으면 30분에서 길면 7일간 지속가능하다. 오래 지속되는 긴장형두통이 1달에 5번이라면 1달 내내 두통이 있는 셈이 된다.

긴장형두통이나 편두통이 아니면서 매일 지속되는 두통이 있다.[27] 글의 시작 부분에서 언급한 예외적인 두통이다. 만성두통환자들은 두통이

---

21. 4.5.1 저온자극의 외부 처치에 기인한 두통, 4.5.2 저온자극의 섭취나 흡입에 기인한 두통
22. 4.9 수면두통
23. 4.6.1 외압박두통, 4.6.2 외당김두통
24. 7.6 뇌전증발작에 기인한 두통
25. 6.1.2 일과성허혈발작에 기인한 두통
26. 1.4.1 편두통지속상태
27. 4.10 신생매일지속두통

최초 발생한 시점을 기억하지 못하는 분들이 많은데, 이 두통의 경우에는 시작 지점을 뚜렷하게 기억하며 당시의 두통양상까지 정확히 묘사할 수 있다고 한다. 과거에 두통이 없던 사람이 어느 날 갑자기 두통이 생겨서 매일 통증이 있으면서 3개월 이상 사라지지 않는 경우이다. 몇 개월 안에 저절로 낫기도 하고 계속 지속되기도 한다.

두통의 지속시간은 진통제의 복용으로 변동이 생긴다. 따라서 진통제를 복용할 때의 통증지속시간도 기록해두는 것이 좋다. 진통제의 효과가 발휘되기 시작하는 시간과 효과의 지속 시간 그리고 진통제를 복용할 때의 한 주기 두통의 지속시간도 확인하는 것이 좋다.

6. 두통의 강도

문진 04. 강도 얼마나 아프십니까?

두통의 통증이 어느 정도 되는지를 평가해 본다. 통증의 강도를 객관적으로 계측할 수 있는 장비는 없다. 같은 자극을 받더라도 사람마다 각기 다른 감수성의 차이로 인해 자신이 느끼는 통증의 강도는 제각기 다르다. 그렇다고 그저 머리가 조금 아프다 많이 아프다와 같은 모호한 표현은 당시의 평가와 호전 및 악화의 비교지표로 적절하지 않으므로 통증의 강도를 정량화할 필요가 있다.

통증의 강도는 NRS(Numeric Rating Scale)로 수치화할 수 있다. 통증이 완전히 없을 때를 0으로 하고, 자신이 상상할 수 있는 가장 심한 통증을 10으로 상정하여 현재의 통증에 점수를 매겨보는 것이다. 자신의 경험과 판단이므로 다분히 주관적일 수는 있겠지만 형용사로 이루어진 막연한 평가보다는 활용가치가 있다.

통증의 강도는 자신의 경험에 비추어 느끼는 대로 수치화하면 되므로 그리 어렵지는 않다. 하지만 일반적인 통증이 아니라 두통에서는 다소 머뭇거리게 된다. 때로는 방금 점수를 매기고 조금 있다가 곧 점수를 수정하거나, 그도 미덥지 않을 때가 있는데 이는 두통의 통증구조상 당연한 일이다. 두통은 머리의 통증뿐만 아니라 두통과 함께 존재하는 생활의 많은 괴로움들까지도 통증의 요소로 인식하여 계산에 인입함으로써 혼란이 생긴다. 즉 통증과 괴로움 중 어디에 비중을 더 두느냐에 따라 점수가 달라지는 것이다.

통증 이외의 요소들을 통증과 완전히 분리해서 생각하기는 어렵지만 두통의 모습을 보다 더 구체적으로 파악하려면 통증과 그 이외의 괴로움들을 나누어서 파악할 필요가 있다. 우선 머리의 통증이 얼마나 되는가만 수치화해 보자.

문진 05. 활력도 ┃ 컨디션은 어떠합니까?

통증 이외의 괴로움들은 주로 생활의 불편함으로 나타난다. 많이 아프지는 않은데 그렇다고 두통이 없다고 말하기는 어려울 때가 있고, 많이 아프지만 활동하거나 일을 하는 데에는 큰 무리가 없을 때도 있다. 스스로 매긴 통증의 강도가 3~5 정도의 중등도인데도 참고 일할 만할 때가 있고, 1~2 정도의 가벼운 통증인데도 도무지 일하기 힘든 때도 있다.

이러한 부분들은 흔히 말하는 '컨디션'의 차이이기도 하다. 두통은 컨디션에 지대한 영향을 미친다. 통증의 강도가 약하더라도 컨디션이 나쁘다면 두통은 심하다고 느낄 수 있다. 이렇듯이 통증 이외의 부분은 컨디션의 정도로 계량해볼 수 있다.

컨디션은 전반적인 몸의 건강이나 기분 등의 상태를 의미한다. 각자가 느끼는 대로 가장 좋지 않을 때를 0으로 보고 평소 자신의 몸이 가장 가볍고 힘과 기분이 좋을 때를 10으로 해서 현재의 몸상태에 점수를 매겨 보는 것이다. 두통이 없는 평시에도 언제든 점수를 매겨볼 수 있다. 컨디션 점수는 활력도(活力度)라고 표현할 수도 있다.

• 종합적인 두통의 강도

통증이 심한 만큼 활력도도 그에 반비례한 정도로 나쁠 것 같지만, 두통이 있을 때에 두 점수를 따로 매겨보면 통증의 강도와 몸의 활력도는 완전한 역관계가 성립하지 않음을 알 수 있다. 예를 들어, 현재 통증의 강도는 3인데 활력도는 7이 아니라 4도 안 되는 점수를 주게 된다. 의아하게 느껴질 수도 있지만 그것이 자연스러운 두통의 상황이다.

두 수치는 각각 두통의 통증과 두통이 생활에 미치는 영향을 나타낸다는 측면에서 의미가 있다. 또한 두 수치를 합산하여 20점 만점으로 하여 현재 두통의 종합적인 강도를 평가할 수 있다. 이렇게 따로 산출하여 합산한 점수는 통증과 괴로움을 뭉뚱그려 한 번에 점수를 매길 때보다 민감도가 높은 편이다.

종합적인 두통의 강도 = 통증의 강도 + (10 − 활력도)

10에서 빼느니 처음부터 활력도의 점수를 거꾸로 계산하면 더 간단할 것 같은데 그렇지 않다. 몸이 가장 좋을 때를 0으로, 가장 나쁠 때를 10으로 채점해 보면 활력도의 점수가 이상해지는 것을 느낄 수 있다. 점수를 매긴다는 것이 높은 점수가 좋은 것을 의미하는데, 좋지 않을 때에 점수를 더 준다는 것이 부자연스럽고, 또한 자신이 이미 점수를 준 통증강도에 마음이 쓰인 나머지 활력도의 점수를 통증강도와 비슷하게 주게 되어 점수로서의 가치가 왜곡될 수도 있기 때문이다.

필자는 통증의 강도와 활력도 그리고 종합적인 두통의 강도 이렇게 세 가지 점수로 두통의 강도를 평가한다. 두통이 있을 때마다 산출해서 기록해 놓으면 그 당시의 두통이 얼마나 심했는지를 보다 구체적으로 이해할 수 있으며, 현재의 두통정도를 과거와 비교하기도 용이하고 두통의 변화를 파악하는 데에도 효과적이다.

문진 06. 안 아픈 날 아프지 않은 날은 얼마나 됩니까?

안 아픈 날이 거의 없다고 말씀하시는 분들이 있다. 이런 분들은 두통이 있는 날의 수를 헤아리는 것보다 차라리 두통이 없는 날을 세는 것이 보다 현실적일 수 있다.

그런데 두통이 없는 날을 세는 것도 그리 간단하지는 않다. 두통이 없다고 손꼽기가 애매한 때가 있기 때문이다. 심한 두통은 수그러들었으나 어딘가 모를 불쾌함이 미미하게 남아있을 때와 통증이 분명하지 않으면서도 머릿속이 맑지 않고 기분이 나쁠 때, 몸살, 그리고 진통제로 통증을 누그러뜨린 상황이다. 통증만 없을 뿐이지 기분이 좋지 않고 힘도 없다면 두통이 없다고 속시원히 말하기 어렵다.

두통을 날씨에 비견한다면 심한 두통은 폭풍우, 중등도의 두통은 비가 오는 날씨이고, 아픈 것도 아니고 그렇다고 아프지 않다고 말하기 어려운 때는 흐린 날로 볼 수 있다. 그렇다면 두통이 없는 날은 구름 한 점 없이 화창하게 갠 날씨인데 그런 날은 거의 없는 분도 있다.

두통이 없는 날의 기준은 각자 다를 수 있다. 어떤 분에게는 구름 한 점 없이 화창한 날이 두통이 없는 날이 되고, 어떤 분에게는 조금 흐린 날도 두통이 없는 날이 될 수 있다. 어느 것이 옳다 그르다 할 수 없다. 두통이 없다는 것도 본인이 정한 기준에 의한 판단이기 때문이다.

그 기준을 조금이라도 객관화하려면 앞서 해본 것처럼 종합적인 두통의 강도를 산출해 보면 된다. 자신이 생각하는 두통이 없는 날에 두통의 강도를 매겨보는 것이다. 이에 따라 누군가는 완벽하게 0점이 두통이 없는 날이 되기도 하고 2~3점도 두통이 없는 날이 될 수도 있다. 재미있는 부분은 두통이 나아지기 시작하면 이 기준도 바뀐다는 것이다.

아울러 무통의 나날이 얼마나 연속되는가도 기록해둘 필요가 있다. 두통이 없는 날이 연속된다는 것은 열심히 노력한다면 두통에서 벗어날 가능성이 그만큼 높다는 것을 의미하기 때문이다.

7. 통증의 부위

문진 07. 통증부위 어디가 아픕니까?

머리는 전체적으로 아플 수 있고 일부분만 아플 수도 있다. 또한 전체적으로 아프면서 동시에 어느 한 부분이 더 아플 수도 있다.

환자분들 중에는 머리 한쪽이 아프면 편두통이라고 말하는 경우가 많다. 편두통(偏頭痛)이라는 병명 속의 '편(偏)'이라는 한자가 한쪽으로 치우친다는 의미이므로 편두통은 한쪽만 아픈 두통이라고 이해하기 쉽다. 그러나 편두통은 한쪽만 아플 때가 많지만 통증이 양쪽으로 올 수도 있다. 특히 소아나 청소년기에는 양쪽으로 생기는 경우가 많고, 청소년기의 후반이나 성인이 되면서 한쪽으로 치우치게 되는데 여전히 양쪽으로 오는 사람도 있다.

편두통의 정의는 아직 칼로 무를 자르듯 분명하지는 않다. 편두통의 진단 기준은 ① 편측위치, ② 박동양상, ③ 중등도 이상의 통증 강도, ④ 일상의 신체활동에 의해 악화되거나 그 활동을 회피함, 이 네 가지 중 최소한 두 가지 이상에 해당될 때이다. 한쪽 머리가 아픈 것이 편두통의 특성이기는 하지만 무조건적인 필수요소는 아니기 때문에 편두통은 무조건 한쪽으로만 아프다고 단정하거나, 양쪽으로 아프다고 해서 편두통이 아니라고 배제하는 것은 옳지 않다.

한편 확실하게 편측으로만 통증이 오는 두통도 있다. 삼차자율신경증상을 동반하는 두통[28]은 좌우 한쪽만 통증이 생긴다. 아울러 자율신경증상인 얼굴이 붓거나 땀이 나고 코가 막히거나 안구충혈, 눈꺼풀처짐 등의 증상도 같은 쪽에서만 발생하게 된다. 특히 눈 주변과 옆머리 부분의 통증이 가장 심한 편이다.

머리를 눌러서 생기는 외압박두통은 압박된 부위에서 통증이 가장 크며, 머리끈 등을 묶어서 생기는 외당김두통도 당겨진 부위에서 최대의 통증을 느끼므로, 두통의 부위를 특정할 수 있다면 어떤 행위가 선행되었는지를 파악하는 것도 진단에서는 매우 중요하다.[29]

녹내장으로 안압이 높아져서 생기는 두통[30]은 한쪽 눈과 눈 주위의 통증과 함께 같은 쪽의 머리가 아프다. 녹내장이 양쪽 눈에서 동시에 심해지는 경우는 드물기 때문이다.

활차신경염으로 인해 생기는 두통[31]은 눈과 눈 주변 그리고 주로 앞머리 부분이 주로 아프다. 눈을 움직이면 통증이 심해지며 편측으로 생기거나 양쪽에도 발생할 수 있다.

특이하게 동전크기만큼 한정된 작은 부분에서 생기는 두통[32]도 있다.

---

28. 3. 삼차자율신경두통, 3.1 군발두통, 3.2 돌발반두통, 3.3 단기지속편측신경통형 두통발작, 3.4 지속반두통, 3.5 개연삼차자율신경두통
29. 4.6 외압력두통, 4.6.1 외압박두통, 4.6.2 외당김두통
30. 11.3.1 급성녹내장에 기인한 두통
31. 11.3.4 활차신경두통
32. 4.8 원형두통

동전모양두통으로 부르기도 하는 이 두통은 통증의 영역이 한정되어 있고 통증과 비통증 부위의 경계가 분명하다.

뇌신경의 문제로 인해 발생하는 통증[33]은 해당 뇌신경이 분포하는 부분의 통증이 유발될 수 있다.

머리에 발생한 대상포진이 삼차신경을 침범하여 통증을 유발하기도 한다.[34] 주로 편측의 얼굴에 통증이 발생하는데, 중간신경에 침범하면[35] 귀의 통증과 함께 같은 쪽의 안면신경이 마비되는 구안와사가 생기기도 한다. 램지헌트(Ramsay Hunt) 증후군으로 알려져 있으며 구안와사 환자의 일부분을 차지하는데 임상에서 드물지 않게 보게 된다.

귀의 통증과 함께 두통이 있을 수 있다. 이럴 때는 중이염이 심하거나 귀 속의 종양으로 인해 두통이 발생하는지 살펴야 한다.[36] 평소 중이염이 자주 생기는 분이라면 중이염의 악화될 때 두통이 같이 수반되는지 관찰해 보는 것이 좋다.

두통과 함께 이마나 두통양상도 통증이 나타난다면 코질환도 고려해 보아야 한다.[37] 주로 축농증으로 인해 두통이 수반되는 경우이다. 고개를 숙이는 동작에서 두통과 함께 이마나 얼굴 쪽에 통증도 심해진다면 의심해 보아야 한다.

치통이나 치은염이 두통과 같이 있을 수도 있다.[38] 주로 사랑니주변의 염증으로 인한 경우가 많다고 한다. 또한 씹는 동작이나 턱을 움직일 때

---

33. 13. 뇌신경의 통증성 병변과 기타 안면통
34. 13.1.2.1 급성대상포진에 기인한 통증성삼차신경병증, 13.1.2.2 대상포진후삼차신경통
35. 13.3.2.1 대상포진에 기인한 통증성중간신경병증
36. 11.4 귀질환에 기인한 두통
37. 11.5 코 또는 부비동에 기인한 두통
38. 11.6 치아질환에 기인한 두통

통증이 온다면 턱관절의 문제도 살펴보아야 한다.[39] 치과적인 검진이 필요하다.

문진 08. 압통부위 눌렀을 때 아픈 곳이 어디입니까?

환자의 많은 부분을 차지하는 긴장형두통은 환자에 따라 통증의 부위가 다양하다. 전체적으로 아프거나 일부분이 아플 수도 있다. 이마나 뒷머리, 한쪽 옆머리 또는 양쪽 모두 아프기도 한데, 두피 주변을 눌러서 압통이 생기는 경우가 많다.[40]

두통이 있을 때 스스로 머리와 얼굴 그리고 목 주변을 눌러서 압통점을 찾아보고 기록해두는 것이 좋다. 압통점의 위치는 두통 때마다 바뀌기도 하고 같은 부위로 오기도 하며 여러 군데가 발견되기도 한다. 압통점은 치료의 포인트가 되기도 하는데 압통 부위를 손으로 눌러서 풀어주는 것도 통증의 완화에 도움이 될 때가 많다. 압통점은 긴장형두통의 특징이기도 한데, 압통점이 없는 긴장형두통도 있다.[41]

---

39. 11.7 턱관절질환에 기인한 두통
40. 2.1.1 두개주변 압통과 관련된 저빈도삽화긴장형두통, 2.2.1 두개주변 압통과 관련된 고빈도삽화긴장형두통, 2.3.1 두개주변 압통과 관련된 만성긴장형두통
41. 2.1.2 두개주변 압통과 관련되지 않는 저빈도삽화긴장형두통, 2.2.2 두개주변 압통과 관련되지 않는 고빈도삽화긴장형두통, 2.3.2 두개주변 압통과 관련되지 않는 만성긴장형두통

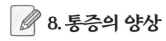

8. 통증의 양상

문진 09. 통증양상 어떻게 아프십니까?

통증에 대한 표현은 사람마다 무척이나 다양한데 임상적으로는 우선 박동성이 있는 통증과 박동성이 없는 통증으로 나누게 된다.

앞서 편두통의 특징 중 하나로 박동양상을 언급하였는데, 지끈지끈 또는 욱신욱신 쑤신다고 표현하는 통증이다. 가뜩이나 두통이 중등도 이상으로 심한 상황에서 맥박이 뛸 때마다 통증이 동시에 심하게 증폭되어서 '욱신욱신'한 통증이 오는 것이다.

긴장형두통과 편두통을 모두 가지고 있는 환자의 경우 이런 박동성 통증이 띵~한 두통보다 훨씬 통증이 심하다는 것을 익히 알 것이다. 필자의 경우에도 은근한 긴장형두통의 통증 강도가 2~4 정도라면 욱신대던 편두통의 강도가 심해져서 깨질 듯 아플 때는 7~8 정도로 심하게 느껴질 때도 있었다.

박동성 통증은 거의 편두통으로 분류되는데, 때로는 두통의 원인을 찾는 단서가 되기도 한다. 박동성 통증을 보이는 여러 경우를 살펴본다.

먼저 요즘은 거의 사라졌지만 연탄가스 중독으로 인해 생기는 두통[42]은 일산화탄소헤모글로빈의 수치가 20~30% 범위일 때 이런 박동성 두통을 보인다고 한다. 농도가 낮을 때는 경미한 두통을 보이고, 농도가 이보다 높을 때는 더욱 심한 두통과 구토가 일어나며 40% 이상에서는 의식변화로 생명이 위태롭게 된다. 산소를 운반해야 할 헤모글로빈에 일산화탄소가 결합하여 산소부족으로 인한 문제가 생기는 것이다.

---

42. 8.1.3 일산화탄소유발두통

혈압이 급격히 상승할 때 발생하는 두통[43]도 박동성의 특징을 갖는데, 이때는 편측성이 아니라 양쪽으로 강한 박동성 두통을 느낀다. 임신 중에 혈압이 올라가는 임신중독증에서도 박동성의 두통[44]을 경험할 수 있다. 운동 중에 발생하는 두통[45]에서도 박동성 통증을 보인다.

협심증환자에게 응급으로 쓰는 니트로글리세린 제제도 박동성 두통을 유발할 수 있다.[46] 설하정으로 혀 아래에 넣고 녹여서 흡수되는 제형인데, 혈압이 떨어지면서 급격한 두통이 발생할 수 있으며 보통 1시간 안에 두통은 사라진다고 한다.

성기능장애에 쓰는 비아그라도 박동성 두통을 유발할 수 있다.[47] 두통은 사흘 정도 지속될 수 있다. 생전 두통을 앓아본 적이 없는 사람도 적응증이 아닌 상황에서 약(니트로글리세린이나 비아그라)을 먹으면 편두통의 경험을 제대로 할 수도 있다.

술도 경우에 따라 박동성 두통을 유발할 수 있다.[48] 알코올의 영향으로 인한 두통은 대개 사흘 안에 사라진다.

일시적인 경우이지만 비행기여행으로 박동성 두통을 경험할 수도 있는데[49] 상승과 하강을 마치면 곧 사라지고 오래가지는 않는다.

뇌염이나 수막염이 감염으로 인해 발생할 때[50]도 박동성의 심한 두통이 일어날 수 있다.

이상과 같은 박동성 통증은 심한 통증에 속하는데 박동성 외에도 심

---

43. 10.3 동맥고혈압에 기인한 두통
44. 10.3.4 자간전증 또는 자간에 기인한 두통
45. 4.2 원발운동두통
46. 8.1.1.1 즉시산화질소제공자유발두통
47. 8.1.2 포스포다이에스터라제억제제유발두통
48. 8.1.4.1 즉시알코올유발두통, 8.1.4.2 지연알코올유발두통
49. 10.1.2 항공여행에 기인한 두통
50. 9.1.2 바이러스수막염이나 뇌염에 기인한 두통

한 통증은 또 있다. 벼락두통은 앞서 설명하였듯이 이름처럼 벼락같은 통증이며, 군발두통의 통증은 눈 속을 칼로 후벼 파는 듯한 극심한 통증이라고 한다. 필자는 겪어보지 못하였는데, 사람이 경험할 수 있는 가장 심한 통증 중 하나라고 한다. 또한 통증이 워낙 심해서 눕지도 못하고 주위를 배회하며 안절부절 못하기도 한다.

이에 비해서 긴장형두통을 포함한 비박동성 통증의 표현은 무척이나 다양하다. 조인다, 누른다, 모자를 쓴 것 같다, 멍하다, 띵하다, 정신이 없다, 어지러운 듯하다, 술에 취한 듯하다 등 통증의 양상은 사람에 따라 표현하는 바가 제각기 다르다. 통증이 생길 때마다 당시의 느낌을 기록해두고 다음번에 두통이 발생할 때와 비교해 보는 것이 좋다. 통증의 묘사는 같은 표현이라도 사람에 따라 의미가 다를 수 있으며, 같은 유형의 통증도 다른 표현으로 묘사될 수 있어서 진료 중에는 표현 자체를 그대로 기록해 두게 된다.

 # 9. 통증의 시기

<mark>문진 10. 통증이 심한 시기</mark> 언제 제일 많이 아픕니까?

이번 질문은 두통이 심한 시기에 대한 질문이다. 아울러 두통이 시작되는 시간도 함께 살펴보아야 한다. 두통이 심해지는 시기는 하루 중에도 차이가 있고, 1년이나 1달 안에도 변화가 있다.

• 하루 중의 변화
새벽이나 아침에 두통이 심한 경우가 있다. 일어나서 두통이 있을 때는 두통의 통증 때문에 잠에서 깨게 되었는지 아니면 일어나서부터 두통을 느끼게 되었는지를 살펴본다.

자다가 두통의 통증으로 인해 깨어나는 경우를 수면두통이라 말한다.[51] 두통이 심해서 잠에서 깨어나며, 깬 이후에는 15분~4시간까지 두통이 지속된다. 주로 50세 이후에 시작되지만 젊은 사람에서도 발생할 수 있다고 한다.

만성두통환자들의 두통은 주로 아침부터 시작되는 경우가 많다. 수면두통처럼 아파서 잠에서 깨지는 않더라도 눈뜨고 정신이 들면서 두통의 통증이나 두통의 기운을 감지하게 된다. 필자의 경우에도 일어나면 눈부터 움직여봐서 통증이 있는지를 살피게 된다. 아침부터 시작되는 두통은 움직이면서 오전 중에 덜해지거나, 시간이 지나면서 점점 강도가 더해질 수 있다. 임상적으로 볼 때 주로 오전 중에 두통이 사라지는 경우에는 얼굴이나 손발이 붓는 분들에게서 많이 볼 수 있었다. 몸을 움직이면서 붓기가 풀리기 시작하면 두통도 함께 줄어들기 때문이다.

낮에 두통이 심할 수도 있다. 아침부터 시작된 두통이 이유 없이 심해지거나, 오후부터 시작해서 갑자기 심해지기도 한다. 점심식사 이후에 나른해지면서 두통이 시작되거나 심해질 때는 대개 식곤증과 관계하므로 급하게 먹거나 식사의 내용이 부실했는지를 살펴야 한다. 또한 졸리거나 낮잠 또는 특정한 동작 이후에 두통이 발생하기도 하며, 스트레스로 인한 심신의 긴장으로 두통이 시작되거나 심해질 수도 있다.

저녁이나 밤에 심한 두통은 낮에 시작된 두통이 심해진 경우가 많으므로 낮 동안의 생활 및 식사의 문제도 살펴보아야 한다. 더러 저녁에 새로 시작되는 경우도 있다.

특이하게도 하루 중 정해진 시간에 두통이 발생할 수도 있다. 군발두

---

51. 4.9 수면두통

통의 두통발작은 대개 하루 중 거의 일정한 시각에 나타나며 최대 1시간의 오차 이내에서 두통이 발생한다고 한다.

• 일주일 중의 변화

월요병은 주말을 쉬고 출근하면서 발생하는 피곤함을 말하는데, 이와는 반대로 주말만 되면 두통이 발생하는 분들도 있다. 쉴 수 있을 때에 발생하니 의아하기도 하지만 주로 워커홀릭(work a holic : 일중독증)인 분들이 많다. 주간 내내 일로 긴장할 때는 아프지 않다가 일을 놓은 주말에 두통이 발생하는 것이다. 이런 분들은 평일에 일과 휴식을 적절히 조절할 필요가 있다.

주중에 두통이 심해지는 분들은 주로 수요일이나 목요일 정도에 발생하는데 이는 약한 체력과 무관치 않다. 주말에 쉬면서 충전된 힘이 월요일 화요일 이틀에 걸쳐 소진되고 수요일쯤부터는 피로를 이기지 못하게 되는 것이다.

• 1달 중의 변화

여성의 경우 월경기 전후에 두통이 발생하는지 살펴봐야 한다. 월경과 관련된 두통은 매월 일어날 수 있고, 두통 없이 지나가는 달도 있으므로 매월 확인해 보는 것이 좋다. 월경기간 이외에도 두통이 한두 차례 있는 분은 배란통과 연계된 것인지도 살펴보아야 한다. 예민한 분들은 배란통을 느끼는 분도 있는데 그 시기에 두통이 발생할 수도 있기 때문이다.

• 1년 중의 변화

계절별로 두통의 발생빈도가 달라지는 분들도 있다. 환절기에 기승하는 비염 등의 계절성 질환과 동반되거나, 추위나 더위에 약한 체질의 문제와도 관계할 수 있다. 두통은 일반적으로 땀을 많이 흘리는 여름철에는 발생빈도가 줄어드는 경향이 있는데 그렇지 않은 분들의 경우에는 차가운 환경에 노출되는 시간과 음식의 영향을 살펴보아야 한다.

군발두통은 수주일 또는 수개월에 걸친 군발기에 통증이 집중되고 통증이 없는 관해기도 있으므로 연중의 변화를 확인해야 한다. 군발두통의 군발(群發)의 의미는 두통이 주로 발생하는 시기가 따로 모여 있다는 의미인데 1년에 한두 번 정도 일정한 계절이나 일정한 달에 한동안 두통의 발생이 집중된다. 군발기간이 되면 낮에 아프고 저녁에 덜해지다가도 내일 다시 두통이 발생하는 것을 반복하게 된다. 군발기간이 지나 두통이 없는 시기를 관해기라고 하는데, 만성화되면 두통이 없는 기간이 대폭 줄어들거나 사라지기도 한다.

 ## 10. 두통의 동반증상

문진 11. 동반증상 *두통과 함께 일어나는 다른 증상이 있습니까?*

두통이 발생하면 통증만 있는 것이 아니라 다른 여러 증상들도 동반되게 된다. 두통이 없는 평소에 늘 있던 증상이 아니라 두통과 함께 일어난 증상을 말한다.

가장 특이한 증상은 자율신경계의 이상 증상이 얼굴의 반쪽에만 나타나는 삼차자율신경두통이다. 군발두통과 돌발반두통 및 지속반두통 등의 경우인데, 얼굴 반쪽에서 눈이 충혈 되고, 눈물이 나고 코막힘이나 콧물이 나고 땀도 이마와 얼굴의 반만 난다. 아울러 눈꺼풀의 처짐이나 동공이 수축되는 것도 한쪽만 나타나게 된다. 두통과 함께 한쪽 손발의 감각이 이상해지고, 말이 어눌해지는 증상이 나타나면 뇌혈관계의 문제일 수도 있으므로 속히 병원을 방문해야 한다.

두통과 함께 흔히 동반되는 증상으로 오심(惡心)이 있다. 속이 메스꺼운 것이다. 메스꺼움이 심해지면 때로는 토하기도 한다. 구토 후에는 두통이 덜해지기도 하지만 지속되는 경우도 있다. 오심은 주로 통증이 심할 때나 편두통에서 나타날 때가 많지만 만성두통환자들은 가벼운 두통에서도 심심찮게 발생한다.

두통이 발생하면 소리와 빛에 민감해져서 보고 듣는 것이 싫어질 수도 있다. 특히 큰 소리나 날카로운 소리를 들으면 기존의 통증이 증폭되기도 한다. 빛에 대해서도 민감해져서 TV나 모니터 또는 스마트폰을 보기 힘들고 때로는 눈을 뜨고 있는 것조차 힘겨워지기도 한다. 편두통에서는 이러한 증상을 빛공포증(photophobia) 또는 소리공포증(phonophobia)이라 하여 편두통의 요건에 두고 있기도 하다.

긴장형두통의 요건에는 구역이나 구토가 없고 빛공포증이나 소리공포증 중 하나는 있을 수 있는데, 만성긴장형두통으로 진행하면 편두통처럼 심하지는 않지만 오심이나 구토가 발생할 수 있다. 즉 오래된 만성긴장형두통에서는 편두통이 아니더라도 오심과 구토가 왕왕 발생한다.

냄새에 민감해지는 경우도 심심찮게 발생한다. 냄새는 역겨운 냄새뿐만 아니라 구수한 냄새나 향기로운 냄새에도 두통이 증폭될 수 있다. 후각신경 자체가 예민해지는 것이다.

두통이 발생하면 추위를 타는 경우가 많다. 심한 오한이나 추위에 떠는 전율이 아니라 같은 환경에서 남들보다 더 춥게 느껴지게 된다. 경우에 따라 수족냉증이 동반되기도 하는데 저의 경우에는 두통으로 손이 차가워지면 한분 한분 진료할 때마다 핫팩에 손을 데워야 하는 수고로움도 필요하게 된다.

뒷목이나 등 주변의 근육이 굳어지는 증상은 긴장형두통에서는 흔한 편이다. 때로는 어지러움도 생길 수 있는데 수분의 문제나 전정기관의 문제일 때도 있지만 주변 근육이 굳어서 생기는 때가 더 많다.

눈은 빛에 예민해지기도 하고 보는 것 자체도 힘겨워지며, 눈동자를 돌리면 뻐근하게 아픈 통증이 생길 수도 있다. 더러 붓거나 충혈이 될 수도 있다.

두통 중에는 입맛이 떨어지고 소화도 잘 되지 않을 때가 많다. 때로는 열도 없이 이마에 식은땀만 흐를 때도 있다.

두통의 동반증상들을 가만히 살펴보면 빛공포증과 소리공포증뿐만 아니라 보고 듣고 맡고 맛보고 느끼는 오감(五感) 모두에서 각각 민감해지고 그 감각의 수용이 싫어지는 것을 알 수 있다. 아울러 의욕도 없고 생각조차 하기 싫어지므로 두통의 동반증상들은 여섯 가지 싫어함 즉 '육오(六惡)'로 분류할 수도 있다. 동반증상들은 사람에 따라 각양각색이며 매번의 두통마다 비슷하거나 다를 수 있고 두통이 사라지면 거의 같이 사라짐으로 두통 때마다 꼼꼼하게 기록해 두었다가 다음의 두통과 비교하는 것이 좋다. 동반증상들의 기록은 두통의 경중과 유형 및 변화를 살피며 치료방향을 설정하는 데에 있어서도 중요한 단서가 된다.

11. 두통의 조짐과 전구증상

문진 12. 전구증상 두통이 생기기 이전에 나타나는 특이한 증상이 있습니까?

이번 질문은 두통의 전구증상이나 조짐이 있는가를 묻는 질문이다.

전구증상이란 어떤 병이 일어나기 이전에 미리 나타나는 증상을 의미하는 말이다. '전구증상', '전조증상', '징조', '조짐' 모두 비슷한 의미를 가지는 단어이지만 국제두통질환분류에서는 '전구증상'과 '조짐'이라는 용어를 따로 의미를 부여하여 쓰고 있다.

두통 이전에 발생하는 여러 증상들 중에 편두통 발생 직전에 발생하는 특정하게 정형화된 이상증상을 '오라(aura)'로 지칭하는데, 이를 대한두통학회에서는 '조짐'으로 번역하여 두통질환의 용어로 쓰고 있다. 한편 전구증상은 두통이 일어나기 수 시간 전이나 하루 이틀 전에 나타나는 증상을 지칭한다.

• 전구증상

두통을 자주 앓다보면 두통이 발생하기 이전에 두통을 예고하는 선행증상을 느낄 수 있을 때가 있다. 주로 피로의 증상이 많다. 평소보다 더 피곤하게 느껴지고 없던 하품이 자주 나거나 집중력이 떨어지고 어지러울 수도 있다.

아울러 냄새와 소리 및 빛에 민감해지는 두통 특유의 동반증상이 전구증상으로 미리 나타나기도 한다. 목 주변의 근육이 굳어지고 몸이 무거워지며 소화가 평소보다 더디 되고 트림이나 방귀가 평소보다 빈번해지기도 한다. 양치질을 심하게 하지 않았는데도 구역질이 날 수도 있다.

또한 특정한 음식이 먹고 싶거나 갈증이 나거나 단 음식을 자꾸 찾게 되기도 한다. 필자는 주로 목 주변의 근육이 굳어지고 가슴이 답답해지거나 배에서 특유의 복명음이 들리기도 한다. 전구증상도 두통의 동반증상과 마찬가지로 사람마다 서로 다른 증상을 가지고 있어서 전구증상이 생길 즈음에는 두통을 거의 예감할 수 있는데 이때의 대처에 따라 두통은 심해지거나 감소할 수 있다.

• 편두통의 조짐

편두통은 크게 두 가지로 대별할 수 있는데, 조짐이 있는 편두통[52]과 조짐이 없는 편두통[53]이다. 무조짐편두통은 말 그대로 하면 조짐이 없다는 말인데, 전구증상(prodomal symptoms)이 없는 것은 아니다. 무조짐편두통에서도 빛 또는 소리에 민감해지거나 피로 오심 하품 등의 전구증상이 하루 이틀이나 몇 시간 전에 발생할 수 있다.

조짐편두통의 조짐은 시각과 감각, 언어와 운동기능의 이상 증상으로 나타난다. 조짐의 증상들은 5분~60분 정도 나타나고, 이어서 두통이 발생하게 된다. 전형적인 조짐편두통[54]은 조짐의 증상이 시각과 감각 및 언어의 이상을 보인다.

시각조짐은 눈에 지그재그형태의 번쩍거리는 선이 나타나는 것이다. 선이 지나간 자리에는 검은 암점이 발생하기도 한다.

감각조짐은 얼굴이나 몸의 일부 또는 혀 등이 따끔따끔해지거나 무감각해지는 것이다. 필자의 경우에는 때때로 혀가 마비되고 말리는 듯한 증상이 생기기도 한다.

언어조짐은 실어증이나 언어장애가 발생하는 것이다.

운동조짐은 한쪽 팔다리의 운동력이 약화되는 조짐을 동반한다.[55] 시각, 감각, 언어조짐과 함께 한쪽 팔다리의 힘이 떨어지는 증상이 발생해서 중풍으로 오인할 수도 있다. 힘이 빠지는 증상은 주로 사흘정도에 그치는데 일부 환자에서 몇 주까지 지속될 수도 있다. 가족력이 있는 경우도 있다.

---

52. 1.2 조짐편두통
53. 1.1 무조짐편두통
54. 1.2.1 전형조짐편두통
55. 1.2.3 반신마비편두통

양쪽이 아니라 한쪽 눈만의 시각조짐을 동반하는 편두통도 있다.[56] 한쪽 눈의 섬광과 암점이 있고 심하면 실명할 수도 있기 때문에 안과적 정밀검사를 반드시 받아보시라고 권유한다.

• 편두통은 시각조짐이 가장 많다

조짐편두통 환자의 90%에서 경험하는 가장 흔한 조짐은 시각조짐이다. 필자의 경우에는 철조망처럼 가시가 있고 번쩍이는 C자의 선이 나타나고, 초점이 맞지 않고 시야가 흐려지는 현상도 한동안 같이 발생한다. 한쪽 눈만 그런 증상이 나타나는 것이 아니라 양쪽 모두에서 나타나서 응시하는 것이 힘들어지므로 눈을 감고 쉬게 된다. 경우에 따라 따뜻한 핫팩을 대거나 찬물에 눈을 씻는 것도 도움이 되어 주는데 다행히도 1시간 이상 지속되는 경우는 드물었다.

이후에 눈의 섬광이 잦아들면서 두통이 발생하는데 어떨 때는 섬광이 완전히 가시지 않고 남아 있으면서 두통이 같이 오는 경우도 있다. 이때의 두통은 긴장형두통처럼 띵할 때도 있지만 심한 두통이 올 때가 더 많다. 두통을 동반하지 않고 조짐만 있을 때도 있다.[57] 조짐이 있으면 두통이 언제 오나 기다리는데 조짐이 시작되고 2시간이 지나도 두통이 오지 않으면 두통 없이 지나가는 행운으로 미소 짓게 된다.

편두통의 조짐이 발생할 때 잇따른 두통을 막을 수 있는 방법은 찾지 못했다. 조짐에 이은 두통의 발생이 거의 1시간 정도의 간격밖에 없기 때문이다. 다행히 두통이 이어지지 않고 조짐만 있고 마는 때도 있지만 이는 조짐 때에 무언가를 해서 막은 것은 아닌 듯하다.

이상과 같이 만성두통환자들은 다양한 두통의 전구증상과 조짐을 가

---

56. 1.2.4 망막편두통
57. 1.2.1.2 두통을 동반하지 않는 전형조짐

지고 있을 수 있으므로 두통이 발생할 때마다 기록해두고 다음 두통과 비교하는 습관을 가지는 것이 좋다.

12. 두통의 유발요인

문진 13. 조짐 두통을 유발하는 행위나 상황이 있습니까?

매운 음식을 먹으면 땀이 나고 추운 곳에서 떨고 있으면 소변이 자주 마렵고 배가 쉬이 고파지는 것처럼 어떤 음식을 먹거나 어떠한 행위를 함으로써 두통이 발생하는 경우가 있다.

두통의 유발요인은 두통을 유발하는 생활 속의 여러 인자를 말한다. 해당 요소의 자극에 민감하게 반응하는 두통인류에게 유발요인은 두통을 유발하는 스위치나 방아쇠와 같이 작용할 수 있다. 두통인류는 어쩌면 늘 두통이 발생할 준비가 되어 있는 사람으로 볼 수도 있다. 스위치를 누르면 기다렸다는 듯이 두통이 시작되고 이렇게 시작된 두통은 스위치를 꺼도 멈추지 않고 일련의 과정을 거치며 앓을 만큼 앓고 끝나게 된다. 오랜 두통을 앓고 있는 분들은 스스로 두통의 유발요인들을 알고 있는 경우가 많은데, 잘 모른다 하더라도 하나하나 되짚어 보는 과정 중에 유발요인을 어렵지 않게 발견할 수 있으므로 살펴보면 된다.

한편 두통의 유발요인으로 확인되는 인자들이 매번 두통을 일으키지는 않을 수도 있으므로 단 한 번이라도 그런 일이 있다면 유발요인으로 기억해두어야 한다. 두통의 스위치가 늘 작동하는 것은 아니기 때문이다.

나중에 다시 언급하겠지만 두통이 생길 준비가 되지 않았다면 스위치를 눌러도 두통은 시작되지 않는다. 따라서 두통의 치료는 몸이 두통을 일으킬 준비상태를 만들지 않게 하는 것이 중요한데, 그 목표에 이르기까지는 생각보다 시간이 많이 걸리므로 우선은 스위치가 무엇인지 알아내고 그것을 누르지 않는 연습을 하는 것이 먼저이다.

두통의 스위치를 알아보자. 스위치에는 음식과 행위가 있다.

13. 두통의 스위치 음식

문진 14. 유발음식 두통을 유발하는 음식이 있습니까?

필자는 고등학교 시절 학교 앞 분식점에서 파는 튀김만 먹으면 두통이 심해졌다. 다른 친구들은 모두 괜찮았으니 그 튀김에 문제가 있는 것은 아니었다. 그 이후로 자연히 튀김을 멀리하게 되어 튀김으로 인한 두통은 적어졌지만, 성인이 되고부터는 막걸리가 튀김의 자리를 대신했다. 역시나 막걸리는 아무 문제도 없었고 다만 막걸리 때문에 두통을 일으키는 내 몸의 문제였다. 이처럼 각자 두통에 영향을 미칠 수 있는 음식은 다르므로 살펴보아야 한다.

햄이나 핫도그를 먹으면 두통이 생기는 분들이 있다. 이는 식품을 가공하는 과정에 첨가하는 발색제인 아질산염 때문으로 추정되고 있다. 아질산염은 아민류와 결합하여 니트로사민 같은 발암물질이 되기도 하고 산화질소로 작용하여 혈관을 확장시켜 두통을 유발할 수도 있다.[58] 니트로글리세린은 이런 두통을 일으키는 대표적인 약물이다.

술로 인해 두통이 생기는 분이 있다. 과음으로 두통이 생길 수도 있지

---

58. 8.1.1 산화질소제공자유발두통

만 음주량이 적어도 두통은 발생할 수 있다. 술은 알코올이 대사되는 과정 중에 아세트알데히드라는 물질로 먼저 분해되는데 아세트알데히드가 오래토록 분해되지 않고 남아있으면 숙취가 발생한다. 숙취는 체내에서 아세트알데히드를 분해하는 탈수소효소가 부족한 분들에게서 심할 수 있다. 과거 주당을 남편으로 둔 부인들이 술 끊는 약으로 몰래 음식에 타서 먹이던 디설피람(disulfiram)은 아세트알데히드의 분해를 방해하여 숙취를 증가시키는 성분의 약으로, 늘 과음을 해도 멀쩡하던 사람이 어느 날부터 술만 마시면 두통과 숙취로 고생하다가 자연히 술을 줄이는 일도 있었다.

그런데 꼭 아세트알데히드만 범인으로 지목하기는 어려운 부분이 있다. 필자처럼 다른 술은 많이 마셔도 괜찮은데 유독 막걸리는 소량으로도 두통이 생기는 사람도 있기 때문이다. 알코올로 인한 두통은 음주 후 3시간 이내에 두통이 발생하고 사흘 안에 두통이 사라지거나,[59] 음주 후 5~12시간 정도로 다소 늦게 발생하여 72시간 이내에 사라지는 경우[60]도 있다. 이런 분들은 두통 때문에 술을 피할 수밖에 없다. 일부러 술을 강권하지 않는 것이 좋다.

히스타민으로 인해 두통이 생길 수도 있다.[61] 히스타민은 인체 내 비만세포나 백혈구에 존재하는데 조직의 손상이나 염증이 있을 때 유리되어 알레르기 증상을 일으키는 물질이다. 히스타민이 함유된 식품인 소시지, 참치, 고등어, 삼치, 돼지고기, 술 등은 장 속의 히스타민 분해효소가 부족할 경우 두통을 유발할 수 있다고 한다. 두통은 빠를 경우[62] 히

---

59. 8.1.4.1 즉시알코올유발두통
60. 8.1.4.2 지연알코올유발두통
61. 8.1.6 히스타민유발두통
62. 8.1.6.1 즉시히스타민유발두통

스타민이 흡수된 후 1시간 이내에 나타나고 흡수가 중단된 후 1시간 이내에 사라지고, 늦을 경우[63] 히스타민이 흡수된 후 2~12시간 이내에 발생하고 흡수가 중단된 후 72시간 이내에 사라진다. 긴장형두통 환자들의 경우 평균적으로 노출 후 5~6시간 이후에 두통이 발생한다고 한다.

아이스크림 같은 차가운 음식을 먹고 두통이 발생하는 경우도 있다.[64] 과거 아이스크림 두통으로 불리기도 한 이 두통은 얼음이나 아이스크림을 먹으면 두통이 발생하는 것이다. 주로 차가운 것을 빨리 먹을 때 발생하지만 아이스크림을 조금씩 천천히 먹어도 발생할 수 있다. 다행히도 이 두통은 아이스크림을 더 이상 먹지 않으면 10분 이내에 두통은 거의 사라진다. 물론 스위치로 작용하여 한동안 두통을 일으킬 수도 있다. 아이스크림 두통을 경험한 분들은 주로 만성두통이 있는 분들이기 때문이다.

이외에도 2005년에 발간된 국제두통질환분류 2판에서는 수록되어 있었으나 3판에서는 배제된 식이성 두통(식품 성분 및 첨가제에 의해 유발된 두통)과 관련된 식품들도 살펴볼 필요가 있다. 음식에 본래 있는 성분이거나 첨가제에 의해 발생하는데, 페닐에틸아민, 티라민, 아스파탐, MSG 등의 성분이 함유된 식품이나 음식으로서 레드와인, 치즈, 바나나, 땅콩, 아보카도, 탄산음료, 막걸리, 초콜릿, 조미료 과다함유 음식 등을 들 수 있다. 이들은 용의선상에는 있지만 두통 유발 가능성이 충분히 검증되지 않은 식품들이다.

이상의 음식들은 두통과의 인과관계가 밝혀진 음식이든 그렇지 않은 음식이더라도 자신의 두통에 영향을 미치는지 면밀히 살펴볼 필요가 있다. 두통 유발 가능성이 검증되었다고 해서 모든 만성두통환자들에게 공통적으로 두통을 유발하는 것은 아니며, 검증되지 않았다고 해서 아

---

63. 8.1.6.2 지연히스타민유발두통
64. 4.5.2 저온자극의 섭취나 흡입에 기인한 두통

무런 영향이 없는 것은 아니기 때문이다. 임상적으로 보면 스위치음식의 두통 유발 여부는 섭취할 당시의 소화대사 기능과 섭취량 및 다른 유발요인들과의 중첩에 따라 달라진다.

　만약 음식물에 따라 두통의 양상이 다르다면 문제의 음식을 바로 찾아낼 수 있겠지만 아직 그런 연구보고나 정보는 없기 때문에 어떤 음식들이 두통을 유발하는지는 각자 확인해야 한다. 또한 필자처럼 엉뚱하게 튀김에 취약한 사람도 있을 것이므로 두통을 유발할 수 있는 음식은 더 다양할 수 있다. 다소 수고로운 작업일 수도 있지만 기간을 정해서 매 끼니 먹는 음식을 기록하면서 우선 상기 음식들과 의심이 가는 음식을 섭취하며 두통을 유발하는지 확인할 필요가 있다.

 14. 두통의 스위치 행위

문진15. 유발행위　두통을 유발하는 행위가 있습니까?

　굶으면 머리가 아픈 사람이 있다.[65] 주로 8시간 이상 밥을 먹지 않을 때 발생하는데 사람에 따라 시간의 차이는 있다. 공복 시간이 길어지면 두통이 발생할 가능성은 높아진다. 공복에 발생하고 밥을 먹으면 두통이 호전되는 것이 이 두통의 기준이다. 따라서 저혈당으로 인해 뇌기능이 저하해서 두통이 생긴다고 볼 수 있으나 아직 결정적인 증거는 밝혀지지 않았다. 당뇨병 환자는 혈당을 떨어뜨리는 인슐린이나 혈당강하제로 인해서 저혈당이 발생할 수 있는데 그때마다 두통이 발생하지는 않으

---

65. 10.5 공복에 기인한 두통

므로 이 또한 특정인에서 나타나는 현상이다.

기립저혈압이 있는 분들은 앉았다가 일어나면 주로 어지러움을 호소하지만 두통이 생길 때도 있다.[66] 이때는 두통뿐만 아니라 목에서 뒷머리로 뻗쳐 올라가는 목의 통증이 생길 수도 있다. 두통이 발생할 때 누우면 두통은 사라진다. 늘 앉아서 지낼 수는 없으므로 이런 분들은 원인이 되는 기립저혈압을 치료해야 한다.

특수한 경우이지만 해발 2500m이상의 높은 산에 오를 때 두통이 발생할 수 있다.[67] 고산을 오르는 등산가들 중 30% 이상에서 고산두통을 경험한다고 한다. 기립성저혈압과 고산두통은 탈수와 관련이 있으므로 적절한 수분섭취가 필요하다.

비행기 여행으로 인한 두통[68]은 주로 비행기가 이륙한 이후 상승과 착륙할 때와 같이 급격한 변화가 있을 때 발생하는데 90%가 착륙 중에 나타난다는 보고가 있다. 기압차로 인한 두통으로 상승 또는 하강 이후 30분 이내에 저절로 나아지므로 걱정할 필요는 없다.

잠수로 인한 두통도 있다.[69] 수심 10미터 이하 잠수에서 나타날 수 있다. 정상적인 호흡이 아니라 얕은 호흡으로 인해 혈관 내에 이산화탄소가 축적되면 두통이 발생할 수 있다. 100% 산소 치료 후에 1시간 이내에 두통이 완화되거나, 치료 없이도 3일 이내에 저절로 나아진다고 한다. 잠수병은 이와는 조금 다르게 수면으로 급상승할 때 체내에 녹아있던 질소가 미처 호흡으로 나오지 못하고 조직에 남아서 통증 및 여러 문제를 일으키는 것이다. 잠수는 반드시 전문적인 훈련과 매뉴얼을 따라야 한다.

---

66. A10.7 기립(체위)저혈압에 기인한 두통 또는 목통증
67. 10.1.1 고산두통
68. 10.1.2 항공여행에 기인한 두통
69. 10.1.3 잠수두통

수면무호흡으로 인한 두통도 있다.[70] 수면무호흡증은 잠잘 때 호흡이 멈추는 증상인데, 호흡이 멈추는 시간이 길어지고 횟수가 잦아지면 저산소증으로 인해 여러 문제가 발생할 수 있는데 이때 생기는 두통이다. 확진을 위해서는 수면다원검사를 받아보아야 한다. 두통으로 잠에서 깨어나는 수면두통도 수면무호흡과 관련이 없지 않다. 양압기를 사용하거나 여러 치료가 필요할 수도 있는데, 치료를 통해 수면무호흡증이 개선되면 두통도 개선된다. 자다가 숨이 막혀서 잠에서 깨어나는 일이 잦은 분들은 검사를 받아보는 것이 좋다.

머리끈으로 머리카락을 묶어서 생기는 외당김두통과, 헬멧을 쓰거나 고글 수영모 머리띠 등으로 머리를 압박해서 생기는 외압박두통은 해당 자극의 요소를 제거하면 1시간 이내에 두통이 사라진다.

아주 추운 날씨나 냉수마찰 등으로도 두통이 발생할 수 있다.[71] 찬물에 잠수하거나 머리 부분이 냉각되는 상황에서 두통이 발생할 수 있으며 자극을 없애면 30분 이내에 호전된다.

운동으로 인해 두통이 생기는 경우도 있다.[72] 원발운동두통은 격렬한 신체운동으로 인해 발생하는 두통을 말한다. 주로 전문적인 운동선수들에서 발생하고 더운 기후나 고지대에서 특히 잘 발생한다. 두통은 48시간미만으로 지속될 수 있다.

오랜 시각 작업으로 인해 두통이 생기는 경우도 있다. 이 두통은 시각 작업을 중단하면 두통도 호전된다. 주로 시력에 문제가 있는 경우인데[73] 안경이 맞지 않거나 사시로 인해서 발생할 수도 있을 수도 있으므로 안

---

70. 10.1.4 수면무호흡두통
71. 4.5.1 저온자극의 외부 처치에 기인한 두통
72. 4.2 원발운동두통
73. 11.3.2 굴절이상에 기인한 두통

과적인 검진과 치료가 필요하다.

이상과 같이 인과관계가 밝혀진 유발행위 이외에도 임상적으로는 다양한 행위들을 유발요인으로 잠정하고 주시하게 된다.

잠이 부족하거나, 낮에 졸거나, 낮잠을 잔 후에 두통이 발생하는 경우도 있다. 어떤 음식이든 체하거나 과식할 때마다 두통이 생기는 경우도 많다. 평소 움직임이 적은 사람이 갑자기 노동이나 운동을 한 이후에 몸살과 함께 두통이 발생할 수도 있다. 스트레스를 받거나 신경을 많이 쓰거나 흥분하거나 말다툼을 한 후에도 두통은 발생할 수 있다. 궂은 날씨나 햇볕이 쨍쨍 내리쬐는 날 등 날씨의 영향을 받는 분도 있다.

두통을 유발하는 행위도 음식과 마찬가지로 일반적이 아니라 몹시도 개인적인 사유에서 말미암을 수도 있다. 두통을 유발하는 행위가 있다면 다음에 똑같은 상황이 반복되었을 때 두통이 발생하는지를 확인해 보아야 한다. 두통의 유발요인이 되는 행위와 음식은 한 가지일 수도 있지만 대부분의 두통인류는 한둘이 아니라 생각보다 꽤 많은 유발요인을 가지고 있을 때가 많다. 우선은 유발요인을 찾아내고 피해야 한다.

 ## 15. 두통의 악화요인

문진 16. 악화요인   두통을 악화시키는 요인이 있습니까?

이 질문은 두통이 있는 와중에 기존의 두통을 더 심하게 만드는 요소가 있는지를 묻는 질문이다.

질병이 원인인 이차두통의 경우에는 두통의 원인으로 추정되는 질병이 악화되면 두통도 함께 악화되게 된다. 이것이 해당 질병이 두통의 원인임을 증명하는 진단기준이기도 하다.

머리카락만 건드려도 통증이 심해지는 두통이 있다.[74] 후두신경은 주로 뒷머리와 귀 뒤의 측면부에 분포하는데 주변 조직에 의해 신경이 압박되어 주로 뒷머리와 옆머리 쪽으로 찌르는 통증이 나타난다. 신경이 더욱 민감해지면 머리카락만 건드려도 신경이 자극되어 통증을 느끼게 되는 것이다. 진통제에 의존하기보다 신경을 압박하는 주변 조직의 긴장을 해소시키는 여러 치료를 고려해야 한다.

편두통환자는 박동성 두통이 발생하면 그 자리에 얼음처럼 굳게 된다. 두통이 심할 때는 일상적인 작은 움직임에도 두통이 증폭되기 때문이다. 통증이 조금 덜해지더라도 힘을 쓰는 동작에서는 다시 지끈하게 울리는 것을 경험할 수 있다. 머리를 흔들면 통증이 심해지거나 머리가죽이 따로 노는 듯한 느낌이 들 때도 있는데 이런 경우도 거의 편두통으로 볼 수 있다. 아울러 큰 소리를 듣거나 밝은 화면의 모니터를 주시할 때 통증이 심해질 수 있고, 말만 해도 통증이 심해질 수 있다.

음식도 두통을 심하게 할 수 있다. 두통이 생기면 입맛도 떨어지고 소화도 잘 되지 않는데, 두통이 조금 진정되어 음식을 먹으면 두통이 다시 심해지는 경우가 있다.

두통이 있는 상황에서 일을 하는 것도 두통을 심하게 할 수 있다. 앞서 두통의 통증강도와 활력도는 정확한 역관계가 성립하지 않는다고 언급하였는데, 통증의 강도는 약하지만 몸의 전체적인 활력도가 낮을 때 일을 하거나 신경을 쓰게 되면 다시 통증의 강도가 증가할 수 있다.

두통이 있을 때는 눈뿌리가 같이 아픈 경우가 많다. 이때는 눈알을 굴리거나 치켜떠보면 통증이 더 심해진다. 눈뿌리의 통증은 두통이 사라

---

74. 13.4 후두신경통

지면 함께 호전된다. 시신경염이 있을 때도 이런 증상은 있을 수 있다.[75]
두통이 사라진 후에도 눈뿌리를 움직여 계속 통증이 있다면 안과적인 정
밀검진을 받아보는 것이 좋다.

고개를 숙여서 통증이 심해질 수도 있다. 긴장형두통에서는 드문 일인
데 편두통에서는 고개를 숙이면 통증이 심해질 수 있다. 지주막하출혈
에서도 고개를 숙이면 두통이 오는데 증상이 발생한 즈음에는 아예 목전
체가 뻣뻣해져서 조금도 숙일 수 없고 시일이 지나면 괜찮아질 수도 있
으므로 발생당시를 물어봐야 한다.

일반적인 두통에서는 통증이 있으면 힘겨워 눕게 되는데 누우면 통증
이 조금이라도 덜해지는 면이 있다. 하지만 편두통의 통증이 심할 때는
앉으나 누우나 비슷해서 똑같이 힘들다.

한편 누우면 통증이 심해져서 도저히 누워 있을 수 없을 때가 있다. 뇌
압이 상승할 때[76]와 시간이 한참 지나도 소화되지 못한 음식물이 위(胃)
에 계속 남아있을 때이다.

16. 커피와 두통

• 커피는 얼마나 드십니까?

주말만 되면 두통이 심해지는 분들이 있다고 했다. 사실 의외로 적지
않다. 앞서 두통의 시기에서도 언급하였는데 쉬는 주말에 발생하는 두
통은 일과 휴식 그리고 생활습관과 식습관 등 다각도에 걸친 문진이 필

---

75. 13.6 통증성시신경염
76. 6.6.1 뇌정맥혈전증에 기인한 두통

요하다. 아울러 커피와 관련이 있는지 살펴보아야 한다.

커피는 카페인의 혈관수축작용으로 두통을 감소시키는 역할을 할 수 있는데 커피를 끊게 되면 그간의 약리작용이 사라지면서 두통이 발생할 수 있다.[77] 커피 끊기가 담배 끊기만큼 어렵다고들 하는데 담배처럼 카페인도 금단증상이 있어서 일주일은 끊어야 금단증상에서 벗어날 수 있다고 한다.

주중에는 업무상의 이유로 커피를 많이 마시다가 주말이면 자연히 커피를 줄이게 되는데 이로 인해 두통이 유발될 수 있다. 국제두통질환분류에서는 하루 200mg 이상의 카페인을 정기적으로 섭취하는 분이 카페인 섭취를 중단하면 24시간 이내에 두통이 발생할 수 있다고 한다. 커피를 마시지 않아서 생기는 두통이므로 주말에도 주중과 같이 커피를 마셔주면 두통은 발생하지 않는다. 다만 일단 두통이 발생하면 커피를 다시 마셔서 호전될 수도 있지만 더러 계속 지속되기도 한다.

카페인금단두통을 알기 위해서는 카페인의 일일 섭취량을 확인해볼 필요가 있다. 병원의 대기실에 두는 믹스커피를 기준으로 보면 한 포에 42~62mg의 카페인이 들어 있으므로 하루 4~5잔의 믹스커피를 드시는 분들이 주말에 커피를 섭취하지 않으면 충분히 카페인금단두통이 올 수 있다.

단일성분이 아닌 복합성분의 진통제에도 카페인은 들어 있기 때문에 진통제를 자주 드시는 분들은 본의 아니게 카페인을 의외로 많이 섭취하고 있을 수도 있으므로 카페인의 함량을 확인할 필요는 있다. 게보린 펜잘 사리돈 뇌신 등 시중의 복합성분진통제에는 50mg의 카페인이 함유되어 있다. 차나 콜라 및 에너지 드링크나 자양강장제에도 카페인은 함유되어 있다.

---

77. 8.3.1 카페인금단두통

커피나 카페인이 함유된 음료 및 복합성분진통제를 같이 복용한다면 과량의 카페인으로 인해 잠을 편히 못 이룰 수도 있는데, 잠이 부족하거나 잠의 질이 떨어져도 두통에 영향을 미치므로 유의해야 한다.

그럼 주중에 기준보다 적은 양의 커피를 마시는 분들은 괜찮지 않을까 생각할 수도 있지만, 단 한 잔의 커피로도 잠을 이루지 못하는 분도 있고 열 잔의 커피를 마시고도 꿀잠을 자는 분이 있듯이 카페인금단두통 또한 200mg의 기준이 아니라 개개인의 다름을 고려해야 할 것이다.

주말두통이 있으면서 주중에 정기적으로 커피를 드시는 분이라면 주말에 커피를 마실 때와 마시지 않을 때에 따른 두통의 변화를 확인해 보는 것이 좋다. 확인 결과 커피를 마시지 않아서 두통이 생긴 것이 맞다면 주말에도 커피를 마셔주면 된다. 또한 주말에 커피를 마시더라도 주말의 음용량이 주중과 비교하여 현격하게 적을 때는 두통이 발생할 수 있으므로 두통이 생길 듯한 느낌이 들 때 조금이라도 마셔주면 두통의 발생을 방지할 수도 있다.

다만 두통인류의 특성상 카페인 금단으로 인해 발생한 두통이 뒤늦게 마신 커피로 사라지지 않을 수도 있으므로 무엇보다 예방이 중요하다. 두통을 예방하려면 주중의 커피 음용량을 차츰 줄이거나 주말에도 주중과 비슷한 양을 마시는 것이 좋다.

한편 카페인에 민감한 분들은 소량의 카페인에도 불안감이나 두근거림 또는 불면증과 같은 부작용을 겪을 수 있는데, 이는 커피에 함유된 카페인의 함량이 높을수록 심해진다. 사람에 따라 믹스커피 한 잔에도 부작용이 나타나거나, 믹스커피는 괜찮은데 커피전문점의 원두커피에는 부작용이 나타나거나, 커피전문점이나 커피의 종류에 따라 다르다고 말하기도 한다. 2012년 한국소비자원에서 서울 경기지역 9대 커피전문점을 대상으로 카페인 함량을 조사한 바에 따르면, 커피전문점에 따라 아메리카노 커피 한잔 기준으로 91~196mg, 카라멜 마끼아또의 경우

66~145mg의 상당한 함량 차이를 보이므로 민감한 분들은 전문점별 함량을 참고하여 음용량을 조절하는 것이 현명하다.

17. 두통의 호전요인

문진 17. 호전요인 어떻게 하면 두통이 덜해지십니까?

두통이 시작되면 무작정 쉬고 싶어진다. 두통이 심할 때는 부득이 쉴 수밖에 없을 때도 있다. 쉴 수 있으면 다행이겠지만 쉴 수 없고 통증이 심하다면 진통제를 복용하며 힘든 일과를 견디게 된다. 심하지 않은 두통은 대개 진통제로 버티며 자고 나면 호전되는 경우가 많은데, 다음날까지도 지속되는 두통은 이마저도 여의치 않다.

편두통으로 머리가 조금만 흔들려도 아플 때는 잠자코 쉬는 것이 가장 좋은 방법이다.

샤워나 목욕이 도움이 될 때가 있다. 따뜻한 물에 온몸을 담그면 두통이 한결 가벼워지는데, 샤워기를 이용하는 것도 좋다. 샤워기의 뜨거운 물을 머리로부터 목덜미와 등으로 흘러내리도록 하면 오한을 동반한 두통에 효과적이다. 또한 샤워는 눈의 통증과 피로를 풀어주는 효과가 좋으므로 눈을 뜨기 힘들고 보는 것이 힘들 때 많은 도움이 된다. 본격적인 두통이 아니라 아침부터 약간 띵하게 두통의 기운이 느껴질 때도 세면만 하는 것보다 목욕이나 샤워로 몸을 전체적으로 따뜻하게 데워주는 것이 낫다.

한편 샤워나 목욕이 별 도움이 되지 않을 때도 많은데 그럴 때 오랜 시간 목욕을 이어가다 보면 체력이 떨어져 두통이 더 심해질 수도 있으므로 몸이 풀리는 느낌이 없을 때는 다른 방법을 찾아봐야 한다.

앞서 두통의 부위에서 잠깐 언급한 바와 같이 압통점을 찾아보는 것도 도움이 된다. 머리 주변을 여기저기를 눌러보면 다른 곳보다 통증이 더한 압통점을 찾을 수 있는데, 그 중에는 눌러서 해당 부위에 통증은 생기지만 대신 두통은 줄어드는 곳이 있다. 그 부분을 여러 번 눌러주거나 따뜻하게 찜질해주면 두통이 훨씬 덜해질 수 있다. 눌러서 아프면서도 시원하다라고 표현하는 곳이 그러한 지점이다. 압통점은 대개 머리 부분에서만 찾는 경향이 있는데 얼굴과 목 및 등도 여기저기 눌러보면 두통이 호전되는 압통점을 발견할 수 있다.

두통이 생기면 속이 좋지 않아서 울렁거릴 때도 많다. 이때 구역질을 참는 것보다는 자연스럽게 구역질을 하고 나면 두통이 덜해질 수 있다. 누워서 통증이 더해질 때도 구토는 두통을 호전시킬 수 있다.

설사를 한 이후에 두통이 급속히 호전되는 경우도 있다. 일반적으로 배탈이 날 때 생기는 설사는 여러 번에 걸쳐서 나오고 복통과 함께 설사 이후에도 속은 불편한데, 두통을 호전시키는 설사는 복통은 적으면서 설사하고 나면 뱃속 전체가 개운하고 몸도 가뿐해지는 것을 느낄 수 있다. 그렇다고 일부러 설사를 유발하는 약을 먹는 것은 좋지 않다. 몸의 자연스러운 정화반응과 억지설사는 다르기 때문이다.

만성두통환자들은 진통제 이외에 두통을 완화시키는 방법을 하나 둘 정도 가지고 있다. 특히나 진통제에 의존하지 않고 참는 분들은 보다 다양한 방법을 시행하고 있을 것이다. 두통을 호전시키는 방법은 각자의 경험에 따라 여러 방법이 있을 것인데 매번 같은 방법이 유효하지 않다는 것도 잘 알 것이다. 자신의 두통유형을 파악하고 유형별로 효율적인 방법을 모색하여 대처하는 것이 좋다.

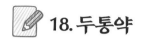 **18. 두통약**

문진 01. 두통약 두통과 관련해서 무슨 약을 복용하고 있습니까?

두통은 치료가 어려운 만큼 복용하는 약도 종류가 많다. 두통약은 두통의 유형과 강도에 따라 가벼운 진통제부터 진료를 통해 처방되는 강력한 진통제 및 예방약까지 무척이나 다양하다. 과거에 복용했던 약과 현재 복용중인 약 그리고 효과의 유무에 대해서 살펴보아야 한다.

긴장형두통과 가벼운 편두통 증상에는 아세트아미노펜, 이부프로펜, 나프록센 등의 비스테로이드성 소염진통제나 카페인이 혼합된 복합진통제가 많이 이용된다.

편두통은 일반적인 소염진통제로는 통증이 진정되지 않을 때가 많아서 편두통약이 소용된다. 에르고트제(Ergotamine)와 같은 처방약들은 고전적으로 사용되어온 강력한 혈관수축제로서 심한 편두통에도 진통효과를 보인다. 에르고트제와 카페인의 복합제(Cafergot)를 복용하시는 분도 적지 않다. 효과도 빠르고 강력하며 약효의 지속시간도 오래가는 만큼 비스테로이드성 소염진통제에 비해 내성이나 부작용도 더한 편이다.

편두통약으로서 미국에서는 전문의약품이지만 한국에서는 일반의약품으로 분류되어 처방전 없이 약국에서 쉽게 구할 수 있는 미가펜이나 마이드린을 복용하는 분도 있다.

에르고트제의 부작용을 줄인 수마트립탄이 개발된 이후로는 트립탄 계열의 약들이 출시되어 에르고트제와 함께 편두통의 대표적인 진통제로 자리하고 있다.

심한 두통에 속하는 돌발반두통이나 지속반두통 원발기침두통 원발운동두통 수면두통 등에는 관절염이나 통풍에 효과적인 인도메타신이 쓰이기도 하며, 혈관염으로 유발된 두통에는 스테로이드제가 쓰이기도 한다.

편두통 환자들은 두통이 없는 시기에 두통의 예방약을 장기간 상시 복용하는 분도 많다. 예방약으로는 베타차단제나 칼슘길항제 및 항우울제와 세로토닌길항제 등이 쓰이고 있다. 항경련제나 수면제를 복용하는 분들도 있다.

근래에는 두통 유발물질 중 하나인 CGRP(Calcitonin Gene-Related Peptide)와 관련한 새로운 편두통 예방약 및 치료제가 출시되어 주목받고 있다. CGRP는 강력한 내인성 혈관확장제로서 인체 내에 존재하는데 이를 정맥 투여하면 편두통을 유발한다.[78] 현재까지의 연구결과를 보면 뇌혈관의 수축과 확장으로 편두통이 발생한다는 종래의 이론에서 진보하여 삼차신경혈관계의 활성화가 편두통 통증의 주된 경로이며 이는 CGRP에 의해 유발되는 것으로 밝혀지고 있다. 따라서 새로운 약물들은 삼차신경혈관계의 확장을 유발하는 중요한 신경전달물질인 CGRP의 분비를 억제하거나 CGRP수용체의 활성을 막는 등의 기전을 가지고 있다.

현재 우리나라에는 릴리의 갈카네주맙(상품명: Emgality) 피하주사제가 출시되어 있으며 다른 약들도 속속 국내허가가 이루어질 것으로 보인다. 한편 위장관이 예민한 분들의 경구투여 부작용을 줄이고 흡수속도를 높인 마이크로니들(Microneedle) 형태의 졸미트립탄 패치형 진통제도 FDA 승인을 앞두고 있어 유용할 것으로 기대된다. 물도 필요 없이 간단히 파스처럼 붙이면 되기 때문이다.

• 약을 복용하지 않고 참는 분들이 있다

두통환자는 지나치리만큼 참을성이 많다. 그래서 두통이 와도 진통제를 복용하지 않고 숫제 참는 분들이 있다. 필자의 경우에도 사흘이 멀다

---

78. 8.1.8 칼시토닌유전자관련펩티드(CGRP)유발두통

하고 등락을 반복하는 두통으로 몸서리치던 고등학교 때에도 두통약을 먹어본 일이 없다. 그저 참아야 하는 것으로 알아서 부모님께도 말씀드리지 않았고 사실 그런 진통제가 있는지도 몰랐다.

불과 몇 년 전에야 안 사실이지만 고등학교 3년 내내 단짝이던 친구는 어려서부터 앓고 있던 두통으로 고등학교 당시에도 진통제를 복용하고 있었다고 한다. 3년 동안 하루 종일 붙어 있으면서도 서로 두통이 있는지 몰랐으니 참으로 어처구니없는 일이지만 대개의 두통환자들은 이렇듯 자신의 두통을 드러내지 않는 경우가 많다. 만약 그 당시에 친구에게 두통을 얘기하고 진통제를 복용했다면 이후의 삶은 조금 달라졌을 수도 있을 듯하다. 하지만 이미 참는 데는 이력이 나있으니 어쩌면 진통제가 있는지를 몰라서 잘 참을 수 있었고 극구 두통을 이겨낼 방법을 모색했는지도 모를 일이다.

• 진통제의 일반적인 복용 형태

두통이 시작되면 진통제 없이 두통을 참는 분들도 있지만, 그보다는 진통제를 복용하는 분들이 더 많다. 처음 진통제를 복용할 때를 회상해 보면 신통하기 그지없다. 자신을 둘러싸고 있던 알 수 없는 짜증과 무기력이 구름 걷히듯 사라진다. 본래의 자신으로 되돌아오는 것이다. 진통제는 많은 경우에 두통을 효과적으로 진정시켜 준다. 진통제가 잘 듣지 않을 때는 그 두통에 맞는 진통제가 아니거나 두통의 강도에 비해 약의 용량이 부족한 경우이다. 특히나 편두통은 일반적인 소염진통제에 반응하지 않을 때가 많은데 편두통에 쓰는 진통제인 에르고트제나 트립탄 제제를 먹으면 씻은 듯이 말끔해지는 것을 느낄 수 있다.

진통제는 어느 정도 두통을 참다가 복용하기도 하지만, 진통제에 익숙해지면 요령이 생겨서 두통이 미미하게 시작될 무렵에 미리 약을 복용하기도 한다. 두통을 예감하거나 더 심해지기 전에 미리 진통제를 복용하는 것이다. 복용 후에 다행히 두통이 심해지지 않고 사라지기도 하지만 진통제가 체내에서 대사되어 약효가 다하면 다시 두통이 심해지므로 하루에 여러 번 진통제를 복용하기도 한다.

• 약물과용두통

두통은 진통제를 복용하며 또는 그대로 참으며 일정한 기간이 지나면 자연히 나아지기 마련인데, 진통제를 오래 복용하는 분들 중에는 진통제를 복용하지 않고서는 두통이 좀처럼 수그러들지 않는 분들이 적지 않다. 진통제에 의존하게 되는 것이다. 진통제를 복용하면 언제 아팠냐는 듯 말짱해진다. 약물 자체의 부작용이 심하지 않고서는 진통제를 복용치 않고 참는 것도 결코 쉬운 일은 아니다.

그러다보니 두통 때마다 진통제로 두통을 가라앉히게 되는데, 어찌 된 일인지 날이 갈수록 점점 두통의 빈도가 잦아지게 되고 급기야는 진통제를 먹지 않는 날은 곧 두통이 발생하는 지경에 이를 수 있다. 이처럼 약물의 잦은 복용으로 인해 이전보다 두통이 더욱 악화되는 경우를 약물과용두통이라고 한다.[79]

국제두통질환분류상의 기준은 진통제를 한 달에 10일 또는 15일 이상 장복하는 사람이 3개월 이상의 기간 동안 한 달에 15일 이상 두통이 발생하는 경우이다. 두통의 빈도가 잦은 만성두통환자들의 경우 두통이 없는 날이 손에 꼽을 정도이므로 오래토록 진통제를 계속 복용할 경우 충분히 이러한 상황에 봉착할 수 있게 된다.

---

79. 8.2 약물과용두통, 8.2.1 에르고타민과용두통, 8.2.2 트립탄과용두통, 8.2.3 비아편유사진통제과용두통, 8.2.4 아편유사제과용두통 8.2.5 혼합진통제과용두통 8.2.6 개별적으로는 과용되지 않은 복수약물군에 기인한 약물과용두통 8.2.7 비특이적인 또는 증명되지 않은 복수약물군에 기인한 약물과용두통 8.2.8 기타 약물에 기인한 약물과용두통

각주에서 보시는 것과 같이 두통과 관계된 거의 모든 진통제들이 이러한 약물과용두통을 일으킬 수 있다. 약물과용두통은 약물에 대한 의존성이 줄어들면 호전될 수 있는데, 만성편두통 환자의 50% 정도가 약물을 중단하면 두통의 빈도가 줄어든다고 한다. 하지만 오래토록 의지해 온 약물을 중단하는 과정은 결코 호락호락한 일이 아니다.

• 약을 갑자기 끊는 것은 위험하다

책이나 대중매체 등에서 복용중인 약의 부작용이나 해로움에 대한 지식을 접하고 어느 날 갑자기 약을 끊어버리는 분들이 있는데 이는 때에 따라서는 위험할 수 있다. 어떤 병에 쓰는 약이든 약을 장기복용하면 몸은 그 약의 작용에 적응하게 되는데, 복용하던 약을 일시에 중단하면 금단증상이 심하게 일어날 수 있다. 금단증상은 그 약에 대한 의존도가 높을수록 더 심하게 일어난다. 당뇨약이나 혈압약을 갑자기 끊으면 혈당과 혈압이 급격히 오를 수 있다.

두통약을 끊으면 두통이 그전보다 심해지는 것은 자명한 일이다. 약으로 인한 문제가 있다고 의심되면 약을 처방한 담당의사에게 다시 진료하여 그간의 상황을 재진단하고 약을 바꾸거나 서서히 줄여나가야 몸에 무리가 없다. 대안을 준비하고 스스로 두통을 이겨나갈 수 있는 방법도 마련해 두어야 한다.

두통약 이외의 약물에서도 금단증상으로 두통이 발생할 수 있다.[80] 앞서 언급하였던 카페인을 비롯하여 스테로이드제제나 비스테로이드소염제, 우울증약 및 선택적세로토닌재흡수억제제 등이다. 피임약도 중단하면 5일 이내에 두통이 발생할 수 있다.

---

80. 8.3. 물질금단에 기인한 두통 8.3.1 카페인금단두통 8.3.2 아편유사제금단두통
8.3.3 에스트로겐금단두통 8.3.4 기타 물질의 만성 사용후 금단에 기인한 두통

• 두통은 일반적인 약의 부작용이기도 하다

한편 두통 외의 지병이 있을 경우에는 약이 한 움큼 되는 분들도 적지 않은데, 복용하는 약의 약물정보를 살펴본 분들은 잘 아시겠지만 많은 약의 부작용 중에 두통은 흔한 부작용이다. 따라서 복용중인 다양한 약물 때문에 두통이 발생할 수도 있다.[81]

• 두통약이 듣지 않을 때가 있다

대개 두통약이 잘 듣지 않을 때는 지금의 두통에 맞지 않는 진통제를 복용해서일 경우가 많은데, 만성두통환자의 경우 여러 유형의 두통을 함께 지니고 있는 경우가 많아서 그 당시의 두통에 적확한 약을 시의적절하게 복용하는 것도 쉬운 일이 아니다.

한편 그간 잘 듣던 진통제가 듣지 않을 때가 드물지 않게 발생할 수 있다. 이는 편두통뿐만 아니라 긴장형두통에서도 마찬가지인데, 약물과용두통에 이르지 않더라도 진통제가 진통효과를 보이지 않는 경우가 적지 않다. 약물과용두통환자들은 더욱 심한 곤경에 빠지는 것을 보게 된다. 그간 의지해온 효과가 좋았던 약이 듣지 않게 되므로 몹시도 당황하게 되는데, 다른 약으로 바꾸어 효력이 있다면 다행이지만 대체약이 없다면 이보다 난처한 일도 없기 때문이다.

만성두통환자의 복약력을 살펴보면 대개 비슷한 과정을 거치는 것으로 보인다. 모든 두통 환자가 처음부터 두통약을 복용하는 것은 아니다. 두통을 처음 겪을 때는 대부분 참게 된다. 그러다가 두통의 빈도가 잦아지고 통증이 심해지거나 두통으로 인해 일이나 생활에 지장을 받으면서 자연스럽게 진통제를 접하게 된다.

두통이 심하지 않은 초기에는 단일성분의 비스테로이드성 소염진통제

---

81. 8.1.11 두통 외의 목적으로 장기간 사용된 약물에 기인한 두통

가 충분히 효과를 발휘한다. 하지만 시일이 지날수록 두통의 유형이 다양해지고 빈도가 잦아지고 강도가 세지면서 카페인이 함유된 복합진통제로 이행하게 된다. 카페인은 혈관수축작용이 있으므로 심하지 않은 편두통에도 유효하다. 그러다가 편두통의 발생빈도가 조금 더 잦아지면서 자연스럽게 편두통약으로 이행하고 편두통약의 복용 비율이 증가하게 된다.

두통의 발생빈도나 강도가 줄어들면 다행이겠지만 변화가 없거나 더 증가하면 진통제에 더욱 의존하게 된다. 진통제에 의존할수록 통증에 대한 약의 반응도가 점점 약해지므로 약물을 여러 번 바꾸게 되는데, 자신에게 맞는 약을 찾더라도 오래 복용하다보면 다시 내성이 생기므로 점차 더 강력한 진통제를 찾게 되고 약의 강도와 용량도 차츰 높이게 되는데 이러한 과정이 계속 반복되다 보면 자신도 모르게 약물과용두통에 이르기도 한다. 아울러 다른 지병의 약까지 복용하는 분들은 약의 종류가 더 많아지면서 약물의 영향까지 받게 된다.

우리가 복용하는 각각의 약물은 인체에 들어와 그 약 본연의 작용을 발휘하고 동시에 부작용도 일으킬 수 있다. 부단한 연구에도 불구하고 여러 약물간의 상호작용과 인체에 미치는 영향에 대해서 현재의 의학이 파악한 부분은 아직 미약한 정도이다. 약은 두통에만 작용하는 것이 아니라 몸 전체에 영향을 미치는데, 효과와 부작용이 다분히 각 개인의 대사능력에 맡겨져 있는 측면이 크다. 대저 건강한 사람에게는 큰 문제가 없겠지만 하필 약을 필요로 하는 두통인류는 그만큼 약의 영향에도 취약하기 때문에 늘 내성과 부작용에 주의를 기울이는 것이 현명하리라 생각한다.

두통약은 두통을 줄여주는 정말 고마운 약이다. 하지만 장복하게 되면 여러 문제가 발생할 수 있다. 두통약은 두통을 근본적으로 해결하는 것이 아니라 통증을 약화시키는 '진통제'이기 때문이다. 진통제는 필요할 때 쓰는 약이다. 현명하게 사용하는 지혜가 필요하며 오래토록 진통제에만 의존해서는 안 된다. 방법을 찾아야 한다.

19. 일차문진의 정리

지금까지 일차문진을 진행하며 두통의 모습을 살펴보았는데 그 와중에 생경한 이름의 여러 두통에 대해서도 간단히 언급하였다.

각주에 기재한 각각의 두통에는 분류에 따라 번호가 매겨져 있다. 두통 이름 앞의 첫 자리 숫자는 대분류로서 1~4는 원발두통이며, 5~12는 이차두통, 13은 뇌신경 병변에 의한 통증이며, 14는 기타두통에 속한다. A로 표기된 두통은 근거가 충분히 검증되지 않거나 분류의 정체성이 아직은 명확하지 않은 것을 의미한다.

대분류들을 보면 두통의 큰 범주를 짐작할 수 있을 것이다.

1. 편두통
2. 긴장형두통
3. 삼차자율신경두통
4. 기타원발두통
5. 머리와 목의 외상 및 손상에 기인한 두통
6. 두개 또는 경부의 혈관질환에 기인한 두통
7. 비혈관성 두개내질환에 기인한 두통
8. 물질 또는 물질금단에 기인한 두통
9. 감염에 기인한 두통
10. 항상성질환에 기인한 두통

11. 두개골 목 눈 귀 코 부비동 치아 입 또는 기타 얼굴 및 경부 구조물의 질환에 기인한 두통 또는 얼굴통증
12. 정신과질환에 기인한 두통
13. 뇌신경의 통증성 병변과 기타 안면통
14. 기타 두통질환

• 특징적인 여러 두통의 발견

두통의 부위나 양상 등 문진에 따라 자신의 두통을 살펴보며 자신의 증상으로부터 도출된 두통의 분류명을 한두 가지 또는 여러 가지를 발견하게 되었을 것이다.

더러 처음 보는 낯선 두통의 이름에 덜컥 겁을 집어먹을 수도 있는데 그럴 필요는 없다. 많은 두통의 종류 중에는 증상 특이적으로 명명된 단순 두통도 있고, 유발요인의 자극에 따라 일시적으로 발생하는 두통도 있다. 원인이 분명하게 밝혀진 경우에는 고유한 두통으로 세세하게 분류할 수 있기 때문에 두통의 종류가 많은 것이다.

발견한 두통 중 일반적인 원발두통이 아닌 특이한 이름의 두통들은 주로 음식 또는 행위로 말미암은 두통일 것이다. 이렇게 인과관계가 분명한 두통이라면 같은 원인이 있을 때마다 늘 두통이 발생하는지 여러 차례 확인할 필요가 있다. 누차 확인하여 같은 상황에서 두통이 재발한다면 해당 두통이 있는 것으로 상정할 수 있다.

질병으로 인해 속발된 두통이 의심될 때는 섣불리 예단하지 말고 전문의의 진료를 통해 이차두통의 여부를 살펴야 한다. 또한 간혹 필자가 언급한 위험한 두통의 징후가 발견되었을 때도 늦지 않게 전문의를 찾아 자세한 진료를 받고 대책을 세워야 한다.

두통 환자뿐만 아니라 학자들과 의료인들 모두의 관심사는 '두통은 도대체 왜 일어나는가?'일 것이다. 원인을 알아야 치료법도 분명해지기 때문이다. 그러한 원인탐색의 노력으로 밝혀진 것이 이차두통이다.

매번의 두통이 인과가 분명한 이차두통만 일어난다면 두통은 치료의 목표가 간단할 수 있다. 만성두통환자들도 몇 가지의 이차두통을 지니고 있지만 대개 발생하는 두통은 원인을 찾지 못하는 원발두통이다. 원발두통은 편두통, 긴장형두통, 삼차자율신경두통, 기타원발두통으로 나뉜다. 이 중에서 삼차자율신경두통은 편측의 신경 증상이 분명하므로 구분이 어렵지 않을 것이다.

여성들의 월경과 관련한 두통은 통증의 형태로 보면 편두통에 배속할 수 있지만 월경과의 관련성이 현저할 때는 월경관련두통으로 따로 분류할 수도 있다. 기타원발두통은 흔치 않은 경우이며 문진의 요소마다 각주에 명기했듯이 특징이 분명하므로 구분해 내기 어렵지 않을 것이다.

가장 많은 두통의 유형은 단연 편두통과 긴장형두통이다.

・편두통과 긴장형두통

흔히 앓고 있는 원발두통의 대부분은 편두통과 긴장형두통으로 대별할 수 있다. 지난 문진 중에 산재되어 있는 두 가지 두통의 특징을 국제두통질환분류의 진단 기준으로 정리하면 다음 표와 같다.

긴장형두통의 경우 A~D 증상들 중 두 가지 이상을 만족하고 E와 F는 모두 만족해야 한다. 만성긴장형두통은 편두통이 아니지만 구역이나 구토가 있을 수 있다.

편두통은 A~D 중 두 가지 이상을 만족하고, E F는 최소한 한 가지는 있어야 한다. 편두통은 조짐편두통과 무조짐편두통으로 양분할 수 있는데, 조짐은 편두통의 특징에 속하지만 무조짐편두통에서는 없으므로 조

편통	항목	긴장형두통
편측	A. 통증부위	양측
박동성	B. 통증양태	압박, 조임 (비박동성)
중등도, 심도	C. 통증정도	경도, 중등도
신체활동으로 악화	D. 일상 신체활동	악화되지 않음
둘 다 있다	E. 빛공포, 소리공포	둘 중 한 가지 가능
있다	F. 구역, 구토	없다
시각, 감각, 언어	G. 조짐	없다

짐이 없다고 편두통이 아니라고 판단해서는 안 된다. 무조짐편두통은 조짐만 없을 뿐 편두통의 조건과 같다. 또한 편두통에서 통증의 부위는 편측이 아니라 양측으로 올 수 있다는 점도 감안해야 한다. 만성두통의 여부는 두통의 이환기간이 3개월을 초과할 때이다.

　자신의 다양한 두통 증상들 중에 위의 항목에 해당하는 증상들을 배속시켜 보면 대략 구분이 될 것이다. 구분의 방식이 조건식으로 되어 있어서 칼로 두부를 갈라 나누듯 삼박한 분류는 아니지만 편두통과 긴장형두통의 구분은 이와 같다.

　자신이 겪은 모든 두통의 증상을 대입하는 것이 아니라 현재의 두통증상을 대입하여 평가한다. 조건식에 대입하다 보면 기준을 충족하지 못할 때도 있을 것이다. 각각의 두통분류에서 진단 기준 중 한 가지 양상이 부합하지 않을 때는 '개연(probable)-'의 수식어를 부여하여 개연긴장형두통이나 개연편두통으로 분류한다. 이처럼 국제두통질환분류에서는 모든 기준이 완벽하게 부합하지 않은 경우를 고려하여 진단의 융통성을 두고 있다. 두통의 진단에서 기준을 너무 까다롭게 설정하면 분류에서 벗어나는 부분이 많아지고 너무 느슨한 기준은 분류의 효용성을 떨어지는 점을 고려한 것이다.

이렇게 두통을 분류하다 보면 두통은 어느 한 가지 유형만 발견될 수도 있지만 앓을 때마다 서로 다른 유형의 두통으로 분류되기도 한다. 만성두통환자는 대개 긴장형두통과 편두통을 함께 지니고 있는 경우가 많기 때문이다. 한 달에 여러 번 두통이 발생할 때, 예를 들어 여덟 번 두통이 발생할 때 다섯 번은 편두통, 나머지 세 번은 긴장형두통으로 분류될 수 있다. 따라서 자신이 가진 두통의 유형은 긴장형두통과 편두통 모두의 진단이 내려질 수 있다.

지금까지 일차문진을 통해서 두통의 유형을 살펴보았다.

문진을 이어가며 부록에 수록된 문진표의 빈칸도 채워졌으리라 생각한다. 자신에게 해당하는 여러 요소들을 비추어 과거와 현재의 두통유형을 대략 짐작하실 수 있을 것이다. 더러 모호한 경우도 많을 것인데, 완벽한 진단은 진료실에서도 쉽지 않다.

두통의 유형을 파악하는 것은 치료의 방향을 결정하고 그 두통에 맞는 진통제나 예방약을 처방해야 하는 의사에게는 몹시도 중요한 사항이지만, 두통 환자 본인에게는 틀림없이 정확한 두통의 분류명을 아는 것보다 자신의 두통이 나타내는 다양하고 구체적인 모습을 제대로 인식하는 것이 중요하다.

이 장을 읽으면서 부록에 수록된 문진표를 작성했다면, 그 기록은 진료에서도 요긴하게 쓰일 수 있다. 진료 중에 놓칠 수 있는 부분이 분명 있을 것이므로 자신이 파악한 부분이 진료 시에 거론되지 않는다면 참고할 수 있도록 말씀하시면 진료에 큰 도움이 될 것이다. 또한 여러 노력으로 두통이 호전될 때의 비교지표로도 유용하다.

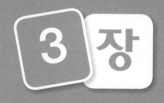

두통의 배경

– 이차 문진 –

일차문진에서는 자신의 두통이 어떤 모습을 가지고 있는지 살펴보았다. 두통은 무척이나 다양하다. 또한 임상적으로 많이 보는 두통의 분류는 편두통이나 긴장형두통 등 몇몇 유형으로 귀결되어 단출해 보이지만, 비슷한 유형의 두통이라도 사람에 따라 증상도 조금씩 차이가 있고 치료에 대한 반응도 제각각 다르다. 이는 각자에 따라 두통이 형성된 배경이 다르기 때문이다.

이차문진에서는 두통의 배경이 되는 각자의 식습관과 생활 및 환경 그리고 기저질환과 두통 이외의 불편한 증상들도 살펴볼 것이다. 이 중에서 두통에 영향을 미치거나 두통의 중요한 유발요인이 될 만한 것들을 찾아 보아야 한다. 자신에게 해당되는 사항을 부록에 수록된 문진표에 기록해 두시면 정리에 도움이 될 것이다.

1. 두통은 준비되어 시작된다

일차문진으로 두통의 유형을 살펴본 다음에는 전체적인 건강상태를 살펴보아야 한다. 두통은 머리가 아픈 것이지만 전신적인 질환으로 바라봐야함으로 머리끝부터 발끝까지 조목조목 몸의 이상들을 확인해 볼 필요가 있다. 또한 증상뿐만 아니라 생활의 여러 측면들도 관찰해 보아야 한다. 내 안에서 두통을 만드는 이유들을 찾는 과정이 이차문진이다.

필자는 사십 년 가까이 두통을 앓고 있는데, 정작 본인의 두통에 대해서 심찰하고 세세하게 기록을 이어간 것은 불과 이십여 년 정도이다. 신변잡기나 일기가 아니라 두통환자라면 누구나 궁금할 두통의 이유를 내 안에서 찾을 수 있지 않을까하는 생각으로 시작한 기록은, 두통을 관찰하고 치료하는 과정과 함께 일상의 행위들과 사소한 증상들의 변화를 때로는 분초단위로 기록해 나가며 10년쯤 되었을 무렵 그 실마리를 찾을 수 있었다.

모든 질병과 증상이 인과관계가 있듯이 두통도 이유가 있다. 일차문진에서 현재까지 밝혀져 있는 두통의 유발요인에 대해 잠깐 살펴보았는데, 두통의 이유를 인과관계가 확인된 요소에서만 찾으려 한다면 영영 해답을 얻지 못할 수도 있다.

필자의 두통기록을 분석하고 그간 진료했던 임상례들을 정리하며 두통의 원인은 인과관계가 뚜렷한 유발요인들에 더하여 인과관계가 밝혀져 있지 않은 두통의 유발요인들도 살펴보아야 한다는 것을 알 수 있었다. 그 요인들은 우리의 생활 안에 있다. 그저 지나치기 쉬운 사소한 생활의 문제들과 불편함을 단서의 도마 위로 올려놓고 바라보아야 한다. 또한 두통은 한두 가지의 유발요인으로 인해 우발적으로 일어나기보다 여러 가지가 차곡차곡 쌓여 일정한 준비를 통해 두통을 일으킨다는 것도 알 수 있었다.

군대에서는 전쟁을 준비하는 상황을 준비태세라고 일컫는다. 말 그대로 싸울 준비를 끝내는 상태를 말한다. 필자는 포병출신이다. 군대는 매일 훈련을 반복하지만 준비태세훈련은 모든 훈련의 정점에 서 있다. 유난히 챙겨야 할 장비가 많은 포병에게 준비태세는 중노동의 정점이자 긴장의 최고지점이기도 하다. 총이나 대검 같은 개인화기뿐만 아니라 대포에 기름칠을 하고 포탄과 신관을 차에 싣고 차량 상태를 살피고 탄띠를 여미고 방독면을 두르며 출동의 준비를 한다. 준비가 끝나면 차라리 고요함이 흐른다. 여기서 명령이 내려지면 즉시 전투가 시작되는 것이다.

두통도 이런 준비태세 상황이 있다고 생각된다. 몸은 두통의 완성을 위해 우리가 알고 있는 두통의 유발요인과 더불어 본인은 미처 유발요인으로 인지하지 못하는 사소한 행위들로 필요한 물목을 하나하나 채워간다. 잠이 부족하고 과식하고 과로하고 스트레스를 가속하는 등 자신의 고유한 문제리스트를 채우며 두통을 준비한다.

두통이 생길 준비가 끝나면 목덜미가 뻣뻣하게 굳고, 눈은 붓고, 눈뿌리는 경직되며, 입맛은 뚝 떨어지고, 뱃속은 가스가 차고 창자는 움직임을 줄이고 정신은 흐리멍덩한 등의 전구증상이 나타나는데, 이것이 고요함이다. 여기에서 명령이 내려지면 두통은 시작된다. 명령은 단지 또하나의 유발요인이면 충분하다.

이제 이차문진을 통해 자신의 두통리스트를 채우는 자질구레한 항목들을 살펴보자. 이 항목들로 즐비한 풍경이 두통의 배경이기도 하다.

 ## 2. 두통과 피로

문진 01. 피로의 유무 피로하지는 않으십니까?

필자 자신의 두통 기록과 진료 때마다 정리해 놓은 임상례들을 분석하면서 두통의 배경에는 늘 피로의 누적이 존재한다는 것을 알 수 있었다. 피로는 일이나 공부에 몰두한 나머지 잊고 있거나 때로는 피곤함을 느끼면서도 이쯤이야~ 하며 지나침으로써 조금씩 누적되기 시작한다. 또한 사람들마다 다양한 삶의 굴레로 인해 여러 형태로 쌓이게 된다.

군대를 제대하고 처음 열었던 한의원은 경험도 실력도 없이 그저 열심히만 하는 와중에 운 좋게 치료된 환자 몇 분들 덕분에 잘못된 소문으로 하루 종일 중풍환자에 휩싸여 지냈다. 본래도 약한 몸인데다가 체력을 초과하는 많은 환자와 능력을 초과하는 위중한 환자를 매일 진료해야 한다는 것은 몸에도 마음에도 너무나 큰 부담이었고 이는 곧 과로로 직결되었다. 아울러 두통 또한 심해졌던 것은 말할 나위 없이 당연한 일이었다. 군대나 사회에서 흔히 굼뜨고 어리석은 이를 고문관이라고 하는데 고문관은 그저 아무 일 하지 않고 잠자코 있어 주는 것이 모두를 돕는 길이다. 고문관이 중요한 일을 맡고 무작정 그릇된 방법으로 열심히 하게 되면 그가 속한 집단 모두를 궁지에 빠뜨리게 된다. 의사가 고문관이면 환자를 잡는다.

다행히도 중풍에 대한 지식과 경험이 태부족함을 절감한 고문관은 한의원을 폐원하게 된다. 몸도 쉬고 부족한 공부도 할 겸해서 찾은 산중의 고즈넉한 고시원에서 몇 달을 머물렀다. 쉬면서 두통은 과연 잦아들었다. 자신만 건사하면 되는 혼자일 때였기 때문에 가능한 일이었다. 부양할 식솔이 있다면 몇 달의 휴식이란 꿈도 꿀 수 없는 일이다.

피로한 나날이 반복되면 여러 검사를 해볼 필요가 있다. 검사를 통해 간염, 결핵, 갑상선질환, 암, 빈혈 및 여러 성인병 등 흔히 피로를 유발하는 것으로 알려진 기질적인 원인이 발견되지 않을 때에는 대개 만성피로증후군으로 진단된다. 만성적으로 피로가 쌓이면 휴식을 취해도 좋아지지 않고, 잠을 자고 나도 피로가 풀리지 않으며 약간의 운동이나 일을 해도 피로감이 더해지게 된다. 그러다보니 기억력과 집중력도 떨어지고 매양 축 늘어져 있게 된다.

여러 연구에 의하면 만성피로의 원인 중 정신적인 원인이 80%에 달한다고 한다. 정신적인 이유는 주로 스트레스이다. 직장이나 업무의 스트레스와 함께 관계의 스트레스가 가장 많다. 가족의 유고나 예기치 않던 사건의 발생도 스트레스가 된다. 이유가 분명한 이런 종류의 스트레스는 좀처럼 해소되기 쉽지 않다.

스트레스는 인체의 각종 호르몬을 변화시키는데 좋은 변화보다는 좋지 않은 변화를 일으키게 된다. 주로 몸을 긴장시키는 호르몬이 많아지면서 혈관이 수축되고 체온을 떨어뜨리며 혈액순환에 지장을 준다. 따라서 근육은 굳어지고 손발은 차가워지며 위장관 점막의 혈액순환에도 문제가 생기면서 위염이 발생하는 등 소화기계통도 제 기능을 하지 못하게 된다. 두통이 발생했을 때의 상황과 유사한 증상들이다.

피로와 스트레스가 모든 이들에게 두통을 발생시키지는 않는다. 하지만 두통인류에게 피로의 누적은 두통의 준비리스트를 채우는 여러 요소 중 상당한 부분을 차지하는 것으로 보인다. 임상적으로도 만성두통을 앓는 분들 중에는 늘 피로를 호소하는 분들이 많다.

피로는 하나하나 쌓이는 것이다. 무심결에 쌓기도 하고 알면서도 스스로 견디며 누적시키기도 한다. 피로는 직업과 습관 및 처해진 상황에 따라 사람마다 서로 다른 방식으로 만들어지며 두통 이외의 증상으로 표출되기도 한다. 피로에 관한 여러 단서를 찾아내는 부분은 이차문진에서 파악해야 할 요소들 중에서도 상당히 중요한 부분이다. 치료를 통해 두통을 호전시켜 나갈 수 있지만, 피로를 유발하는 생활의 패턴을 바꾸는 것이 보다 근본적인 대책이다.

 ## 3. 피로의 시간

문진 02. 피로시간 *언제 제일 피곤하십니까?*

피곤함을 느끼는 시간은 다양하다. 아침에 일어나서부터 피곤할 수도 있고, 오후나 저녁에 피곤이 몰릴 수도 있으며, 주중이나 주말이 피곤할 수도 있고 특정한 시간이나 날짜가 따로 있는 분도 있다.

• 아침의 피로
알람이 울리고 정신이 들지만 더 자고 싶고 더 누워 있고 싶어진다. 잠간의 뒤척임을 허락할 수는 있지만 하루를 시작하는 대개의 아침은 전쟁이다. 밥술을 뜨고 때로는 굶고 하루를 시작하는데 몸은 천근만근이다. 무거운 몸을 움직이며 한두 시간이 지나야 비로소 정신이 들고 몸도 가벼워진다. 아침의 피로는 주로 수면부족이 원인일 때가 많다. 현대인에게 충분한 잠이란 좀처럼 쉬운 것이 아니기 때문이다. 하지만 잠자는 시간이 부족하지 않았음에도 피곤할 때가 있다. 전날의 피로가 덜 풀린 탓도 있겠지만 이럴 때는 먼저 두 가지 부분을 확인해 보는 것이 좋다. 소화상태와 부종이다.

수면은 온몸의 휴식시간이다. 스스로를 정비하고 피로를 해결한다. 하지만 늦은 저녁식사나 과식 또는 야식이나 과음을 했다면 밤새 소화기관은 일을 해야 하고 쉴 수가 없다. 과식이 아니더라도 평소 소화기능이 더딘 분들은 저녁에 평소의 소화력을 상회하는 음식을 섭취하거나 식사시간이 조금만 늦어져도 밤새 소화기관은 쉬지 못한다. 몸의 움직임뿐만 아니라 소화에도 에너지가 필요하고 몸에게는 그것조차 '일'이기 때문이다. 밤새 일을 했으니 낮 동안 쌓인 피로도 풀리지 않고 새로운 피로까지 만들었으니 아침이 피곤한 것은 당연하다. 입이 쓰거나 아침밥이 잘 넘어가지 않고 속도 불편하다면 소화불량에 해당한다.

한편 관절염이 없는데도 손가락이 붓거나 얼굴이 푸석푸석함을 느끼는 분들이 있다. 남성들은 상대적으로 이런 증상을 덜 느끼므로 증상이 없다고 말할 수도 있지만 눈의 피로나 충혈처럼 다른 증상으로 표출되기도 한다. 모닝커피로 하루를 시작하는 분들이 많다. 향기로운 커피는 기분도 좋아지게 하고 몸도 가볍게 한다. 카페인은 중추신경을 자극해서 머리를 맑히기도 하지만 이뇨작용으로 부종을 줄여주는 역할도 해주니 몸이 자연스레 커피를 찾는 것일 수도 있다. 아울러 밤새 정체되어 있던 수분은 중력의 영향과 함께 몸의 움직임을 통해서 순환이 좋아지므로 일어나서 한두 시간 즈음이면 부기가 사라지고 몸이 가벼워진다. 이런 경우라면 부종에 해당한다.

부종과 소화불량이 있는 분이라면 먼저 저녁식사를 조절하여 소화기관의 부담을 덜어주는 것이 좋다. 저녁식사 시간을 당기고 식사의 양도 소화에 지장이 없을 만큼 줄이고, 저녁식사 후에는 적당한 운동이나 산책으로 몸을 움직여 수분의 정체를 막고 소화를 도와주는 것이 좋다.

• 오후의 피로

피곤을 느끼는 것은 주로 오후이다. 자는 동안 휴식을 취하며 생기를 찾은 몸은 일과의 피로로 오후쯤 피곤이 몰린다. 퇴근 무렵에는 배터리가 완전히 방전된 것 같은 기분이 들 수도 있다. 그만큼 열심히 일한 탓도 있지만 기본적인 기운이 부족한 것은 아닌지 돌아보아야 한다.

점심을 맛있게 먹고 나면 피곤이 몰릴 수 있다. 흔히 말하는 식곤증이다. 졸음이 오기도 하는데, 이는 주로 점심을 과식하거나 급하게 먹어서 발생하는 경우가 많다. 하품과 졸음이 동반되기도 하고 목덜미의 긴장감과 함께 심한 피로를 느끼면서 두통은 시작된다. 이렇게 시작된 두통은 저녁으로 갈수록 더욱 심해지기 마련이다. 이런 분들은 기초적인 체력과 함께 소화력을 높여주어야 한다.

• 주말의 피로

주중에는 일로 인해 피곤한 것이 당연하지만 꼭 주말만 되면 피곤해지는 분들도 있다. 긴장이 탁 풀리는 주말에 하필 두통이 발생해서 즐거운 휴일을 망치게 되는데, 일차문진에서도 언급하였지만 혹시 커피와 관련이 있는지 살펴볼 필요가 있다. 주말에는 주중보다 커피를 적게 마시는데 이로 인해 두통이 발생할 수도 있다. 만약 그러하다면 주중의 커피를 줄이거나 주말에도 주중과 비슷한 양의 커피를 마시면 좋아질 수 있다. 본인의 커피 음용습관을 체크해봐야 한다.

아울러 주말에 피곤이 몰리거나 두통이 발생하는 분들은 일중독증인 분들이 많다. 주중에는 몸과 마음의 긴장으로 몸이 이럭저럭 버텨주었는데 주말이 되어 긴장을 놓으면서 몸이 이때다 하고 회복의 시간을 가지려고 하는 것이다. 이런 분들은 주중의 생활을 조정해서 하루하루 긴장을 풀어주도록 노력할 필요가 있다.

재미있는 것은 주부들의 두통이 여행을 가면 문득 낫는 경우가 많다는 것이다. 물론 가족여행도 좋겠지만 챙겨야 할 식구들이 없는 친구들이나 자매처럼 편한 여행이 훨씬 더 효과적이다. 가사와 함께 식구들을 챙겨야 하는 주부의 일은 의외로 손이 많이 가고 신경 쓰는 일이 많다. 여행은 가사노동의 해방이자 긴장의 해소를 의미한다. 그간 쌓여있던 마음의 피로가 풀리는 것이다. 두통인류의 피로는 육체적인 피로도 있지만 이러한 정신적인 피로가 생각보다 크다.

 4. 두통과 수면

문진 03. 수면시간 하루에 얼마나 주무십니까?

두통환자들은 잠이 부족한 경우가 의외로 많다. 필자의 두통 기록을 살펴봐도 두통이 생기는 시점에서 역추적해 보면 꼭 잠이 부족한 날들의 연속을 발견하게 된다. 물론 매번의 두통마다 잠이 부족했던 것은 아니지만 두통에서 수면부족의 영향력은 상당하다.

필자의 수면시간과 두통의 연관관계를 분석해본 일이 있다. 정리된 기록 중에 두통이 가장 많았던 해의 1년 평균 수면시간은 6시간 54분이었고, 그보다 절반 정도 발생한 해의 1년 평균 수면시간은 7시간 12분이었다. 1년을 평균한 수면시간이므로 16분의 차이밖에 없지만 두통의 발생 횟수는 2배에 달한다. 두통의 발생일수가 1.5배 정도 차이 나는 두 해의 수면시간별 구간을 비교해 보면 조금 더 재미가 있다. 두통이 많았던 해에는 8시간 이상 잔 날이 95일, 5시간 이하로 잔 날이 44일인데, 두통이 적었던 해에는 8시간 이상 잔 날이 115일, 5시간 이하로 잔 날이 21일이다.

두통이 많았던 해에는 전반적으로 수면시간이 짧았고, 8시간 이상 푹 잔 날도 적었으며, 5시간 이하로 잔 날은 훨씬 많았던 것이다. 또한 수면 시간이 6시간 이하로 부족한 날이 지속되면 어김없이 두통이 발생했다. 단순비교이고 필자의 예일 뿐이지만 수면시간과 두통은 밀접한 관련이 있음을 짐작할 수 있다.

사람의 평균 수면시간은 7~8시간 (7시간 30분 정도)라고 한다. 하루 가 24시간이니 1/3에 해당하는 시간을 휴식과 정비의 시간으로 보내는 것이다. 사람마다 각자 필요한 수면의 길이는 일정하지 않다. 따라서 낮 에 졸음이 오거나 피로함이 자주 발생한다면 자신의 수면시간을 확인해 볼 필요가 있다. 잠자는 시간을 지금보다 늘린 후에 졸음과 피로가 줄어 들었다면 그 시간이 본인에게 적당한 수면시간일 것이다.

문진 04. 수면의 질   *수면중에 얼마나 자주 깨십니까?*

필자가 잠들기 시작하는 시간은 평균 새벽 1시(12시 58분)이다. 아직 은 해야 할 일이 많은 탓에 늦게 잠들 때가 많다. 필자의 잠드는 시간과 두통과의 관계를 살펴보면, 두통이 잦았던 때에는 주로 새벽 1시를 넘기 는 날이 많았고, 12시 이전에 자는 날이 연속될 때는 두통이 상대적으로 적었다. 그래서 환자분들에게도 잠드는 시간이 늦다면 가급적이면 12시 자정을 넘기지 말고 주무시라 말하게 된다.

잠을 자도 깊은 잠을 이루지 못하고 자주 깨는 분도 있다. 다행히 필자는 잠자는 도중에 정신이 들어 잠에서 깨는 날이 1년에 20회 전후로 적은 편인데, 도중에 깬 날은 깨지 않고 잔 날보다 훨씬 피곤한 것이 사실이다. 긴 수면시간에도 불구하고 두통과 피로를 호소하는 분들은 수면의 질을 평가해볼 필요가 있다.

숙면을 방해하는 요소 중 흔한 것은 소변의 문제이다. 잠이 들 만하면 소변이 마려워서 누고 오는 통에 잠이 달아나 버리거나, 소변 때문에 잠에서 깨게 되는데 소변을 보고 나면 다시 잠들기 어려울 수도 있다. 그러므로 잦은 야간소변은 적극적으로 치료하는 것이 좋다.

비염이 있는 분들은 밤새 코가 막혀서 숙면에 지장을 받을 수 있다. 코가 막혀 있다면 그만큼 호흡이 불리해지므로 피곤할 수밖에 없다. 수면의 질을 높이기 위해서는 비염의 치료도 필요하다.

멜라토닌은 수면을 유도하는 호르몬으로 알려져 있는데, 멜라토닌이 분비되기 시작한 지 1~2시간 후에 잠이 들고 멜라토닌이 줄어들 때 잠에서 깨게 된다고 한다. 밤 11시쯤에 멜라토닌이 분비되기 시작하면 졸리고, 호르몬이 최고조에 달하는 새벽 3시쯤에는 깊은 잠을 자게 된다는 것이다. 이러한 호르몬의 작용에도 불구하고 흔히 말하는 '잠때'를 놓치면 더 늦은 시간까지도 잠들기 어렵게 되는데, 멜라토닌은 갈수록 분비량이 많아지는데도 불구하고 잠들지 못할 수도 있다.

이렇게 잠들 때를 놓쳐버리면 잠이 잘 오지 않는다. 잠이 오지 않을 때는 전전반측(輾轉反側) 또는 전전불매(輾轉不寐)라고 해서 몸을 이리저리 뒤척이게 된다. 가만히 살펴보면 잠에서 깨어나서 '아~ 잘잤다' 하고 기지개를 펴는 것도 실은 등의 근육을 펴는 행위이고, 잠이 오지 않아서 뒤척일 때도 가장 많이 움직이는 것은 등의 근육이다.

자연스러운 현상이지만 등의 근육과 잠은 일정한 관계가 있어 보인다. 필자도 간혹 잠잘 시간을 놓칠 때가 있어서 혹시 등의 근육을 움직여주면 잠이 잘 오지 않을까 해서 등근육을 움직이는 운동을 해 보았는데, 역시나 잠들기가 쉬웠다. 그래서 잠들기 어려운 분에게는 저녁시간에 체간을 움직여주는 절 운동을 해 보시라고 권유하는데, 마음을 내서 해 보시고는 "아니 이게 이런 거였어요?"라며 그 단순함의 효과에 놀라는 분들이 적지 않았다.

불면증이 있는 두통환자는 잠의 문제를 해결하지 않고서는 좀처럼 두통을 고치기 어렵다. 잠이 문제라면 수면유도제의 힘을 빌어서라도 잠은 자야 하지만 내내 수면제에 의존할 수는 없다. 생활 전반을 면밀하게 살펴서 불면증의 원인을 찾아내서 치료하는 것이 중요하다. 여러 노력으로 수면시간이 길어지고 수면의 질이 좋아지면 두통은 서서히 줄어들기 시작한다.

• 졸음두통

졸음이 올 때 두통이 생기는 경우가 있다. 대개 졸음을 이기며 버틸 때 발생하지만 졸리기만 해도 두통이 발생할 수 있다. 필자는 이를 졸음두통이라 부른다. 잠깐 낮잠을 잔 후에 발생하는 두통도 수면두통이 아니라 졸음두통의 범주에 속한다고 볼 수 있다. 자다가 두통 때문에 깨어나는 수면두통과는 다르다.

졸음두통은 소화력이 떨어져서 발생하는 식곤증과 겹칠 때도 있지만 졸음두통이 발생하는 즈음의 생활을 돌이켜보면 거의가 수면부족의 나날들이다. 따라서 졸음두통의 가장 큰 원인도 수면부족이다. 잠만 충분히 자도 졸음두통은 거의 발생하지 않는다.

잠이나 졸음은 휴식을 위한 생리적인 현상이다. 낮의 졸음은 밤잠이 부족하면 자연히 생기기 마련이다. 졸음이 오면 자면 된다. 대개의 졸음두통은 졸음을 이기며 버틸 때에 일어나는데 그 당시에 졸음을 참지 않고 자면 두통이 생기지 않을 때가 많다. 하지만 졸음이 오기만 해도 두통이 발생하기도 하며, 졸려서 낮잠을 조금 자고 난 다음에도 발생할 수 있다. 또한 졸음두통이 자주 발생하는 분이라도 졸음이 올 때마다 두통이 발생하지는 않는다.

즉 졸음두통은 어떠한 준비상황 하에서 발생하는 것으로 보인다. 두통을 유발할 만한, 동시에 내 몸이 현재의 능력으로 이겨내기 힘든 수면부족과 피로의 한계상황이다. 졸음두통은 본격적인 두통의 시발점이 되기도 하지만 다행히 대부분 약한 두통으로 그치는 경우가 많다. 그저 휴식이 필요하다는 졸음의 신호만으로는 부족한 나머지, 몸이 자신에게 보내는 보다 강력한 경고메시지이다. 두통인류에게 잠은 몸과 벌이는 협상의 대상이어서는 곤란하다.

졸음두통 환자분에게 드리는 처방은 사실 아주 간단하다. "제발 좀 주무세요." "잠이 안 오면 불 끄고 눈이라도 감고 계시는 것이 좋습니다." 충분히 자야 한다. 그럴 수 없다면 능력을 길러야 한다.

 ## 5. 편두통의 시각조짐

일차문진에서 조짐편두통에 대해서 잠깐 언급하였다. 편두통이 발생하기 이전에 시각, 감각, 언어, 운동기능의 전조증상이 미리 일어난 이후에 두통이 발생하는 경우이다. 필자의 편두통은 주로 시각 전조를 나타내는 조짐편두통이다. 시각 전조는 조짐편두통 환자의 90%에서 경험하는 가장 흔한 조짐이기도 하다.

필자의 경우 조짐은 간혹 오후에 발생할 때도 있지만 주로 오전 중에 발생한다. 글자가 어른거리기 시작하고 초점을 맞추기 어렵게 된다. 발생할 때마다 형태는 약간씩 다르다. 초점을 맞춘 글자가 잘 안 보이고 초점 약간 오른쪽이 선명하고 나머지는 모두 어른거릴 때도 있고, 왼쪽 글씨가 대강 보이고 오른쪽 글씨들이 전혀 보이지 않을 때도 있다. 그리고 점차 전복 속껍질이 빛을 받아 반짝이는 것 같은 섬광이 나타난다. 굽어진 철조망처럼 보일 때도 있다. 때로는 철조망이 몇 겹으로 보이기도 한다. 섬광의 무리는 점점 커지기도 한다.

1시간쯤 지나면 섬광이 잦아들고 초점도 조금씩 잡히기 시작하는데, 이때부터 두통이 발생하기 시작한다. 눈 주변을 중심으로 통증이 생기기 시작해서 전형적인 편두통의 양상을 보이기 시작한다. 통증이 중등도 이하로 나타날 때도 있었다.

이러한 편두통의 시각전조는 왜 일어날까? 편두통이 일어난 시점을 역추적해 보면서 역시나 수면부족이 가장 큰 원인임을 발견할 수 있었다. 그런데 같은 수면부족으로 인해서 어떤 때는 긴장형두통이 발생하고 어떤 때는 조짐편두통이 발생했다.

보다 면밀하게 조짐편두통이 발생한 시점의 이전 일상을 살펴보았는데 거기서 특이한 점을 발견하였다. 조짐편두통이 발생할 무렵에는 평소보다 모니터를 더 많이 주시했다는 것이다. 낮에 모니터를 보는 시간은 일정한데 저녁에 컴퓨터 화면이나 태블릿PC를 응시하는 시간이 조짐편두통의 일상에서 더 많았던 것이다.

사람의 눈은 볼록렌즈이다. 빛을 모아서 망막에 투사하여 정보를 읽는다. 자연환경에서 받아들이는 빛보다 모니터나 휴대폰, 태블릿PC나 TV에서 받아들이는 빛은 더 밝고 빛의 양도 훨씬 더 많다. 또한 집중함으로 인해서 눈의 피로는 훨씬 가중되게 된다. 눈을 움직이는 동안근과 원근을 조절하는 눈 속의 섬모체근의 피로도 심해질 수 있다.

눈의 혹사와 조짐편두통의 시각전조가 관련이 있음을 의심하였고 그 이후로 늘 작업하던 한글워드프로세서와 인터넷브라우저의 바탕화면을 흰색에서 어두운색으로 바꾸었고 저녁의 모니터 작업 시간도 줄였는데, 과연 조짐편두통의 발생률은 절반 이하로 감소되기 시작했다.

물론 조짐편두통의 원인이 수면부족과 모니터로부터 받는 빛의 과다가 전부는 아닐 것이다. 하지만 잠잘 때를 제외하고는 늘 눈을 뜨고 있으니 눈은 언제든 피로에 노출되어 있음은 분명하다. 편두통이 아니더라도 당장 두통이 발생하면 보는 것이 힘들어질 때가 많다. 두통의 결과일수도 있지만 시각의 자극을 차단하는 몸의 방어책일 수도 있는 것이다.

직업상 모니터를 보는 것은 어쩔 수 없겠지만 저녁만이라도 눈을 쉬게해줄 필요가 있다. 스마트폰이나 TV를 보는 시간을 줄이고, 오래 주시하는 것을 피하고 간혹 눈을 감고 쉬어주는 습관을 들이는 것이다. 그렇게 해서 편두통의 빈도가 줄어드는지 확인해 보시기를 바란다.

 ## 6. 두통과 활동량

문진 05. 활동량과 운동량 하루에 얼마나 몸을 움직이십니까?

하루의 활동량을 묻는 질문이다. 만성두통을 앓는 분들 중에 활동량이 많은 분들은 드물다. 주로 사무직이거나 움직임이 많지 않은 직업이거나 가정주부들이었다. 고객을 응대하거나 모니터를 주시하는 등 주로 정신노동인 분들도 많았다. 필자의 일도 움직임은 많지 않은 편이다. 종종걸음이고 힘을 쓰는 일도 숨차는 일도 없다.

노동을 많이 하거나 운동을 많이 하는 분들은 두통이 별로 없고, 움직임이 많지 않은 이들에게 두통이 더 흔한 이유는 무엇일까? 물론 움직임이 적은 모든 이들이 두통을 앓는 것은 아니다. 이 또한 두통의 소인을 가지고 있는 두통인류이기 때문에 발생하는 것으로 보인다.

움직임이 적으면 그만큼 에너지 소모가 줄어들게 된다. 기본적인 생명활동과 조금의 움직임에 소모되는 에너지 외에는 에너지의 필요성이 적다. 활동량이 적으므로 혈액순환도 더디게 일어난다. 에너지 대사가 전체적으로 감소한 상태가 되는 것이다. 게다가 업무나 기타 요인으로 인한 스트레스는 소화기능을 떨어뜨린다.

이런 상황에서는 조금의 과식도 문제가 될 수 있다. 소화대사도 같이 감소된 상태이기 때문에 쉽게 소화불량이 야기될 수 있기 때문이다. 음식이 필요 이상으로 공급되면 소화시켜 소모하거나 저장해야 한다. 그렇지 못하면 탈이 나기 마련이다. 많이 먹어도 탈이 없는 사람들은 그만큼 활동으로 소모시키거나 저장하여 살이 찌게 된다. 하지만 움직임이 적은 두통인류는 소모가 부족하고 게다가 저장도 잘 이루어지지 않고 탈이 나는 쪽이다.

또한 활동량이 부족하므로 근육이 단련되어 있지 않아서 우발적인 움직임도 무리가 될 수 있다. 뛰거나 물건을 나르는 등 갑작스럽게 몸을 움직인 후에 힘줄이나 인대가 쉽게 손상되고 근육의 피로가 발생하며 생각보다 오래 가게 된다. 아울러 활동량이 적은 생활은 의외의 사소한 행위도 두통으로 연결될 수 있게 한다. 예를 들어서 엎드려 누워서 책을 보고 난 이후에 두통이 생길 때가 있는데, 이는 옆으로 누워서 TV를 볼 때도 마찬가지다. 책상 없이 앉아서 무릎에 책을 놓고 고개를 숙여 오래 본 후에도 발생할 수 있다. 큰 힘을 쓰는 것이 아닌데도 근육의 피로가 발생하여 목 주변의 근육이나 근막의 동통이 형성되고 두통으로 이어지는 것이다. 또한 당분이 듬뿍 든 청량음료나 아이스크림을 먹은 후에 두통이 발생하기도 한다.

움직임이 적다고 무조건 탈이 나거나 두통이 발생하는 것은 아니다. 한창 자라나는 청소년들은 책상에 옴짝달싹 못하고 앉아 공부하지만 두통인류가 아니고서는 웬만해서는 두통이 생기지 않는다. 성장기에는 많은 영양분과 에너지가 필요하기 때문에 활동량이 적더라도 거의 소모되며 차라리 부족하다. 움직임이 부족한 노인들도 두통은 적은 편이다. 음식이든 움직임이든 무리함이 없기 때문이다.

따라서 움직임이 적다면 그에 걸맞게 일상도 무리함이 없이 유지하면 된다. 규칙적으로 잠자고 소화될 만큼만 먹고 무리한 행위를 하지 않으면 된다. 하지만 그보다는 활동량을 늘려서 소화력과 에너지대사량을 높이는 것이 보다 적극적인 대책이 될 것으로 보인다. 4장에서 다시 상술하겠지만 많은 두통인류에게 운동은 선택이 아니라 필수이다.

7. 근육통과 압통점 그리고 어지러움

문진 06. 근육통과 결림 등과 목이 자주 결리거나 담이 들지는 않습니까?

긴장형두통은 일반인구의 평생유병률이 30~78%에 달할 만큼 매우 흔한 두통이기에 일반인들도 한두 번쯤 겪을 수 있으므로 만성두통환자에 대한 이해의 기반이 되기도 한다.

긴장형두통에서는 대개 머리와 목 주변의 근육이 긴장되어 있다. 저빈도삽화긴장형두통처럼 통증의 정도가 심하지 않고 우발적인 긴장형두통은 쉬거나 뭉친 근육을 풀어주기만 해도 두통이 완화되며, 일반적인 소염진통제에도 잘 반응하는 편이다. 그래서 그런 두통을 간혹 경험한 분들은 만성두통환자의 잦고 심한 두통을 엄살이나 꾀병으로 평가절하하기도 하는데, 심한 고빈도삽화긴장형두통이나 그보다 더 악화된 만성긴장형두통의 근육 긴장은 생각보다 훨씬 완고하며 두통의 정도도 심하다.

긴장형두통에서는 전반적인 근육의 긴장과 함께 압통점을 발견할 수 있다. 압통점은 대개 두통과 함께 생겨나고 두통과 함께 사라지는데 만성긴장형두통에서는 압통점이 쉽게 사라지지 않거나 두통이 나은 이후에도 남아서 다시 두통을 재발시키는 화근이 되기도 한다.

따라서 긴장된 근육의 이완과 함께 압통점들을 치료하는 것이 긴장형두통의 한 치료방편이기도 하다. 두통의 압통점은 주로 두피와 안면의 근육에서 발견되지만 목과 등까지도 살펴보아야 한다. 견갑골과 경추 흉추를 잇는 승모근이나 견갑거근 및 대소능형근이 뭉치는 때도 많은데, 숨을 들이마실 때도 결림이 있다면 늑골에 연결된 상후거근까지 뭉치는 경우이다. 간혹 심한 두통에서 양쪽 승모근 부분이 모두 뭉치는 와중에 한쪽의 경결이 심해서 압통점을 찾아 누르면 귀 뒤쪽과 뒷머리로 통증이 증폭되며 방산되기도 한다.

대개 근육의 압통점은 목을 삐거나 등에 담이 결릴 때 발견되는데, 늘 목 뒤와 등이 뻐근하다고 호소하는 만성긴장형두통 환자의 경우 유심히 찾아보면 고착된 압통점을 가지고 있는 경우가 많다. 이렇게 완고한 압통점을 동반한 만성긴장형두통은 소염진통제도 효과가 없을 때가 많아서 꽤나 오랜 시일을 두고 집중적인 치료를 해야 한다.

한두 번쯤 목을 삐거나 등 근육에 담이 들어 고개를 움직이기 힘든 경험이 있을 것이다. 목을 삐거나 담이 결리는 것은 근육이 갑작스레 경직된 상황인데, 근육의 경직 또는 경련은 주로 노동자나 운동가들의 과도한 근육 사용에서 왕왕 발생한다.

하지만 활동량이 적은 일반인들이 담이 결릴 때를 유심히 관찰해 보면, 무리하게 힘을 쓸 때가 아니라 주로 움직임의 초기이거나 우연히 몸을 펴는 일상적인 동작에서 발생하는 것을 알 수 있다. 고개를 돌리거나 등을 구부리거나 펴는 동작에서 늘어나는 근육의 과신장을 막기 위한 일상적인 근육의 보호적 반사수축이 금방 풀리지 않고 수축상태에 머무는 것이다. 이런 현상은 주로 수면부족과 영양의 불균형 및 피로로 인해 전반적인 근육의 신축성이 떨어져 있을 때에 발생한다.

"저는 왼손잡이라서……." 혹은 "오른쪽으로만 누워 자서 그런가요?" 하고 묻는 분이 많다. 목의 염좌나 담결림이 발생한 환자분들은 대개 압통점이 발생한 부위인 왼쪽 또는 오른쪽의 편향성에 집착하는 경향이 있다. 그래서 다분히 그 부분을 많이 써서 그런 것인지 아니면 평소의 자세에 문제가 있는지를 골똘하게 된다. 손목이나 발목을 삐는 것은 주로 관절의 가동범위를 넘어서는 동작으로 인대가 늘어나는 경우이고 간혹 힘줄 손상이 발생하기도 한다. 하지만 목이나 허리처럼 누워 쉴 때를 제외하고는 자세 유지를 위해 항상 일정한 힘을 유지하는 근육은 정적인 긴장도가 높은 편이어서 언제든 몸의 전체적인 피로의 상황에 쉽게 영향 받는다. 체간의 근육은 신축성이 떨어지면 좌우 어디든 쉽게 뭉칠 수 있다.

목을 삘 때를 보면, 무심코 뒤나 옆으로 고개를 돌렸다가 회수하는 과정에서 갑자기 목을 되돌리기가 힘들어지는데, 현재의 통증은 왼쪽을 돌아보다가 오른쪽 목과 등 근육이 결려 있는 상태지만 그 당시에 만약 오른쪽을 돌아보았다면 왼쪽에서 결림이 발생했을 것이다.

긴장형두통에서 발견되는 근육통과 압통점은 두통의 근본적인 원인이 아니라 결과적인 증상이다. 따라서 근육통과 압통점이 발생하는 원인을 제거하지 않는 한 두통은 다시 재발할 수 있으므로 자신의 생활과 전체적인 몸의 이상을 살펴서 원인을 찾아 바로잡아야 한다.

하지만 당장의 두통은 국소적으로 접근하여 압통점과 근육의 긴장을 해소하는 노력이 필요하다. 특히나 두통이 사라지고 난 후에도 남아 있는 근육통과 압통점을 방치하면 병소가 고착되어 만성적인 두통의 유발요인으로 작용할 수 있기 때문이다. 굳이 두통을 치료목표로 두지 않더라도 근근막통증후군으로 접근한 통증유발점에 대한 치료, 근막의 신연과 인체구조 및 기능의 불균형을 바로잡는 추나요법, 물리치료나 주사요법 침 뜸 부항 전침 약침 등 자신에게 유효한 그 어떤 치료를 통해서도 개선시켜 놓는 것이 좋다.

목과 등 주변의 근육긴장이나 압통점이 때로는 어지러움을 유발할 수도 있다. 어지러움은 빈혈이나 전정기관 및 시각의 문제 등 여러 요소를 두루 살펴봐야 하지만 근육의 긴장과 압통점이 발견된다면 치료하는 것이 좋다. 모니터나 휴대폰 또는 태블릿 등 빛이 나오는 화면을 주시하면 어지러운 증상이 있는데 이런 현상도 근육의 문제와 무관치 않다. 이러한 어지러움은 작은 휴대폰으로 게임을 하는 아이들이나 늘 책상 앞 모니터에 시선을 고정하고 있어야 하는 직장인들에게서 드물지 않게 발생한다.

한편 한쪽의 어깨나 팔 또는 손가락으로 감각이상이 발생한다면 통증유발점에 대한 치료와 함께 경추신경질환을 고려해야 할 수도 있다. 또한 소화기능의 이상과 함께 상복부의 통증이 자주 있으면서 등과 목뒤가 결린다면 담낭염이나 담석증의 가능성을 염두에 두고 상세한 검진을 해보는 것이 좋다.

머리와 목 주변의 체간 근육이 아니라 팔다리에 쥐(근육경련)가 나거나 손가락 발가락이 뻣뻣해지고 틀어지는 증상이 잦다면 혈액순환의 문제와 혈관자체의 문제까지도 고려해야 한다. 특히나 손에서 일어나는 잦은 근육경련은 필자의 임상경험상 중풍의 조짐 중 하나로 간주하여 상급병원에 뇌혈관관련검진을 의뢰하는 경우가 많으며 검사상 이상이 발견되지 않더라도 더 이상 쥐가 나지 않도록 치료해 드리고서야 비로소 안심하게 된다. 의학에서 '설마 ～'는 '언젠가 ～'와 동의어이기 때문이다.

• 긴장형 두통과 운동

긴장형두통은 주로 활동량이 적은 분들에게서 나타난다. 당장 운동을 계획하고 생활 전반을 돌아봐야 하겠지만 그보다 간단한 방법이 있다. 팔굽혀펴기와 철봉에 매달리기다.

팔굽혀펴기는 굳이 바닥에서 하지 않아도 무방하다. 난간이나 책상, 의자나 문틀도 좋다. 바닥에서 할 때는 무릎을 대고 해도 된다. 무리하게 힘을 쓸 필요도 없다. 5개나 10개 정도로 등과 어깨를 펴주는 동작이면 된다. 철봉에 매달리기는 턱걸이까지 할 필요도 없다. 그저 십여 초 정도 매달려 있거나 몸을 틀어주는 것만으로도 충분하다. 가볍게 하루에 여러 번 해주면 좋다. 목뒤의 근육은 때때로 적절한 수축과 이완이 이루어져야 비로소 윤활성이 좋아져서 갑작스런 근육의 파행으로 인한 두통을 예방할 수 있다.

맨몸을 펴주는 것도 방법이긴 하지만 대개 기지개를 펴다가 담이 결리는 경우가 많으므로 맨몸을 스트레칭 한다면 생각보다 자주 해주는 것이 좋다. 많은 분들이 바른 자세에 대해 집착하는데 그보다는 어떤 자세라도 한 자세를 오래 유지하는 것이 문제임을 상기해야 한다. 의도적이든 비자발적이든 말이다. 두통인류는 진득하지 못하다는 핀잔을 들을지언정 꼼지락꼼지락 자주 움직여 주는 것이 좋다.

 ## 8. 두통과 과식

문진 08. 식사량 과식하지는 않으십니까?

열흘 이상 두통이 없다가 두통이 생긴 날이 있었다. 아침부터 띵함이 있었고 시간이 갈수록 두통은 심해졌다. 특별히 무리한 일도 없는데 왜 그럴까 궁금하던 차에 혹시 과식한 일이 있는가 생각해봐도 딱히 기억나지 않았다. 과식은 충분히 두통으로 연결될 수 있기 때문이다.

낮에 진료했던 비만환자를 떠올리며 문득 칼로리를 계산해 볼까 하는 생각이 들었다. 맛있게 먹으면 0칼로리라는데, 어제 저녁 맛있게 먹은 음식의 칼로리가 얼마나 되는지 계산해 보았다. 국가표준식품성분표를 바탕으로 하여 계산해 보면 쇠고기 샤브샤브 359kcal, 칼국수 210kcal, 볶음밥 227kcal, 소주 1병에 457kcal, 맥주 1캔 230kcal, 카스타드 빵 110kcal, 요거트 3개 255kcal로서 도합 1843kcal로 계산되는데 다소 적게 상정한 칼국수와 볶음밥의 양과 계산에서 제외한 반찬들까지 산입한다면 칼로리는 더 높을 수도 있다.

저녁 한 끼니가 필자에게 해당하는 기초대사량(1370kcal)마저 훨씬 초과하는 양이었다. 운동을 게을리할 때였으므로 낮은 활동대사량을 고려하면 한 끼니의 칼로리로는 너무 많은 것이고, 게다가 저녁식사여서 아침과 점심에 먹은 음식의 칼로리까지 보태면 아주 분명한 과식이었던 것이다. 두통인류에게 하루에 소모할 수 있는 칼로리를 넘긴 음식물은 잉여에너지로 전환되어 저장되기보다 더 이상 먹지 마라는 소화기관의 파업으로 이어진다.

두통이 없는 나날을 보내던 어느 날 두통이 발생하고 돌이켜보면 유달리 음식을 맛있게 먹은 이후였음을 기억하는 분들이 적지 않을 것이다. 한번쯤 섭취한 음식물의 칼로리를 계산해 볼 필요가 있다. 자신은 인지하지 못하는 과식일 수 있기 때문이다. 인체의 대사량은 나이가 들수록 떨어지게 된다. 생활의 변화가 없을 때 따로 운동이나 일로 소모하지 않는다면 해가 갈수록 식사량을 조금씩 줄이는 것이 좋다. 식사량을 적게 조절하는 것만으로도 두통의 빈도는 줄어든다.

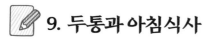

9. 두통과 아침식사

문진 09. 아침식사 아침식사는 거르지 않고 하십니까?

아침식사를 거르는 분들이 많다. 2018년 국민건강영양조사에 따르면 아침식사 결식률은 19세 이상 성인에서 26.9%라고 한다. 아침시간은 바쁘기도 하고 입맛도 썩 좋지는 않다. 그런데 아침을 굶으면 점심이 애매해질 때가 있다. 오전에 일을 하는 도중에 배가 고파졌다가 막상 점심시간이 되면 '밥때'가 지나서 입맛이 떨어지기 때문이다. 그래서 점심도 대강 먹기 일쑤인데, 그러다가 저녁이 되면 제대로 배가 고파진다.

허겁지겁 저녁을 먹고는 돌아서면 또 뭔가 먹고 싶어진다. 배가 고픈 것이 아니라 입이 심심해지는 것이다. 어쩌면 하루 종일 영양이 부족한 상태로 움직인 데에 따른 보상요구 차원의 반응일 수 있다. 그래서 또 주섬주섬 먹게 되는데 하루 종일 먹은 음식의 총량은 많지 않지만 저녁에 먹은 음식으로는 아주 충분히 과식이 된다.

식후의 디저트는 대개 달콤한 음식들이다. 더러 디저트로 초콜릿을 드시는 분들도 있는데 이처럼 식후의 디저트로 인해 두통이 발생하는 경우도 있다. 같은 양의 초콜릿은 설탕보다도 칼로리가 훨씬 높다. 100g의 백설탕은 387kcal인데 같은 양의 다크초콜릿은 598kcal이다. 충분한 과잉 칼로리 즉 과식이 될 수 있다. 이로 인해 밤새 소화불량이 될 수 있는데, 그러면 아침에는 또 입이 쓰고 배고프지 않게 된다. 또 그렇게 저녁은 과식이 되고 이런 악순환이 반복되면서 소화불량으로 인한 두통이 심심찮게 발생하게 되는 것이다. 아침식사를 조금이라도 먹어두면 이런 악순환은 끊을 수 있다. 아니면 저녁의 '조금 더'를 참아야 한다.

저녁의 과식도 문제지만 아침식사 때문에 두통이 발생할 수도 있다. 애써 준비한 아침식사를 물리기 미안해서 식사가 내키지 않는데도 일부러 밥을 먹게 되고, 그것이 소화에 지장을 주는 경우이다. 오전 내내 속이 불편한데, 의무감에 점심까지 양껏 먹게 되면 뱃속은 소화기능을 서서히 멈추기 시작한다. 이윽고 한계치에 다다를 즈음 두통은 '나 여기 있소~' 하고 존재를 드러낸다.

아침 식사에서 건강을 지키기 위한 순리는 몸이 보내는 신호에 착실하게 따르는 것이다. 배고프면 먹고 배고프지 않으면 굶는 것이 좋다.

10. 밥장군

밥과 반찬은 골고루 드시는 편입니까?

식사의 질도 살펴보아야 한다. 필자는 과거에 반찬보다 밥을 많이 먹는 편이었다. 반찬이라 해야 김치만 조금 먹는 정도였고 국에 밥을 말아서 숫제 후루룩 들이키는, 말 그대로 탄수화물로 허기를 때우는 식사였다. 이처럼 반찬은 먹는 둥 마는 둥 밥만 많이 드시는 분들이 있는데, 두통환자 중에는 이런 분들이 적지 않다. 필자는 이런 분들을 '밥장군'이라 부른다. "밥장군님, 몸 생각해서 반찬도 드셔야 합니다." 그러고는 반찬의 필요성을 한참 설명해 드리게 된다.

탄수화물, 지방, 단백질 모두가 필수영양소이지만 그 중에 인체가 가장 우선적으로 필요로 하는 것은 단연 탄수화물이다. 몸에서 필요한 에너지를 얻을 때도 탄수화물을 가장 먼저 이용하고, 혈당이 부족해지면 지방과 단백질로부터 에너지를 구한다. 고기를 양껏 먹고도 헛헛해서 밥을 볶아 먹어야 잘 먹은 것으로 느끼는 것도 이러한 인체의 탄수화물 충족본능에 기인한다.

그래서 에너지가 필요할 때는 단 것이 당기고 배고플 때는 무엇보다 탄수화물을 찾게 되는 것인데, 밥만 많이 먹으면 자칫 탄수화물과잉이 될 수도 있다. 허겁지겁 탄수화물 위주의 식사로 속이 꽉 차면 배가 불러서 더 먹을 수 없게 되는데 그러면 인체는 탄수화물은 과잉하고 다른 영양소는 부족한 영양불균형의 상황이 된다.

대학 자취 시절, 반찬도 없이 하루에 라면 6~7개로 끼니를 해결하는 실험을 한 적이 있었는데, 그러기를 일주일쯤 되었을 무렵 계단을 오르며 심상치 않게 긴 현기증을 여러 번 느끼고는 그만 둔 적이 있었다. 사람에게 필요한 영양성분은 다양하다. 필요한 어떤 영양소의 부족은 인체의 일부 기능을 제한할 수도 있다. 또한 탄수화물의 과잉은 영양과잉으로 연결되고 과식으로 인식되어 소화가 더뎌지고 두통을 앞당기는 유발요인이 될 수 있다.

끼니를 밀가루 음식인 국수, 라면, 빵류로 대신하는 것도 이런 범주에서 비슷한 상황이 될 수 있다. 면류를 먹으면서 에너지원 이외의 영양소 공급원인 반찬을 골고루 먹는 경우는 극히 드물기 때문이다. 주부들은 남편과 아이들을 보낸 후 아침과 점심밥을 대충 먹고 마는 경우가 허다하다. 입에 맞는 반찬 한두 가지로 맛있게 또는 대강 해치우는 것이다.

간식과 야식도 영양분의 편중과 과잉을 초래할 수 있고 아침점심저녁 세 끼니의 입맛을 방해할 수 있으니 살펴보아야 한다.

골고루 잘 먹는 것이 건강에 중요하다는 것은 누구나 인식하고 있지만 식생활에서 이를 실천하는 것은 좀처럼 쉽지 않다. 식사에서 탄수화물이 부족한 경우는 드물다. 부족한 것은 거의 비타민이나 미네랄 등인데 이들은 에너지를 내는 원료는 아니지만 에너지를 내기 위해 필요한 보조 인자로 작용하므로 부족하면 문제가 발생할 수 있다. 부족한 부분을 영양제로 충당하는 것도 방법일 수는 있지만 영양제는 그때그때 검사로 부족분을 측정하고 맞춤약으로 먹을 수 있는 것이 아니다. 가능하다면 비타민과 미네랄은 자연에서 구하는 것이 좋을 것이다. 천연의 재료는 우선 식탁에 잡곡과 생채소를 늘리는 것이 가장 좋은 방법일 것이다. 잡곡과 채소는 부족하기 쉬운 미량영양소를 공급하고 변비를 막아주고 소화를 도우며 자연스럽게 탄수화물의 과잉도 막아준다.

11. 두통과 기름진 음식

문진 11. 기름진 음식 고기나 생선, 기름에 튀긴 음식을 자주 드십니까?

그 어느 때보다 채식이 재조명되는 시대이지만, '씹고 뜯고 맛보고 즐기고 ~'라는 광고 카피처럼, 육식이나 기름진 음식은 먹는 즐거움과 함께 모임의 자리에서 빠지지 않는 단골손님이다. 지방과 단백질의 공급원으로서도 중요하다.

단백질은 인체 세포를 구성하는 기본 물질이며 생명활동을 유지하는 생체화학반응의 촉매인 효소의 본체이기도 하다. 인체에 필요한 단백질은 음식물을 통해 섭취한 단백질을 아미노산 단위로 분해한 다음 재합성하여 만들게 되는데, 20종의 아미노산 중 필수아미노산 8종은 인체 내에서 합성되지 않는다. 따라서 음식물 그 자체를 통해 얻어야 하는데, 채식만으로는 충분하지 않다. 콩은 단백질이 풍부하지만 메티오닌과 히스티딘 같은 필수아미노산은 부족하다. 그에 비해 육류에는 필수아미노산이 골고루 풍부하게 함유되어 있다.

인체에 어떤 영양성분이 필요하다는 것은, 인류 진화의 역사에서 생명유지를 위해 꽤나 오랫동안 섭취되었던 경험이 있고 인체의 구성성분이 되었으며 따라서 지속적으로 공급되어야 한다는 의미이다. 그러니 기름진 음식을 찾는 것도 본능일 수 있다. 그런데 육류를 먹으면 탈이 나는 분들이 있다. 고기와 생선 그리고 기름에 튀긴 음식으로 인해서 소화에 이상이 발생하거나 두드러기가 나거나 두통이 생기는 경우이다. 앞서 일차문진에서 언급한 히스타민두통을 유발하는 식품들이 주로 여기에 해당하기도 한다. 소시지, 참치, 고등어, 삼치, 돼지고기 등이다.

임상적으로 고기에 체하는 육체(肉滯)는 돼지고기에서 흔하게 발생하는 것을 볼 수 있는데 이러한 체증은 한두 번 체하고 말 때도 있지만 경우에 따라 인체에 각인되어서 오래토록 그 육류를 먹을 수 없게 만들기도 한다. 마치 알레르겐(allergen)처럼 작용하는 것이다. 오래토록 완고하게 자리하고 있는 체증은 일반적인 소화제로는 좀처럼 치료되지 않아서 그대로 안고 살아가는 분들도 많다. 더러 시간이 아주 오래 지나서 자연히 낫는 분도 있다.

고기만 드시면 체해서 고생하신다는 환자분에게 들은 이야기이다. 육체를 신묘하게 해결한다는 어느 민간요법가에게 갔더니 손가락을 입안에 집어넣어 무언가를 꺼내는 시늉을 하며 고기 같은 물체를 바닥에 탁 내려놓으면서 이제 고기 꺼냈으니 괜찮아질 거라 하였는데, 과연 그 일이 있은 후로 1년간은 고기를 먹어도 아무 탈이 나지 않더니 다시 재발하였다는 말씀이었다. 다시 거기에 가보시라 했더니 사라지고 없었다한다. 고도의 심리요법으로 오래된 체증을 해소할 수 있다는 사실이 놀라울 따름이다.

고등어만 드시면 생목이 오르고 소화가 안 된다는 분도 있다. 필자의 경우에도 고등어는 소화불량의 주범이기도 했는데 멸치조림조차도 한동안 소화가 되지 않아 두통으로 이어졌다. 육체로 인한 두통은 소화기능과 장 기능을 정상화하여 육체의 문제를 해결해 가는 과정에서 치료의 실마리를 잡을 수 있게 된다. 고기나 생선뿐만 아니라 앞서 튀김의 예를 든 것처럼 조리에 식용유를 많이 이용한 음식도 두통을 유발할 수 있다.

짜장면만 드시면 탈이 나거나 두통이 생긴다는 분도 있다.

필자의 사정이 이러하다보니 기름기 많은 음식물을 섭취하고도 탈이 적게 나는 방법도 여러 실험을 통해 찾을 수 있었다.

첫째는 기름진 음식을 먹을 때 우유를 같이 마시는 것이다. 요즘은 계면활성제라는 말로 바뀌었지만 과거 물과 기름을 섞는 물질을 유화제(乳化劑)라고 불렀다. 기름기로 인한 문제는 기름성분을 몸에서 잘 처리하지 못하는 것이 문제의 시작인데, 우유는 기름성분을 수용성 성분과 결합시켜 인체에서 처리하기 쉽게 도와주는 것으로 보인다. 유당불내증이 있다면 유당을 제거한 락토프리우유를 이용하는 것이 좋다.

우유는 기름진 음식물을 먹는 당시에 같이 마셔야 한다. 몇 시간이 지나서 이미 탈이 난 후에 마시는 것은 그다지 도움이 되지 않는다. 상세한 식습관 문진을 통해 늘 있는 소화불량의 원인이 기름진 음식으로 밝혀진 경우에, 제때 마시는 우유는 소화제보다 훨씬 탁월한 효과를 보인다. '왜 진작 말씀해 주시지 않았습니까?'라는 핀잔이 때로는 감사의 인사보다 몇 배는 따사롭다.

둘째는 채소를 많이 먹는 것이다. 푹 익힌 채소보다는 생채소나 살짝 데친 채소가 도움이 된다. 100년 전까지만 해도 음식에 쓰던 기름은 씨앗에서 단순히 물리적으로 짜낸 기름이었다. 가공이라 해야 볶은 것이 전부였는데, 그런 기름으로 만든 음식은 고유의 향과 함께 느끼함으로 인해서 많이 먹을 수도 없다. 지금도 들기름만으로 볶은 밥이나 부침류는 양껏 먹지 못한다. 당연한 자연의 이치이다. 하지만 근래의 식용유들은 향도 느끼함도 없다. 식도락을 방해하는 요소가 사라진 것이다. '바사삭 ~' 씹는 소리만 들어도 몸서리치듯 고소함이 느껴지는 튀김 광고는 절대로 과장이 아니다. 문제는 그래서 내 소화능력보다 더 먹을 수 있게 되었다는 데에 있다. 아울러 식용유의 제조과정 중에 씨앗 속에 함유된 각종 비타민과 미네랄 등의 영양물질들이 거의 제거된 지방질이 체내로 과량 들어오면서 결국 그 기름을 대사하기 위해서는 체내의 비타민과 미네랄들이 소모되게 된다. 그러므로 기름기 많은 음식에서 채소는 어쩌면 필수적인 요소일 수도 있다. 채소 속에 풍부한 식이섬유는 기름기를 흡착하여 체내로 흡수되는 양을 줄여 주며 배출을 용이하게 해주는 역할도 한다.

한편 육류를 전혀 드시지 않는 분들도 있다. 이런 분들은 필수아미노산이 부족할 수 있는데, 대책은 있다. 해조류이다. 콩에 부족한 필수아미노산은 김이나 미역 등의 해조류에 풍부하게 들어 있기 때문이다. 교통이 발달하지 않았던 과거에는 바닷가 인근에 살지 않으면 섭취하기 힘들었지만 교통의 발달로 물류가 원활해진 현대에서는 쉽게 구할 수 있다. 고기가 잘 소화되지 않아서 먹기 힘들거나 일체의 육류를 거부하는 비건(Vegan)이라면 해조류를 식탁에 곁들이는 것이 현명하다.

12. 기름기와 혈당의 변화

혈당은 혈액 속의 포도당 수치를 나타낸다. 혈당은 인체의 각 세포와 조직의 에너지로 쓰이며 특히나 뇌와 망막 그리고 인류를 영속하게 하는 생식기의 상피세포들에게는 매우 중요한 에너지원으로 작용하므로 늘 일정한 수준으로 유지된다.

밥을 먹으면 음식물을 분해해서 영양분을 혈액 속으로 흡수하는데, 혈액 속의 혈당량이 많아지면 인슐린이 분비되어 포도당을 간과 근육 및 인체의 각 세포에 보내 저장하고 소모하는 과정을 통해 혈당은 일시적으로 높아졌다가 다시금 일정한 수준의 혈당치를 회복하게 된다.

당뇨병은 인슐린의 분비가 되지 않거나 조직에서 인슐린의 작용이 제대로 이루어지지 않아서 혈당이 정상 수준으로 떨어지지 않는 상황이다. 혈당이 높은 상황이 지속되면 인체 조직의 손상이 발생하여 심혈관계통과 신장의 이상, 망막과 사지말단의 감각 이상 등 여러 문제가 발생하므로 인체는 정상 수준을 유지하려 부단히 애쓰게 된다.

당뇨병이 없다면 혈당 수치는 공복에 100mg/dL 이하를 유지하고 식후에는 급속히 증가한 이후 인슐린의 작용에 의해 완만한 그래프를 그리며 서서히 다시 공복 수준으로 회귀하게 된다.

필자는 유난히 기름기 음식에 취약하다. 기름기가 많은 음식을 먹으면 소화가 더디 되고 어떤 때는 더부룩하거나 트림이 많이 나기도 하고 두통이 생길 때가 많았다. 그래서 소화력이 아주 왕성할 때가 아니라면 기름기 음식은 피하는데, 공공복에 두통이 생길 때도 있어서 혹여 혈당과 어떤 관계가 있지 않은지 궁금하여 식사 후의 혈당을 15분~1시간 간격으로 하루 십여 차례 혈당을 측정해본 일이 있다.

〈표1〉은 비빔밥을 먹은 어느 날 필자의 혈당변화 기록이다. 식전에 79mg/dL를 기록한 혈당은 식후 35분에 143mg/dL로 최고점을 기록하고 이후 완만한 곡선을 그리며 4시간쯤에는 거의 공복 수준을 기록하고 있는 것을 볼 수 있다.

단당류인 포도당을 섭취한 후 혈당을 측정하는 당부하 실험에서는 2시간이면 공복 수준을 회복하지만 우리가 일상에서 먹는 음식은 단당류가 아닌 다당류이고 그 외에 지방 단백질 및 비타민 미네랄과 수분 섬유질 등 많은 성분들이 섞여 있어서 혈당이 공복 수준으로 회복하는 데는 더 많은 시간이 걸리게 된다.

비빔밥은 영양소가 조화로운 음식이다. 혈당 뿐 아니라 각종 영양분의 처리도 위와 같이 부드러운 곡선을 그리며 조정될 것으로 추정된다.

〈표2〉는 볶음밥을 먹었을 때의 혈당 수치 변화이다. 마찬가지로 식전 79mg/dL로 시작해서 식후 40분에 135mg/dL로 최고점을 기록하고 그

이후 뚝 떨어졌다가 다시 완만해지면서 2시간 10분쯤에 99mg/dL를 기록하고는 어쩐 일인지 2시간 20분 째에는 다시 상승하고 이후로 4시간까지 100mg/dL가 넘는 높은 수치를 기록하다가 5시간 13분쯤에야 공복의 수치로 돌아오는 것을 볼 수 있다.

두 수치의 기록은 이틀간 점심 식후 거의 같은 시간에 기록한 것이다. 점심에 볶음밥을 먹고 수치를 기록한 다음날 점심에 비빔밥을 먹고 기록했다. 단편적인 사례이고 시간도 정확하게 일치하지 않지만 음식물에 따라 혈당 변화가 서로 상이함을 보여 준다.

〈표1〉 비빔밥을 먹은 날 혈당변화

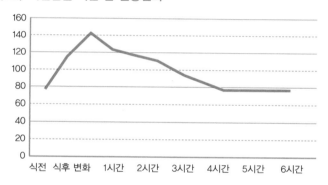

〈표2〉 볶음밥을 먹은 날 혈당변화

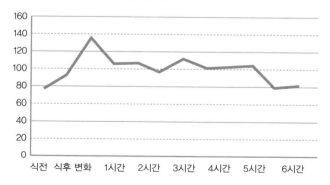

기름기 많은 음식으로 인한 혈당변화는 비빔밥의 변화그래프와는 많이 다른 것을 볼 수 있다. 인슐린의 작용으로 일정한 곡선을 그리며 자연스럽게 감소하는 혈당의 흐름이 변칙적으로 변화한다는 것은 그 음식의 소화가 순조롭지 않다는 것을 의미한다.

기름기 많은 음식이 몸에 해롭다는 의미가 아니다. 그 고소함을 좋아하는 것은 인간의 본능이기도 하다. 다만 기름기 많은 음식의 소화에 취약한 분들이나 소화상태가 좋지 않을 때에는 소화에 적지 않은 부담이 되고 쉽게 두통으로 이어질 수 있으므로 섭취량을 줄이는 것이 바람직하며, 전술한 대로 우유와 채소를 충분히 곁들이는 것이 두통인류에게 현명한 식습관일 것이다.

 ## 13. 공복두통

문진 12. 공복두통 공복일 때 두통이 생기지는 않으신가요?

공복두통이 있다. 일차문진에서도 언급하였지만 밥을 먹어야 할 때를 넘기면서 두통이 발생하는 경우이다. 환자분들 중에도 이런 분들은 심심찮게 많다. 필자의 경우에도 책을 보거나 문서를 정리하면서 몰두하다 보면 밥을 먹어야 할 시간을 훌쩍 지나치기 일쑤인데, 그럴 때 왕왕 두통이 발생하곤 한다.

굶어서 생겼으니 음식을 먹으면 바로 괜찮아질 거라 생각하겠지만 그렇지 않다. 일단 두통이 발생하면 그 때 밥을 먹는다고 해서 두통이 쉽게 사라지지는 않는다. 때를 넘겨서 이미 밥맛도 떨어졌고, 무엇보다 이미 형성된 두통은 좀처럼 금방 사라지지 않을 때가 많다.

이러한 공복두통을 예방하려면 배고플 때 바로 밥을 먹으면 된다. 밥 때를 넘기지 않는 것이다. 하지만 삶이 그리 단순하진 않다. 일부러 작정하고 굶는 경우보다 어쩔 수 없이 때를 지나치는 그런 상황이 더 많기 때문이다. 밥을 먹을 수 없다면 당분이 든 음료나 주스 또는 과일을 먹어도 도움이 된다. 정 급하다면 사탕이나 초콜릿, 꿀을 먹어도 된다. 다만 정제된 당분은 혈당을 급격히 상승시킬 수 있기 때문에 가능하다면 식사로 보충하는 것이 현명하다.

인체는 굶어서 혈당이 일정 수준 이하로 떨어지면 밥을 먹으라는 신호를 보내는데 그럼에도 먹지 않으면 혈당조절시스템을 가동하게 된다. 간에 저장된 글리코겐을 포도당으로 분해하여 혈액에 공급함으로써 혈당을 높인다. 과연 그러한지 궁금하여 공복의 시간을 연장해 가며 혈당을 지속적으로 측정해 본 것이 여러 차례인데 배고프고 허기질 때 80∼83mg/dL를 기록하던 혈당수치는 계속 굶으면 88∼94mg/dL까지 상승하였다가 다시 76∼80mg/dL로 떨어지며 수차례 등락을 반복하는 것을 볼 수 있었다. 배가 많이 고프다가도 밥때를 넘겨 버리면, 막상 밥상을 마주해도 입맛이 뚝 떨어져 있음을 발견하는 것도 이러한 혈당조절의 영향으로 볼 수 있다.

공복두통은 혈당의 낮은 수치와는 직접적으로 무관한 것으로 알려져 있는데, 이 또한 궁금하여 공복두통이 발생한 당시의 혈당변화를 여러 차례 측정해 보았다. 측정 결과, 낮을 때는 70mg/dL로 측정될 때도 한 번 있었지만 대개는 평소의 공복혈당 수치인 80mg/dL 근방에 머무는 것을 알 수 있었다. 한편 두통이 없을 때 측정한 공복혈당 수치를 살펴보았는데 그 중 가장 낮았던 것은 66mg/dL로 손이 떨리는 저혈당 증상까지 있었지만 그 당시에 공복두통은 없었다.

필자의 측정으로도 확인되듯이 공복두통에서 혈당수치는 평소의 공복혈당과 큰 차이가 없고 저혈당증상까지 발생할 정도로 혈당이 감소하더라도 두통이 발생하지는 않았다. 공복두통은 밥때를 놓치지 않고 먹으면 발생하지 않으며, 매번의 공복마다 두통이 발생하지도 않으므로 공복 당시에 일어나는 어떠한 변화로 인해 두통이 유발된다는 것을 알 수 있다. 국제두통질환분류에서는 아직 상호관계를 입증할만한 결정적인 증거는 없지만 저혈당에 의한 뇌기능 저하 상황에서 두통이 발생할 수 있음을 기술하고 있다.

두통을 유발하는 공복시간의 길이에 대한 기준은 명확히 정해져 있지 않다. 8시간 정도로 추산하는 것이 일반적이지만 그간 필자의 공복두통 기록과 진료한 임상례를 보더라도 사람에 따라, 그리고 같은 사람이라도 때에 따라 두통을 유발하는 공복시간의 길이는 다르다. 왜 다를까를 고민하며 공복두통을 전후한 기록들을 심찰하며 공복두통의 발생에는 어떠한 조건이 있다는 것을 짐작할 수 있었다.

공복두통이 발생할 때를 가만히 살펴보면, 처음에는 견딜만큼 배가 고프다가 시간이 조금 더 흐르면 허기지면서 기운이 빠지기 시작하고, 이어서 기진맥진해지거나 명치 아래가 단단하게 뭉치고 목과 등의 근육이 굳어지며 측두가 조이면서 두통이 발생하는 것을 관찰할 수 있었다. 즉 공급부족의 상황에 적응하고 대응하기 위해서 인체는 저장된 탄수화물을 이끌어 쓰며 그동안 적절히 기운을 빼서 스스로 활동량을 줄이고, 탄수화물 이외의 에너지원을 이용하는 등 여러 노력을 하게 된다. 그런데 이러한 생리적인 조절의 과정이 무언가 어긋나 원활하지 않을 때 공복두통의 경향이 있는 두통인류에게 두통으로 귀결되는 것으로 볼 수 있다.

공복두통의 치료에서 공복에 견디는 힘을 길러주고 공복상황으로 인해 일어날 변화에 선대응하는 능력을 길러주면 공복두통이 발생하지 않게 되거나, 두통이 발생하는 공복의 한계점에 이르는 시간을 연장하거나 한계점의 역치를 높일 수 있다. 공복두통 환자들은 거의 그 한계점의 시기를 직감할 수 있다. 지금쯤 무언가를 먹어야 하는데 하는 위기감이 올 때가 있기 때문이다. 그때를 넘기지 않고 음식을 섭취하는 것이 중요하다. 공복두통이 자주 발생하는 환자들은 공복두통 이외에도 여러 두통을 겸비하고 있지만 공복두통을 치료하거나 스스로 예방하는 대책을 취하면 전체적인 두통의 발생 빈도가 줄어드는 것을 느낄 수 있다. 공복과 관련된 두통이 줄어들기 때문이다.

공복두통은 공복 당시에 발생하는 두통을 지칭하지만 때로는 공복을 참고 견딘 시기를 훌쩍 지나서도 두통이 없다가, 뒤늦게 식사를 한 이후에 두통이 발생하거나 몇 시간 이후 또는 이튿날에 두통이 발생하는 경우가 있다. 필자 스스로의 관찰을 통해 발견한 것이지만 임상적으로 보더라도 공복두통 환자에게 드물지 않은 두통의 유형이다. 이미 공복을 참고 견디며 받은 변화의 충격이 뒤늦게 소화불량이나 근육경결의 형태로 두통을 유발하게 되는 것이다. 이는 발병시간으로 보면 공복두통이라고 말하기는 어렵지만, 유발요인으로 보자면 공복을 견딘 것과 무관치 않으므로 필자는 임상적으로 공복관련두통으로 이름하고 있다.

공복두통의 기왕력이 있는 분들은 두통 이전에 공복을 참고 견딘 일이 있는지를 유심히 살펴보고 만약 그러한 일이 자주 있었다면 더더욱 공복을 허기지며 버티는 일을 삼가는 것이 좋다. 무리함으로부터 자신을 조금 더 보살펴 주어야 한다.

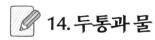 14. 두통과 물

문진 13. 수분 섭취량 물과 음료는 얼마나 드십니까?

한동안 물을 많이 마시는 것이 건강에 좋다는 얘기가 유행하면서 꼭두 새벽부터 찬물을 들이켜고 종일 많은 양의 물을 마시는 분들이 더러 있었다. 그 결과 변비도 좋아지고 건강이 나아진 분도 있지만 그렇지 않은 분도 있다. 대저 모두에게 일률적으로 통용되는 건강법을 제시하는 것은 쉽지 않은 일이다. 하루 2리터 정도를 권장하고 주로 찬물을 마시는데 평소 수분섭취가 많이 부족한 분들에게는 도움이 될 수 있지만, 소화력이 떨어지고 체온이 낮은 분들에게는 좋은 방법이 아닐 수 있다.

평소 몸이 차다고 말씀하시는 환자분이 자꾸 추위를 타고 몸이 쳐진다고 해서 여쭈었더니 예의 그 물을 많이 마시는 건강법을 실천하고 있었다. 물을 적게 드시는 것이 어떻겠느냐 권했는데 변비가 나아져서 좋다고 바꿀 생각이 없다고 하셨다. 그럼 따뜻한 물을 드시라 했더니 그렇게는 해보겠다 하셨다. 한참 후에 오셨는데 밝은 표정이었다. 물을 따뜻하게 마셨더니 찬물처럼 많이 마실 수 없었고, 따뜻한 물을 구하기 어려운 때도 많아서 물을 마시는 양이 자연히 줄었는데 몸은 그전보다 따뜻해졌고 소화도 더욱 잘 되고 변비도 더해지지 않으셨다 한다.

해마다 여름이면 어김없이 7, 8월 두 달간 2~3일 간격으로 두통이 생기는 분이 있었다. 이러기를 벌써 10년이라 하셨는데, 여러 가지를 문진해 보았으나 큰 문제는 없었고 약간의 부종증상이 보였다. 혹시 물은 어떻게 드시는가 여쭈었더니 역시나 TV에서 보신 후로 물건강법을 실천하고 계셨다. 두통을 치료해 드리고는 음수량을 줄일 것을 권유하였다. 줄이는 것이 내키지 않는다면 냉수 대신 따뜻한 물을 드시라 권했는데, 3년 후 요통으로 내원하셨을 때 여쭈었더니 그 후로 냉장고에서 꺼낸 물은 절대로 마시지 않고 간혹 물을 마실 때면 따뜻한 물만 마셨는데 과연 3년째 여름두통이 없다고 하셨다. 아울러 유난히 심하던 더위 타는 증상도 거의 사라졌다.

탄산음료를 자주 드시는 분도 있다. 탄산음료는 톡 쏘는 청량감과 함께 단맛이 곁들여져서 자주 드시는 분도 많다. 필자도 대학재학중에 자취생활을 하며 탄산음료는 아니지만 쿨피스라는 음료를 몹시도 자주 마셨다. 소량의 유산균과 함께 당분이 많이 함유되어 있어서 달콤하고 가격도 싸서 거의 물 대신 마셨다. 이런 음료들을 가끔 마시는 것은 별 문제가 되지 않는데, 자주 또는 많이 마시면 식사에 방해가 되기 때문에 좋지 않다. 음료 속의 당분은 금세 혈당을 높이기 때문이다. 음료로 혈당이 충분히 높아지면 정작 식사 때에는 입맛이 줄어, 자연히 더 자극적인 반찬을 찾거나 식사량이 줄어들게 되고 이로 인해 영양의 불균형이 초래될 수 있다. 또한 식후에 마시는 청량음료도 음식보다 먼저 흡수되어 혈당을 급격히 상승시키고 소화력이 약한 분들의 소화에 부담을 주며 과식으로 작용하여 두통을 일으킬 수도 있다.

한편 물건강법이 필요한 분들도 있다. 수분공급이 부족한 분들이다. 인체는 대사과정을 통해 발생하는 노폐물을 혈액을 경유하여 소변으로 내보내는데, 노폐물의 배출에 필요한 최소한의 소변량은 하루 500cc 정도이다. 또한 체표로 자연 발산되는 증발량이 600cc 정도이고 대변으로 손실되는 수분량을 100cc 정도로 봤을 때 총 1200cc 정도의 수분이 필요하다. 그런데 에너지 대사과정에서 400cc 정도가 생성되므로 하루에 최소한 800cc 이상의 수분이 외부에서 공급되어야 한다. 수분공급이 부족하면 요독증이 발생할 수도 있으므로 적절한 수분공급은 필수적 요소이다.

일반적으로 인체의 대사에 필요한 수분은 식사 중에 공급되는 양으로도 충분하다. 음식물의 부드러운 삼킴을 위해서도 식사 중에는 수분을 섭취하게 되며 음식물에 이미 포함되어 있는 수분도 적지 않기 때문이다. 쌀을 주식으로 하는 식단에서는 밥 자체도 수분함량이 60%에 달하며 국이나 찌개 및 반찬들에도 수분은 풍부한 편이다. 따라서 식사 이외에는 입이 마르거나 갈증이 날 때 마시는 물이면 체내의 수분공급은 그리 부족하지 않다.

하지만 식사 중에 섭취하는 수분의 양이 부족한 분들이 있다. 주로 밀을 주식으로 하는 분들인데, 수분이 부족한 마른 빵이나 육류 위주의 식사이면서 식사 중 수분의 섭취도 적다면 수분부족현상이 초래될 수 있다. 일상생활속의 수분부족은 대개 갈증으로 나타나서 자연히 물을 찾게 되지만 식사 때는 수분이 부족해도 먹는 데에 큰 지장이 없어서 수분섭취가 부족할 수 있다.

식사 중에 수분이 충분하지 않은데 어떻게 음식을 삼킬 수 있으며 소화는 또 어떻게 되겠느냐 하겠지만, 체내에서 자체적으로 소화관에 분비되고 재흡수되며 순환하는 수분이 적지 않아서 가능하다. 입안으로 분비되는 타액은 하루 1~2리터에 달하는데 이렇게 타액과 섞여 위(胃)로 내려간 음식물은 2리터 가량의 위액과 섞여 장으로 내려가고, 십이지장에서 0.5리터 가량의 담즙과 1.5리터에 달하는 췌장액에 섞이며 소장에서 다시 1.5리터 가량의 소장액에 섞여 분해되고 소화된다. 소화관에 분비된 소화액은 대변에 섞여 배출되는 양을 제외하고는 다시 소장과 대장에서 거의 수거되는 것은 물론이다.

이렇듯 식사중의 수분공급이 부족하더라도 섭취와 소화에 큰 무리는 없을 수 있어서 식습관이나 여러 사정상 수분의 섭취가 부족한 분들이 있다. 이런 분들은 소변의 양과 빈도도 적을 것이고 늘 짙은 색의 소변을 보게 된다. 임상적으로 흔한 편은 아니지만 식사중의 수분섭취가 부족한 분들은 따로 물을 섭취하는 것이 옳으며 그 이외에는 수분부족보다는 수분과잉에 유의하는 것이 좋다.

인체에 공급되는 차가운 수분은 사람에 따라 그 양이 많을 때 체열을 떨어뜨릴 수 있으며, 수분대사가 원활하지 않은 분들에게는 잉여 수분으로 자리하여 두통을 비롯한 여러 증상을 일으킬 수 있다. 물론 몹시 건강한 이에게는 문제가 되지 않을 수 있다. 하지만 몸이 자주 붓거나 차가운 분이라면 과다한 수분섭취는 몸에 무리를 줄 수 있으므로 목마르지 않은 때에 일부러 물을 많이 마시는 것은 삼가는 것이 좋다.

15. 두통과 믹스커피

커피는 만남을 풍성하게 하는 최고의 매개체로 자리하고 있다. 필자는 대학입시를 재수하던 시절 커피를 처음 접했다. 쉬는 시간이 되면 학원 옥상에 옹기종기 모여서 이런저런 얘기를 나누는데 저마다의 손에는 커피와 담배가 들려 있었다. 그 당시 커피도 담배도 하지 않으니 홀로 멋쩍은 기분이 들어서 자판기의 밀크커피를 뽑아 마셔봤는데 뭐 이런 걸 마시나 싶도록 맛이 없었다. 하지만 늘 혼자만 심심한 손으로 있기가 맹숭맹숭해서 커피를 길들여보기로 했다. 기왕지사 마실 요량이니 독하게 일주일간 하루 석 잔씩 설탕과 프림이 없는 블랙커피를 꾹 참으며 마셔보았다. 이윽고 일주일이 지나 기어이 밀크커피를 뽑아 마셔보았는데 그렇게 꿀맛일 수가 없었다.

필자의 한의원에는 한동안 커피를 두지 않았다. 대신 둥굴레차, 메밀차, 녹차, 옥수수염차 등 여러 차들을 비치해 두었는데, 어느 날 욕쟁이할머니 환자분께서 "나는 다른 데 안 가고 여기만 오는데, 다른 곳에는 다 커피가 있는데 왜 여긴 없어? 내가 내일 죽을 수도 있어, 커피 먹고 죽을란다. 커피 갖다놔!" 하셨고 곧 커피를 마련해야 했다.

커피가 당도한 날, 욕쟁이할머니께서는 흡족한 표정으로 손수 타신 맥심모카골드 한 잔을 내게 건네셨고, 향긋하고 구수한 커피의 향미는 한동안 잊었던 커피를 다시금 시작하게 하였다. 하루 두 잔씩 1년을 마실 때쯤이었는데, 커피를 마시고 나면 소화가 조금씩 덜 되는 듯 느끼던 차에 어느 환자분에게서 믹스커피만 마시면 생목이 오르고 소화가 안 된다는 말씀을 들었다.

에이~ 커피 한두 잔에 그럴까요? 하고는 필자의 지난 1년간의 일기를 살펴보았더니 아니나 다를까 소화가 덜 된다는 기록이 예전보다 부쩍 늘어 있었고 두통의 횟수도 늘어나 있었다.

이미 커피에 길들여진 차제에 안 마실 수는 없고, 그 이후로 믹스커피는 마시지 않고 알갱이로 된 동결건조커피에 올리고당을 타서 마시기 시작했다. 믹스커피의 구수함이 아쉬웠지만 그 이후로 소화불량의 기록은 눈에 띄게 줄었고 두통 또한 발생 횟수가 줄어들었다. 이후로 두통환자들에게도 그렇게 마시라고 권한다. 믹스커피가 누구에게나 소화불량을 유발하지는 않는다. 그렇지만 트림이 잦고 더부룩한 등 소화불량이 있는 분이라면 한번쯤 바꿔보고 변화를 관찰해 볼 필요는 있다.

 ## 16. 두통과 술

문진 14. 음주량 *술은 얼마나 드십니까?*

약주라는 술이 따로 있지만 우리나라에서 술은 마시는 분의 인격을 존중하여 점잖게 '약주(藥酒)'라고 표현하기도 한다. 고주망태에 인사불성이 되지 않는 한 우리나라 사람들은 술 마시는 사람들에게 야박하게 굴지 않고 너그러운 편이다. 기분이 좋을 때도 술을 마시지만 잠시나마 시름을 잊기 위해서도 술을 마시므로 '얼마나 힘들면 ~' 하고 이해해 주는 것이다. 술은 정신을 흐리게도 하지만 팍팍한 일상의 긴장을 풀어주고 휴식을 주며, 음식의 맛을 더욱 좋게 해줄 수 있다. 물론 음주량을 적당히 절제했을 때이다. 도를 지나치면 곤란하다.

일차문진에서 알코올유발두통과 음식물 및 첨가제와 히스타민유발두통에 대해서 언급하였는데, 술은 여러 요소를 두루 갖춘 두통의 유발요소이다. 알코올유발두통은 알코올이 분해되는 과정 중에 발생하는 중간대사물질인 아세트알데히드가 분해되지 못하고 체내에 남아서 자극하는 과정 중에 발생하는 것으로 알려져 있다.

즉시알코올유발두통은 알코올 섭취 후 3시간 이내에 발생하는데, 알코올은 섭취 후 30분 이내에 섭취량의 60~90%가 흡수되고, 90분 즉 1시간 반 이내에 100%가 거의 흡수된다. 아세트알데히드 또한 혈중 알코올농도와 비례하여 같이 증가하게 되므로 즉시알코올유발두통은 아세트알데히드와 관련이 깊다는 것을 알 수 있다. 또한 아세트알데히드는 술 그 자체에 소량 함유되어 있기에 술을 마시면서 알코올이 흡수됨과 동시에 이미 아세트알데히드에 노출될 수도 있어서 민감한 분들은 바로 두통이 생기기도 한다.

술을 조금이라도 마시면 얼굴이 붉어지는 분들이 있다. 이는 아세트알데히드를 분해하는 효소인 ALDH(acetaldehyde dehydrogenase)의 여러 형태 중 ALDH2의 유전자 변이형으로 인해 발생한다. ALDH2의 유전자변이형을 가진 사람은 아세트알데히드를 분해하는 효율이 떨어지는데 동아시아인의 3분의 1 정도가 그에 속하며, 2~3%의 사람은 변이유전자를 2개 가지고 있어서 술을 전혀 마실 수 없는 경우도 있다고 한다. 이런 사람이 강제로 술을 마시게 되면 쇼크에 빠질 수도 있으므로 술은 마다하는 이에게는 강권하지 말아야 한다.

이와 더불어 지연알코올유발두통이 있다. 알코올 섭취 후 5~12시간 이내에 발생하는데, 이는 흔히 말하는 '숙취'와 관련되어 있다. 숙취의 증상들을 보면 피로와 두통, 빛과 소리에 민감해지고 눈의 충혈과 근육통, 갈증, 구토, 복통, 어지러움, 우울증, 과민, 불면, 졸음 등으로 두통의 증상과 중복되는 부분이 적지 않다는 것을 알 수 있다.

• 숙취와 바이오제닉 아민(BA)

숙취와 관련되어 많은 연구들이 이루어지고 있다. 숙취에 따른 두통은 아세트알데히드와 함께 양조과정에서 술에 이미 소량 포함되어 있는 메탄올과 퓨젤유 등의 영향이다.

메탄올은 술이 발효되는 과정 중에 미량이 생성될 수 있으며 증류하면서 에탄올보다 낮은 비점으로 인해 술에 함입되게 된다. 메탄올은 대사되면 포름산으로 분해되어 가려움증을 일으키거나 인체에 독성을 나타낼 수 있으므로 적은 양으로도 숙취를 일으킬 수 있다.

퓨젤유도 술의 발효 과정에서 생성되며 술의 향미를 결정하는 요소가 되기도 하는데 퓨젤유가 많을수록 숙취를 일으키기 쉽다고 한다. 술의 향은 휘발성 성분에 따라 다르기도 한데 주로 저온에서 증류한 술이 휘발성 성분이 풍부하다. 배향, 바나나향, 사과향, 파인애플향 등도 이런 휘발성 성분의 영향으로 생기게 된다.

근래에 바이오제닉 아민(Biogenic Amines; BA)으로 인한 숙취와 두통의 연구들이 보고되고 있다. BA는 여러 식품에서 발견되며 발효식품에 포함된 아미노산이 미생물에 의해 탈탄산화 반응을 거쳐 생성되게 된다. BA 중 티라민(Tyramine)과 히스타민(Histamine)은 두통과 많은 연관이 있으며, 이러한 아민류에 민감한 사람들을 고려하여 유럽국가에서는 와인 수출입 규제에 히스타민 함유량의 상한선을 정해놓고 있기도 하다.

티라민은 주로 치즈를 먹은 후에 생기는 두통과 관계한다. 티라민은 필수아미노산인 티로신(페닐알라닌)에서 생성되는 물질로서 주로 발효나 숙성의 과정 중에 발생하므로 일반식품에서도 광범위하게 발견될 수 있다. 필자의 경우에 가공된 치즈는 괜찮은데 자연발효된 생치즈를 먹고 두통이 생기는 경우가 여러 번 있어서 조심하는 편이다. 티라민이 많은 식품은 먹는 양에 비례하여 증상이 발현되므로 두통의 이력이 있는 분들은 섭취량을 조절하는 것이 좋다.

• 막걸리 두통

필자의 경우 여느 술들은 일정량 이상을 마시기 전에는 두통이 생기는 일이 적은데, 막걸리는 조금을 마시더라도 두통이 발생할 때가 많았다. 의아하게 생각하며 관련 자료를 찾던 중, 막걸리를 음용한 남녀의 평균 29.9%에서 두통을 경험했다는 보고를 볼 수 있었다. 단일 식품으로는 적지 않은 두통의 유발요인이 되는 셈이다.

인구비율로 보면 아세트알데히드 분해효소의 문제가 있는 3분의 1과 비슷해 보이지만 막걸리로 인해 두통이 생기는 사람들이 모두 아세트알데히드 분해효소의 문제가 있는지는 확실하지 않다. 필자의 경우에도 술을 먹고 얼굴이 붉어지지 않지만 막걸리 두통은 있는데, 재미있는 부분은 막걸리를 가라앉혀서 위의 맑은 술만 먹으면 두통의 발생이 거의 없었다는 것이다. 다른 분들도 그러한지는 알 수 없으나 한 가지가 아니라 아마도 막걸리의 탁한 고형분 속에 있는 여러 성분들이 복합적으로 작용하여 두통을 발생시키는 것으로 추정해 볼 수 있다.

다만 막걸리를 마셔도 두통이나 숙취가 없는 사람이 한국인의 3분의 2에 달하고, 필자의 경우에도 막걸리를 마시더라도 두통이 없는 때가 있는 것을 보면 역시나 막걸리에 취약한 개인의 특수성과 관련된 문제로 보인다.

일반적으로 막걸리는 자주 마시는 술은 아니다. 연구에 의하면 막걸리 음용빈도는 1달에 2~3번이 38.7%로 가장 많다고 하는데, 필자의 경우에도 막걸리는 자주 마시는 술이 아니라서 막걸리를 마신 날의 전후 일상을 살펴보았다. 막걸리를 마신 날 중에서 다른 두통유발요인의 영향이 없는 때를 고른 후, 막걸리를 마시고 두통이 없던 때와 있던 때를 비교해 보았다. 그 결과 두통이 없던 때는 충분한 휴식과 적당한 운동으로 몸을 살뜰히 챙겨서 활력도가 7~8 이상 높은 나날이었다는 것을 알 수 있었다.

어쩌다 갑자기 생긴 막걸리 술자리에서 막걸리를 아니 마시기도, 가라앉혀 윗부분 맑은 술만 마시기도 민망하고, 홀로 소주를 먹고 있기도 안쓰럽기는 매한가지여서 미처 대비하지 못한 때는 두통을 각오하게 된다. 늘 준비하고 있으면 되는데, 아직 필자는 두통에 대한 스스로의 실험이 끝나지 않았고 따라서 두통을 한동안 더 안고 살아야 하므로, 간혹 막걸리 사발을 들이킬 때면 술잔에 어리는 체념 띤 미소를 보며 달콤쌉쌀한 잔을 비우곤 한다.

술을 좋아하지 않거나 술로 인해서 두통이 생기거나 숙취가 심하다면 마시지 않는 것이 옳다. 만약 부득이 술을 마셔야 한다면 몸이 술을 이겨낼 수 있도록 약이나 운동으로 도와줘야 하고, 두통유발물질이 적은 술을 마시는 것이 두통인류에게는 현명한 처사가 아닐까 생각한다.

또한 젊을 때 술을 잘 마시던 분들도 나이가 들수록 술을 소화하고 대사하는 능력이 떨어지므로 두통인류는 점차 술을 줄이는 것이 좋다.

17. 두통과 건강기능식품

드시는 건강기능식품이 있습니까?

두통환자를 진료하다보면 의외로 많은 분들이 건강기능식품을 섭취하고 있다는 것을 알게 된다. "음식 이외에 따로 드시는 게 있습니까?" 물으면, 의레 돌아오는 답은 "몸에 좋은 거 먹습니다."이다. 두통환자들 스스로가 몸이 약하다고 느끼는 분들이 많고, 두통이 진통제 이외에 뾰족한 치료약이 없다 보니 내 몸에 부족한 무언가를 채우고 건강도 좋아질 것이라는 기대로 여러 식품들을 챙겨 먹는다.

건강기능식품들은 영양성분이나 각기 가지고 있는 기능성이 있으므로 슬기롭게 이용한다면 건강에 많은 도움이 될 수 있다. 하지만 각 개인에 따라 도움이 되지 못하거나 예기치 않은 부작용이 발생할 수도 있다. 그 식품의 문제가 아니라 자신에게 맞지 않을 수 있어서이다. 그래서 진료 중에는 섭취중인 건강기능식품을 꼭 질문하게 된다. 섭취한 건강기능식품이 두통에 영향을 미치는지를 살펴봐야 하기 때문이다. 더러 건강보조식품을 먹고 있다고 말씀하는 분들도 있는데, 2002년 건강기능식품에 관한 법률이 제정되고 시행된 2003년 이후로는 건강보조식품이라는 용어는 사장되었다. 건강기능식품으로 허가되지 않은 품목들은 식품공전 속의 가공식품에 해당한다.

섭취중인 건강기능식품들은 무척이나 종류가 많았다. 그도 그럴 것이 건강기능식품은 2021년을 기준으로 건강기능식품공전에 수록된 96종의 원료뿐만 아니라 식품공전에 수록된 4994종의 각종 원료들도 일정한 자료를 제출하여 개별적으로 기능성을 인정받으면 건강기능식품으로 허가받아 제조가 가능하므로 품목들은 해가 갈수록 다양해지고 있다. 건강기능식품은 의약품이 아니라 식품이므로 의약전문인들의 관리영역에서 벗어나 있어서 그 많은 품목들 중에 자신에게 맞는 제품을 고르는 선택권과 섭취의 영향평가는 모두 오롯이 개인의 재량에 맡겨져 있다. 따라서 식품을 고를 때는 신중할 필요가 있으며 해당 식품의 영향도 자신이 평가해야 한다. 두통인류에게 건강기능식품이 임상적으로 문제가 되는 것은 주로 소화에 지장을 주거나 두통의 유발횟수를 증가시키는 경우이다.

우선 해당 식품을 섭취하기 시작한 시점과 두통의 변동여부를 살펴야 한다. 두통의 발생 시기나 두통이 잦아진 시점이 해당 식품의 섭취와 관련이 있는지를 살펴보고 만약 그러하다면 섭취를 중지하여 두통이 호전되는지를 관찰해야 한다. 그 식품의 문제일 경우에는 대개 두통은 섭취를 중단하고부터 점차 호전된다.

그 다음으로 주의 깊게 관찰해야 할 부분은 소화기능에 미치는 영향이다. 소화장애는 직접적으로 두통을 일으키기보다 간접적으로 두통의 발생에 영향을 미친다. 해당 식품을 섭취하기 전에 비해 더부룩하고 소화가 더디 되고 가스가 차거나 복통 설사 변비 등의 증상이 새로 생기거나 기존의 증상이 더해지는지를 살펴봐야 한다. 좋지 않은 영향을 발견했다면 마찬가지로 섭취를 중단하는 것이 옳다.

이러한 소화장애는 민감한 사람들의 경우 식품의 제형에 의해서도 발생할 수 있다. 캡을 양쪽으로 분리할 수 있는 경질캡슐제형의 제품을 먹으면 뱃속에 들러붙는 것 같다고 말씀하시는 분들이 있다. 이는 식품이 아닌 약에서도 발생하는데 캡슐을 제거하고 내용물만 삼키면 괜찮아져서 그렇게 먹기도 한다. (약의 경우에는 처방한 의사와 조제한 약사에게 가용 여부를 문의하는 것이 옳다) 말랑한 연질캡슐제형도 소화장애를 유발하는데 이 경우에는 외피뿐만 아니라 내용물 때문일 수도 있다. 연질캡슐을 이용하는 제형은 내용물이 지용성비타민류나 지방산 및 피시오일 등 주로 지용성성분인데 섭취 후 몇 시간 동안 그 내용물의 냄새를 동반한 트림이 계속 올라오면서 소화장애가 있다면 몸이 그 제품을 잘 처리하지 못하는 것으로 볼 수 있다.

　유난히 자신의 몸을 살뜰히 챙기는 30대 중반의 두통환자가 있었는데 두통과 함께 소화장애의 증상들이 다수 발견되어 섭취 중인 여섯 종류의 건강기능식품 중에 네 종류의 식품을 중단해 보라고 권유했는데 과연 한 달 후 밝은 표정으로 내원하였다. 두통인류에게 이러한 예는 의외로 드물지 않다. 건강기능식품은 본인의 필요에 의해서 다양한 품목들 중에 골라서 섭취하는 경우도 있지만 선물로 받아서 섭취하는 경우도 적지 않다. 그러다보니 아까워서 먹게 되는데, 섭취 후로 좋은 변화보다 좋지 않은 변화가 감지된다면 섭취를 중단하는 것이 바람직하다.

　건강기능식품의 포지션은 의약품과 음식물의 중간쯤에 해당한다. 그래서 이를 바라보는 시각도 대개 두 가지로 나뉜다. 기대와 안심이다. 질병발생 위험감소에 도움이 되거나 생리활성기능에 도움을 줄 수 있다는 효능에 대한 기대와 식약처의 허가를 득한 안전한 식품이므로 아무 탈도 없을 것이라는 안심이다. 좋아지면 좋고, 그렇지 않더라도 몸에 해롭지는 않을 것이라는 믿음이다. 하지만 이는 지극히 건강한 분들의 몫일 수 있다. 두통인류는 보다 신중할 필요가 있다.

 ## 18. 두통과 눈

문진 16. 눈의 증상 눈뿌리가 아프거나 붓거나 충혈되거나
　　　　　　　　　시야가 흐리지는 않습니까?

　20여 년째 하루일과의 시작은 눈상태를 확인하는 것부터이다. 잠에서 깨어난 후 눈을 살펴보면 눈이 맑을 때도 있지만 그렇지 않을 때가 있다.

시야가 흐리거나 눈이 빡빡한 느낌 또는 부은 느낌과 눈의 충혈은 두통 인류를 불안게 하는 요소이다.

아침에 발견하는 눈의 이상증상은 두통의 서막을 알리는 전구증상이기도 하다. 두통이 발생하지 않을 때는 대개 1~2시간 안에 사라지지만 점심때까지도 사라지지 않을 경우에는 오후쯤 기어이 두통을 만들어놓고야 만다. 때로는 짧은 이상과 빠른 회복이 반복되다가 며칠이 지나 두통이 발생하기도 한다. 안과적인 질환이 없다면 아침에 느끼는 눈의 이상증상이 몇 시간이나 유지되었는지, 며칠이나 지속되는지 살펴봐야 한다.

두통 중에는 눈의 통증이 있을 때가 많다. 주로 눈뿌리가 아프다. 눈을 치켜뜨거나 전후좌우로 조금 과도하게 움직여보면 평소 이상 없을 때는 아무렇지도 않지만 이상이 있을 때는 움직임이 무겁게 느껴지거나 움직임에 따라 둔한 통증이 발생한다.

눈뿌리의 통증은 두통과 동반되거나 단독으로 나타날 수도 있다. 두통과 동반된 눈뿌리의 통증은 대개 두통이 사라지면 같이 사라지는데, 두통이 없는 상황에서 눈의 통증만 있는 경우는 두통처럼 심한 통증은 아니더라도 눈의 피로와 함께 두통에 준하는 불쾌감을 주기에 충분하다. 눈뿌리의 통증은 심한 경우 운전에도 지장을 준다. 운전은 한시도 전방에서 눈을 떼어선 안 되는데 눈의 통증으로 인해 눈을 뜨고 있는 그 자체가 힘들어질 때가 있다. 한쪽 눈을 감고 다른 쪽 눈을 뜨는 식의 눈을 교대로 쉬어주며 운전을 하게 되는데, 사실 위험천만한 일이다.

대개 졸리면 눈이 빡빡해지는데 이때 눈은 거의 충혈된 상태이다. 하지만 졸리지 않는데도 빨개진 눈자위는 단순한 결막염일 수도 있지만 눈뿌리의 통증이나 본격적인 두통의 전구증상일 경우가 많다. 눈의 충혈을 만만하게 볼 일이 아니다. 잠깐이라도 눈의 충혈을 발견하면 열 일 제치고 우선 눈을 쉬게 하는 것이 좋다. 이처럼 몸이 보내는 경고의 신호와 요구에 충실히 따르면 두통은 진행을 곧잘 멈추기 때문이다.

일차문진에서 측두동맥염으로 인한 두통을 언급하였는데, 두통과 함께 측두동맥이 크게 불어나 있는 것을 볼 수 있다. 며칠이 지나서 자연히 사라지는 경우도 있지만 오래 간다면 자칫 실명의 위험이 있으므로 서둘러 안과를 찾아야 한다.

측두동맥은 눈과 밀접한 관련이 있다. 필자의 경우에도 측두동맥이 간혹 부풀어 올라 지렁이처럼 툭 불거져서 구불구불하게 혈관의 형태가 드러날 때가 있는데, 이렇듯 측두동맥이 불거져있을 때 시각작업을 계속하면 혈관은 그전보다 더 부풀어 오르고 두통도 심해지는 것을 경험한다. 이때 물구나무서기를 해보면 의외로 혈관의 팽창이 잦아드는 것을 볼 수 있는데 바로 앉으면 다시 상황은 같아진다. 눈의 피로와 두통을 치료하면 측두동맥의 팽창도 같이 줄어들게 된다.

관자놀이 부근이 아픈 측두통의 경우에도 시각의 문제를 동반하는 때가 많은데, 오래 지나지 않은 경우에는 굳어 있는 머리와 목덜미 주변의 근육을 풀어서 쉽게 회복될 때가 많다. 주로 스트레스로 인해 발생하지만 우선은 시각 작업을 줄이는 것이 현명한 처사일 것이다.

• 일광두통

앞서 두통의 동반 증상 중 빛공포증에 대해 언급하였는데, 빛공포증은 밝은 빛이 싫어지며 무언가를 주시하면 두통이 증폭되고 심할 때는 눈을 뜨고 있는 것조차 힘들어지는 증상이다. 빛에 민감해지며 빛에 의해 통증이 악화될 수 있는 것인데 이는 두통이 있을 때이다.

그런데 두통이 없는 상황에서 빛으로 인해 두통이 발생하는 분들이 있다. 실내에 있을 때는 괜찮다가 실외로 나가 태양빛을 받으면 두통이 생기는 경우이다. 이는 두 부류로 나눌 수 있는데, 햇볕 즉 태양의 열로 인한 경우와 햇빛 즉 태양의 빛으로 인한 경우이다. 태양의 열로 인한 경우는 따가운 햇살을 온몸으로 받으며 두통이 발생하는 것인데 더위를 못

견디는 것처럼 주로 약한 체력의 문제이다.

반면 태양의 빛으로 인한 경우는 밝은 태양빛에 눈이 민감하게 반응하여 두통이 발생하는 것이다. 국제두통질환분류에는 수재되어 있지 않으나 임상적으로 드물지 않게 볼 수 있으므로 필자는 이를 일광두통(日光頭痛)으로 따로 분류하고 있다. 일광두통이 발생되는 상황은 사람마다 조금씩 다르다. 햇빛 있는 실외에 나가기만 해도 두통이 생기는 분이 있고, 햇빛이 강한 한낮에만 두통이 생기거나, 실외에서 햇빛은 쏘여도 괜찮으나 태양을 직시하면 두통이 생기는 분이 있다.

일광두통은 눈으로 들어오는 태양빛의 영향이므로 어느 경우라도 대개 선글라스가 간단한 대책이 될 수 있다. 요즘은 광량에 따라 선글라스 효과를 내는 변색렌즈도 있으므로 생활의 큰 불편은 적어졌지만, 평소 안경을 착용하지 않는 분들에게는 다소 귀찮은 일이기도 하다.

한편 일광두통은 매일의 태양에서 똑같이 발생하는 것은 아니며 때에 따라 두통의 정도도 다르다. 한낮의 강한 햇빛에서는 두통이 발생하지 않다가 해가 긴 여름철 퇴근 무렵의 낮보다 약한 햇빛에 두통이 발생하기도 한다. 어떤 때는 일과성으로 사라지고 어떤 때에는 본격적인 두통의 시작점이 되어 며칠 고생하게 된다.

일광두통은 주로 젊은 층에서 발생한다. 대개 수면시간이 짧고 시각작업이 많은 분들이며 눈의 피로와 함께 전체적인 몸의 피로도 적지 않은 분들이다. 남들과 똑같이 잠이 부족하고 눈을 혹사할 수는 있지만 하필 나에게 필요한 수면과 휴식의 시간은 남과는 다르다는 것을 유념해야 한다. 눈 영양제만 믿고 눈을 혹사해서는 안 된다. 기질적인 안과질환이 없다면 치료가 어렵지는 않다. 눈을 충분히 쉬게 해주는 것만으로도 일광두통은 호전된다. 낮시간은 어쩔 수 없더라도 저녁 시간만이라도 눈을 쉬게 해주면 된다. TV나 모니터 스마트폰 태블릿을 멀리하고 잠도 일찍 자는 것이 좋다.

잠을 자지 않는 한 우리는 늘 눈을 뜨고 있다. 우리가 하는 많은 행동들과 생각조차 시각으로 말미암은 것이 대부분이고, 사람이 취하는 많은 즐거움 중에 보는 즐거움이 어쩌면 가장 클지도 모른다. 그래서인지 눈은 인체의 어느 기관보다 노화가 빨리 찾아온다. 쉰 언저리만 되어도 노안이 찾아와 가까운 곳을 보기 힘들어진다. 바늘귀라도 꿸라치면 당장 돋보기가 필요하다. 많이 쓰는 만큼 더 빨리 쇠약해지는 건 어쩌면 당연한 자연의 이치이다.

눈의 피로는 수면부족이 가장 큰 원인이다. 피곤하거나 졸리면 눈꺼풀이 천근만근 무거워지고 눈자위는 충혈된다. 눈이 이상신호를 보내면 무엇보다 먼저 눈을 쉬게 해주어야 한다. 이상신호가 오래 간다면 안과적인 검진도 필수이다. 눈이 피로하다면 시간이 나는 대로 잠시라도 눈을 감고 있는 것만으로도 눈의 피로는 줄일 수 있다. 빛을 차단해주면 효과는 더욱 커진다. 눈을 뜨면 그저 보이는 것이 너무 당연한 나머지 눈을 혹사하고 있지는 않은지 몇 번이고 돌아볼 필요가 있다.

 ## 19. 두통과 체증, 소화불량

문진 17. 소화의 문제 자주 체하지는 않으십니까?

두통환자 중에는 두통 이전에 체증을 발견할 때가 많다. 따라서 체해서 두통이 발생한다고 말씀하시는데 두통이 없는 일반인들은 체한다고 왜 두통이 생기는지 의아해하지만 기실 그러하다.

두통환자에게 소화의 문제는 몹시도 중요하다. 두통이 발생하면 소화기능의 저하가 같이 수반되는 경우가 많으며, 동시에 소화기능의 이상이 두통을 유발하는 하나의 요소로서 작용하기 때문이다. 그러다보니 두통약과 소화제를 늘 함께 복용하는 분도 많다.

잘 체하는 데에는 두 부류가 있다. 평소 늘 소화가 잘 되지 않는 경우와 간혹 소화가 잘 되지 않는 경우이다.

늘 소화가 잘 되지 않는 분들은 배고프지 않은 때가 많고 밥맛도 좋지 않다. 그러다 보니 식사량도 적고, 그런데도 자주 체한다. 눈동자는 힘이 없고 음성도 무력하고 전반적으로 기운이 없는 상태이다. 그러면서도 잦은 두통으로 입맛은 더 떨어지고 소화도 되지 않는 문제가 반복되는 것이다. 이런 분들은 우선 소화능력 자체를 높여 주어야 한다. 체하지 않도록 도와주는 것이다. 여러 노력으로 소화력이 좋아지기 시작하면 체중은 줄어들고 점차 두통도 줄어들기 시작함을 스스로 느끼게 된다.

간혹 소화가 잘 되지 않는 분들은 소화력에 대한 질문에 별 문제가 없다고 대답하시는 분들이다. 필자도 그에 속하는데 말 그대로 잘 먹는다. 그런데 식성을 유심히 살펴보면 잘 먹지만 가리는 음식이 있다.

음식을 가리는, 즉 음식에 대한 호오(好惡)는 어릴 때 가정에서 길들여진 식습관이기도 하지만 거의 본능적으로 반응한다. 대개의 아이들은 음식에 든 버섯에 기겁을 한다. 몰래 넣어두어도 씹는 느낌으로 대번 알아차리고 이내 뱉어 버린다. 엄마 아빠는 몸에 좋은 것이니 먹어라 종용하지만 아이들에게 버섯은 교섭의 영역이 아니다. 야생의 버섯류는 식용보다 독이 있는 것이 많다보니 인류의 유전자 속에 유해물질로 각인되어 있다. 아울러 자신의 몸이 받아들이기 힘든 음식물에 대해서 체득을 포함하여 본능적으로 섭취를 꺼리게 되는 것이다. 이는 까탈스러움이 아니라 생존을 위한 자기방어본능에서 비롯된다.

이렇듯 가리는 음식이 있는 분들의 경우 먹기 싫은 음식물을 먹은 후에 체하는데, 때로는 기분이 좋지 않을 때 먹은 음식 때문에 체할 수도 있다. 이런 경우, 두통은 체한 당시에 바로 나타나기도 하지만 며칠이

지난 후에 나타나는 경우도 적지 않다. 문진에서도 최소한 닷새나 일주일을 거슬러 체증의 유무를 확인하는 것도 이 때문이다. 이때는 다른 증상들을 살펴봐야 한다. 근래에 입맛이 떨어졌는지, 배고픔을 덜 느끼게 되는지, 트림이 나거나 속이 더부룩하지는 않은지, 신물이 오르거나 속쓰림이나 느글거림은 없는지 등을 확인하는 과정에서 잊고 있던 체증을 기억하는 경우가 많다.

소화불량이나 체증은 두통의 결과이기도 하지만 두통의 원인으로 작용한다는 것을 두통환자들은 어렴풋이 알고 있다. 따라서 더부룩하거나 입맛이 떨어질 때면 식사량을 줄이는 것이 좋은데 주변의 여러 여건들로 인해 쉽지만은 않다. '왜? 내가 한 음식이 맛이 없어?' '나랑 먹기 싫은 거야?' 이런 오해의 산을 넘기가 쉽지 않다.

두통이 전혀 없는 분들을 보면 대체로 가리는 음식 없이 무엇이나 잘 먹는다. 먹는 양은 많거나 적을 수도 있지만 몸이 다양한 음식물의 소화에 거리낌이 없다. 소화가 잘 되면 두통도 그만큼 적다. 따라서 오랜 소화불량을 지니고 있는 두통환자는 소화력을 높여서 잘 체하지 않는 체질로 변모시키는 것이 중요하다. 소화는 곧 힘이다. 힘을 길러야 한다.

 ## 20. 두통과 위염, 식도염

문진 18. 위염·식도염 속이 불편하지는 않습니까?

두통 환자 중에는 속이 불편한 증상을 가지고 있는 분들이 적지 않다. 속이 쓰리거나 아프고 신물이 오르거나 더부룩하고 가스가 차는 등의 증상이다. 평소에는 증상이 별로 없다가 두통이 발생하는 때를 전후해서 생기는 경우가 있고, 평소에도 늘 불편한 경우가 있다.

속이 불편한 증상이 간헐적일 때는 두통과 연계되는가를 먼저 살펴야 한다. 속이 불편한 증상들은 두통의 결과일 수도 있고 두통에 선행하는 전구증상일 수도 있기 때문이다. 두통 이전에 증상들이 생겼다면 두통이 발생하기 며칠 전부터 증상들이 있었는지를 확인해 보는 것이 좋다. 여러 번의 확인을 통해서 두통과의 이격 시간이 확보되면 차후에 해당 증상이 발생하였을 때 그때부터 미리 두통에 대비해서 증상을 치료하거나 먹는 것을 조정하면 두통을 막을 수 있기 때문이다.

• 위염과 두통

한편 평소에도 늘 속이 불편한 분은 주로 만성화된 위염을 지니고 있는 경우가 많다. 이분들은 거의 위장약을 장복하고 계시는데, 위장약의 복용으로 불편한 증상은 감소되지만 염증의 원인은 미결로 잠재되어 있다. 그래서 때에 따라 약간의 과식이나 신경을 쓰는 것으로도 곧 다시 염증 증상은 재발할 수 있다. 약을 복용함에도 불구하고 소화기능이 온전하지는 않으므로 이로 인해서도 두통이 자주 발생할 수 있다.

위염의 원인은 여러 가지이다. 헬리코박터균이나 세균 감염, 스트레스, 술, 약물, 흡연, 과식 등인데 만성두통 환자의 경우 복용하는 진통제가 위염의 발생과 무관하지 않다.

두통이 발생하였을 때 진통제는 한번 복용으로 듣지 않는 경우가 많다. 그러니 하루에도 여러 번 복용하게 되고 한 알로 듣지 않으면 2~3알을 한꺼번에 복용하는 경우도 있는데 이러한 진통제의 부작용으로 인해 위염이 악화될 수도 있다.

두통은 위염을 만들 수 있고 위염은 다시 두통을 유발하는 악순환이 반복될 수 있는 것이다. 일반적인 두통의 치료방법으로 잘 치료되지 않는 분들은 이런 만성위염 환자분들이 의외로 많다.

위는 외부 음식에 항상 노출되지만 그만큼 튼튼하기 때문에 어지간해서는 탈이 잘 나지 않는데 한번 탈이 나고 시일이 오래 되어 만성화되면 치료기간도 그만큼 오래간다. 위염의 치료에는 음식의 절제가 반드시 필요하다. 소화의 부담을 줄여주고 위를 쉬게 해주어야 한다. 또한 정신적인 스트레스가 위를 상하게 하는 큰 요인이 되므로 마음도 잘 다스리는 것이 좋다. 위염을 지니고 있는 만성두통환자들은 시간이 다소 걸리겠지만 위를 정상화하는 치료가 두통을 근치하는 가장 빠른 길임을 알아야 한다.

• 위염과 식도염

식도염은 자주 구역질이 나거나, 가슴이 타는 듯하고, 삼킬 때 통증이 있으며, 가슴 속에 이물질이 걸려 있는 느낌이 들거나 등이 결리기도 하는데, 때에 따라서는 가슴이 답답하고 두근거리기도 해서 심장에 문제가 있는 건 아닌가 하고 걱정하기도 한다. 식도염의 증상은 소화불량과 갱년기증후군 및 심장질환과 비슷한 구석이 많으므로 나이와 성별 그리고 여러 증상들을 종합적으로 고려하여 감별하는 것이 중요하다.

두통 환자 중에는 식도염을 가진 분들도 적지 않다. 물론 오래토록 식도염약을 복용하고 있는 경우가 많은데 그럼에도 불구하고 간혹 식도염 증상이 심해진다.

위액은 하루 2~3리터 정도 분비되는데, 강한 산성을 띤 위산이 단백질을 분해하는 효소인 펩시노겐을 펩신으로 활성화시켜 단백질 분해를 돕고 음식에 포함된 세균도 파괴하게 된다. 인슐린이나 알부민 등의 단백질제제를 경구약이 아니라 주사제로 쓰는 이유도 위산에 의한 파괴를 막기 위한 방편이다. 식도 하부에는 음식의 역류를 막기 위해 괄약근이 있는데, 과식이나 약물 또는 흡연과 음주 등으로 괄약근이 느슨해지면 산성음식물이 역류하여 식도의 점막을 상하게 할 수 있다. 몸을 많이 움직이는 분들보다 사무직이나 정신적인 스트레스를 많이 받는 직업군에서 이런 식도염이 많다.

식도염이나 위염은 대개 내시경을 통해 확인되는데 염증이 심하지 않더라도 위산의 역류에 의해 증상이 나타나는 것이 분명하다면 위식도역류질환으로 진단하기도 한다. 위염 또는 식도염으로 구분 짓는 것이 아니라 위와 식도의 문제를 함께 고려하는 것인데, 임상적으로 보더라도 이런 환자분들이 더 많다.

대개의 환자분들은 약물을 장복하고 계시는데, 위산분비억제제나 위산을 중화하는 제산제로 불편한 증상은 줄어들지만 위산의 작용이 부족해지면서 소화기능에 문제가 발생할 수 있다. 물론 복용하는 약물 중에 소화를 돕는 약도 같이 포함되어 있지만 몸이 하는 소화력만큼을 기대하기는 어렵다. 부족해진 소화기능은 두통의 유발요인으로 작용한다.

따라서 우선 위와 식도를 자극하지 않으면서 소화기능을 돕는 것이 치료의 주안점이 된다. 또한 궁극적으로는 위식도질환을 치료하는 것이 근치의 방법이기도 하다.

위식도질환은 식습관의 개선이 몹시 중요하다. 식후에 바로 누우면 음식물이 역류하여 식도를 자극할 수 있으므로 조심해야 하고, 음식도 소화가 잘 되는 음식 위주로 먹어서 위에 오래 정체되지 않게 하고, 가스를 발생시키는 음식과 자극적인 음식 및 음주를 줄이고 과식하지 말아야 한다. 소화기계통의 치료는 필요 없는 자극을 줄이는 것이 무엇보다 중요하다.

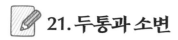 **21. 두통과 소변**

문진 19. 소변의 문제 소변을 자주 보거나 밤에 소변을 보십니까?

　어쩌다 새벽에 정신이 들 때면 소변을 보게 된다. 소변 때문에 깬 것인지 깨서 소변이 마려운 것인지는 불분명하지만 일어나기는 싫고 소변을 보다가 잠에서 깨면 다시 잠들기 어려울까 염려하여 마려운 소변을 참으며 다시 잠을 청하게 되는데 그때의 잠은 그리 편하지는 않다. 노인의 경우에는 노화로 인해서 밤중의 항이뇨호르몬의 분비가 줄어들어 잦은 요의(尿意)로 자주 깨게 되는 경우도 많다. 당뇨병이 있다면 24시간 내내 배뇨량이 많으므로 밤소변은 더욱 심하다.

　밤의 소변은 숙면을 방해해서 피로를 가중시킬 수 있고 그 결과 두통의 유발 요소를 하나 더 쌓게 한다. 낮시간의 잦은 소변은 그 자체가 몸의 긴장상태를 대변하는 증거이기도 하다. 따라서 소변의 문제가 있는 두통 환자는 이 또한 해결해야 한다.

　소변이 잦을 때는 방광염을 먼저 염두에 두게 되는데, 배뇨 시에 통증이 심하고 발열이 있을 때는 비뇨기과를 방문하여 자세한 검진을 하는 것이 우선이다. 통증이 없이 소변이 잦다면 배뇨를 조절하는 기능의 문제로서 주로 방광이 과민해져 있을 때이다. 방광은 저장 기능이 정상적일 때는 대개 150cc 정도 소변이 찼을 때 처음 요의를 느끼고 400~500cc(필자의 경우 최고 740cc)정도까지도 참을 수 있는데, 소변이 잦을 때 소변을 보면 불과 20~50cc도 채 나오지 않는데도 참기 어려워진다. 소변이 조금이라도 고이면 방광이 예민하게 반응하기 때문이다.

　감기에 걸리거나 추위를 탈 때 소변이 자주 마려운 것을 경험하게 되는데, 이렇게 일시적인 것이 아니라 오래된 잦은 소변은 여간 불편한 것이 아니다. 치료했던 환자분 중에는 노선버스 운전기사분이 있었는데 일의 특성상 한번 출발하면 멈출 수 없으니 그런 곤욕도 없다고 한다. 중년 여성의 오줌소태도 마찬가지다.

항이뇨호르몬의 기능이 비정상적인 요붕증이나, 요당의 배출로 소변이 잦은 당뇨병이 아니라면 잦은 소변은 방광염의 치료나 과민방광의 개선을 통해서 치료할 수 있다. 요실금과 절박뇨 그리고 배뇨전후에 아랫배가 뻐근한 증상도 이에 속한다. 방광은 자율신경의 지배를 받는 근육으로 이루어진 주머니이다. 과민방광은 방광의 몸살과 같은 것인데 몸살을 푸는 것처럼 이를 풀어주면 좋아진다. 잦은 소변과 밤중의 소변을 치료하면 수면부족으로 인한 두통의 횟수를 줄이는데 많은 도움이 된다.

• 수박두통

필자는 과거 수박두통을 겪은 적이 있다. 수박을 한두 쪽이 아니라 그보다 많이 먹거나 며칠을 먹으면 발생한다. 수박두통이라 하면 이상하게 생각하겠지만 여하튼 수박만 먹으면 두통이 일어나서 여름에도 수박은 많이 먹지 않았다. 수박두통을 경험하는 분들은 극히 드물 수도 있다. 특이하다는 핀잔을 들을 수도 있는데, 그도 그럴 것이 수박 이외에도 만성두통환자들은 생각지도 못하는 아주 사소한 이유로도 두통이 발생할 수 있으므로 각 개인의 특성을 잘 파악하고 이해해야 한다.

수박을 포함한 박과의 식물에는 이뇨작용이 있어서 소변의 배출량을 늘리게 한다. 산후에 붓기를 빼는 호박도 박과의 식물이고, 멜론 참외 오이와 약으로도 쓰이는 여주, 수세미오이, 하늘타리도 박과의 식물이다.

수박두통이 생길 때를 유심히 관찰해 보면, 수박을 먹었음에도 소변의 배출이 원활하지 않을 때가 많다. 수박을 많이 먹으면 소변이 많이 나와야 하는데, 그렇지 않으면서 두통이 발생한 것으로 보인다.

맥주도 이뇨작용이 있지만 맥주를 마시고 화장실을 자주 들락거리는 분이 있는 반면에 1000cc 이상을 마시고도 화장실에 가지 않고 자리를 지키고 있는 분도 있다. 물론 화장실에 가지 않는다고 해서 건강하지 않거나 모두에게서 두통이 발생하지는 않는다.

대개의 애주가들은 1차로 소주를 마시고 2차에서 맥주로 입가심을 하는 경우가 많은데 필자의 경우에는 2차로 맥주를 마시면 속이 좋지 않고 두통이 발생하는 경우가 많았다. 재미있는 것은 맥주를 마시면서 연방 화장실을 들락거린 날은 두통이 적었다는 것이다. 이로써 수박이나 맥주의 이뇨성분이 몸속으로 들어가면 분명히 이뇨작용을 하는데 그 작용이 잘 이루어지지 않을 때 두통이 발생한다고 가정할 수 있다. 결국 수박이나 맥주가 문제가 아니라 그것을 처리하는 몸의 문제인 것이다.

우선 비뇨기과 검진을 통해서 기질적인 문제가 있는지를 살펴야 한다. 검진에서 이상이 발견되지 않는 경우는 기능적인 문제이므로 치료는 어렵지 않다. 수박두통과 맥주두통은 수박이나 맥주를 피하면 되는 것이지만 그보다 적극적인 대책은 몸이 수박과 맥주를 제대로 대사하고 처리할 수 있도록 그 능력을 높여주는 데에 있다.

 ## 22. 두통과 대변

문진 20. 대변의 문제 대변의 상태는 어떠합니까?

조선시대에는 어의가 왕의 똥인 '매우'를 살피기도 할 만큼 대변은 장의 상태와 함께 건강 전반을 확인하는 바로미터이다.

진료시에 대변에 대해 질문하면 심한 변비나 설사가 있지 않은 한 대개 '대변은 괜찮습니다'라는 대답이 돌아온다. 10대 소녀가 좋아하는 아이돌의 배변하는 모습을 그려보지 않는 것처럼 더러 자신의 우아함을 잃지 않으려고 대답을 회피하시는 분도 있기 마련이다. 두통을 일으키는 다른 유발요인이 특정된 경우라면 그 우아함은 존중하는 편이다. 하지만 여타의 특별한 유발요인이 발견되지 않을 때는 대변의 양상을 파악하는 것이 전반적인 소화기능을 가늠하는 데에 도움이 되므로 여러 가지를 확인하게 된다.

대변의 양태는 먹는 음식과 몸의 상태에 따라 날마다 달라진다. 음식물은 대략 9미터에 이르는 소화관을 통과하면서 소화기관에서 분비하는 7리터 정도의 소화액 및 장액과 섞여서 분해되고 흡수되면서 100∼200g의 대변을 만들어낸다.

따라서 대변의 무르고 굳은 정도, 대변의 색깔, 물속에서 풀어지는 형태, 물에 뜨거나 가라앉는 비중의 차이와 같은 대변의 성상과, 하루 중 배변의 빈도, 배변의 시기, 배변에 걸리는 시간, 힘을 주고 아니 주고의 차이, 배변후의 개운함과 후중감, 휴지로 닦아야 하는 횟수와 같은 배변행위의 문제 그리고 대변 냄새의 파악으로 식습관과 소화능력 및 장의 상태를 짐작할 수 있다.

대변의 원활한 소통은 두통환자에게 큰 의미가 있다. 필자는 대변의 문제와 복부의 불편한 증상을 동반하는 두통을 장두통(腸頭痛)으로 따로 분류하여 치료한다. 대변의 문제는 두통의 결정적인 원인이라기보다는 두통을 유발하는 불편한 장상태를 알리는 신호등과 같다. 장기능이 좋아지면 대변이 원활해지고 두통도 같이 호전되는 경우가 상당히 많다.

대변의 문제는 변비나 설사 또는 배변의 다양한 불편함과 복통 등을 들 수 있다. 대변은 음식이나 심리상태 그리고 생활의 여러 변화에 민감하게 반응하기 때문에 지나간 며칠을 돌이켜 보면 대변의 일시적인 변화의 원인을 어렵지 않게 발견할 수 있게 된다. 다만 대변의 이상이 오랜 시일을 경과했다면 검진이 필요할 수도 있다. 대변의 이상은 다양한 질병의 증상일 수 있기 때문이다.

검진상 기질적인 이상이 발견되지 않는 대변의 이상은 과민성 장증후군(irritable bowel syndrome)으로 불리게 된다. 과민성이라는 단어의 어감이 자칫 설사나 잦은 대변만을 생각하기 쉽지만 변비 또한 과민성 장증후군 속에 포함된다. 우리가 먹는 음식물 중에는 세균이나 바이러스 및 화학물질 등 많은 유해요소가 있고 이들은 여린 장의 점막을 자극하므로 장의 점막은 늘 염증에 노출된 상태라고 말할 수 있으며 따라서 면역반응이 끊임없이 일어나고 있다.

대변의 이상은 감기의 증상처럼 면역시스템이 활발하게 활동하는 증거이기도 하다. 감기에 걸리면 면역시스템의 작용으로 콧물 재채기 기침 등의 증상을 보이며 일정한 과정을 거치면서 곧 정상으로 회복하듯이, 장에 이상이 발생하면 평소와는 다른 양상의 대변이 며칠간 이어지고 다시 정상으로 회복된다. 또한 사람에 따라 감기에 걸려도 별다른 증상 없이 지나가는 이도 있는 것처럼 웬만한 자극에도 대변의 이상이 발생하지 않는 사람도 있을 수 있다.

심각한 경우는 일과성이 아니라 오랫동안 대변의 이상을 가지고 있는 상황인데, 하루 이틀의 상황이 아니다 보니 그저 비염이나 두통처럼 참고 견디며 살아야 하는 것으로 알고 방치하는 분도 많다. 대변의 이상 이외에 다른 증상이 없고 견딜만하다면 그래도 되겠지만 생활의 불편이 있고 특히나 두통이 있다면 개선하는 것이 좋다.

 ## 23. 두통과 변비

두통환자의 배변 문제에서 가장 흔한 경우는 단연 변비다. 변비는 며칠에 한 번 가는 횟수의 문제뿐만 아니라 배변 행위 자체의 장애까지 포함한다. 심한 경우에는 대변이 돌처럼 굳어져서 손가락으로 파내야 하는 분도 있고, 날마다 가긴 하는데 배변이 몹시 힘든 경우도 있다.

변비의 대변형태는 장의 상태에 따라 크게 한 덩어리로 뭉쳐서 굳거나, 토끼똥처럼 작게 끊어져서 나오거나, 작은 대변의 알갱이들이 다글다글 포도송이처럼 붙어서 뭉친 채로 나오는 경우도 있다. 이렇듯이 대변이 굳어지는 것은 대변이 대장 내에서 오래 머물면서 대장에 수분을 빼앗기기 때문이고 그와 함께 대변을 날마다 배출하지 못하는 대장의 운동성에도 문제가 있는 것이다.

이런 경우에는 대장의 운동성을 높여주는 치료를 하거나 식이섬유가 많이 포함된 음식을 섭취하여 대변의 용량을 늘려 대변이 대장 내에서 오래 머물지 않도록 도와주어야 한다. 약국에서 쉽게 구할 수 있는 변비약은 약물의 작용기전을 확인하는 것이 좋다. 대장의 자체적인 운동성을 높이는 것보다 대장을 자극하거나 수분의 흡수를 방해하는 기전의 약들이라면 심할 때 한두 번 정도 이외에는 오래 복용하지 않는 것이 좋다.

필자는 과거 2~3일에 한 번 가고 대변이 딱딱한 중등도의 변비가 있었다. 변비가 일상인 나날들이었으므로 배변할 때 외에는 큰 불편이 없어서 변비에 대해서 그리 관심을 기울이지 않았던 것이 사실이다. 과민성 장증후군에는 설사형과 변비형 그리고 변비설사교대형이 있다. 필자의 경우에는 변비형이었던 셈인데 교대형이 아닌 변비형에서도 간혹 설사가 나는 때가 있다. 두통이 심하던 어느 날 대량의 설사를 하고 두통이 해소되는 때가 있다는 것을 발견했다. 이후로 두통이 있을 때마다 살펴보았더니 과연 변비가 해소되면서 두통이 풀리는 때가 적지 않았다. 그때부터 변비를 적극적으로 치료하기 시작했는데, 변비가 해소되면서부터 며칠 가던 두통의 지속기간이 점점 줄어들었고 나중에는 두통의 발생 횟수도 그전보다 조금씩 줄어들었다.

이후로 두통환자의 변비를 적극적으로 치료해 나갔다. 변비의 치료는 곧 장을 튼튼하게 하는 것이다. 장의 흡수와 분비 및 활동을 정상화시키면 변비는 자연히 풀리고 장이 좋아지면 차츰 두통의 횟수가 줄어드는 것을 환자 스스로도 느끼게 된다. 배변이 시원하면 머리까지 시원해진다.

변비와 두통의 상관관계는 아직 명확하지 않다. 대변이 오래 머물면 장내 세균이 생산해낸 인돌, 스카톨, 페놀, 아민류, 암모니아 황화물 등의 좋지 않은 성분이 몸속으로 다시 흡수되어 문제를 일으킬 수도 있지만, 모든 변비 환자가 두통이 있는 것은 아니므로 이 또한 변비가 있는 두통인류에 국한된 이야기일 수 있다.

변비는 치료와 함께 섭취하는 음식물까지 같이 살펴보아야 한다. 주로 푸성귀를 덜 드시는 분들이 많아서 식단에 나물이나 채소를 늘리는 것이 중요하다. 식단을 조정하지 않으면 치료기간 동안 변비가 좋아졌다가도 한참 시간이 흐르면 다시 변비가 생길 수 있고 두통도 재발할 수 있기 때문이다.

우리가 먹는 탄수화물 단백질 지방 같은 에너지원들은 소화의 과정을 거쳐 대변으로 만들어지는 찌꺼기가 많지 않다. 배변은 대장에서 만들어진 대변이 S결장에 모여 있다가 직장과 항문을 자극하면 내괄약근이 이완되면서 변의(便意)로 이어진다. 대장의 움직임이 활발하지 않은 상황에서 대변으로 만들어지는 양까지 적다면 대변의 배출은 쉽지 않을 것이다. 대변의 찌꺼기를 많게 해주는 것이 반찬들이다. 특히 채소나 나물처럼 소화되지 않는 식이섬유가 많이 포함된 음식물들은 대변의 양을 풍성하게 하고 배출을 쉽게 해준다.

필자는 간혹 대변의 무게를 측정해 볼 때가 있는데 여러 번 측정해본 대변의 무게는 61g~344g까지 다양했다. 음식의 종류에 따라 채소와 나물을 많이 먹을 때 대변량이 많고 시원했던 것은 당연한 일이다.

또한 1년간 아침과 저녁식사는 평소와 동일하고 점심을 밥 대신 500kcal의 파운드케이크와 200mL의 우유 그리고 200~300g의 샐러드를 먹은 해가 있었는데, 그해에 대변을 보지 않은 날은 총 21일로 월 평균 1.75번 정도였다. 하지만 이듬해 1월에 점심으로 김밥 두 줄과 어묵탕으로 바꾸자 대변을 보지 않는 날이 한 달에 5번으로 대폭 늘어난 것을 보더라도 채소의 섭취가 중요하다는 것을 알 수 있다.

대부분의 변비는 일차적으로 식단의 개선으로 좋아지며 이차적으로 대장운동성을 개선하는 치료로 호전되지만 그럼에도 불구하고 변비가 해소되지 않는 분들은 직장과 항문 주변의 기질적인 문제나 복용하고 있는 약물의 문제도 살펴야 하므로 전문의료기관의 검진이 필요하다.

 ## 24. 변비와 감자요법

변비는 치료 이외에도 꾸준한 음식관리만으로도 좋아지게 할 수 있다. 식이섬유가 많이 포함된 음식을 충분히 섭취하면 되는데, 여러 여건상 식사를 골고루 챙겨 드시기 어려운 분들도 많다. 필자 또한 과거 혼자 생활을 오래하면서 음식을 골고루 제대로 챙겨 먹지 못해서 변비가 심했던 셈인데, 장치료약 이외에 도움이 되는 쉬운 방법이 없을까 고민하며 생활 주변에서 흔히 구할 수 있는 여러 음식들을 먹어보며 실험해 보았는데 도움 되는 것이 있었다.

실험해본 결과 양배추와 감자가 괜찮았는데, 양배추는 생각보다 많은 양을 먹어야 해서 불편했고, 감자는 잠깐 손질의 불편함만 감수하면 꿀꺽 삼키면 되는 것이니 간편했다. 그 이후로 20여 년간 치료와 함께 감자 얘기를 해오고 있고 주변에도 알려서 좋아지신 분들이 적지 않다.

방법은 간단하다. 감자의 껍질을 벗겨내고 강판에 갈아서 요구르트를 타서 앙금과 함께 통째로 마시면 된다. 하루 1번씩 먹으면 되고, 감자의 크기는 한 컵으로 먹을 수 있는 정도면 된다. 요구르트는 1개 또는 2개라도 무관하고 요구르트 대신 다른 음료를 섞어도 된다. 이렇게 알려드리면 주로 믹서기에 갈아서 드시는 분들이 많았다. 그렇게 사나흘 먹으면 단단했던 대변이 조금씩 풀리기 시작한다. 사람에 따라 대변이 풀리는 시기는 다를 수 있어서 일주일이 넘어서야 반응이 시작되는 분도 있다.

옛날 간식이 귀하던 시절, 겨울철이면 무나 고구마를 생것으로 즐겨먹었었다. 차갑지만 단맛이 나는 고구마와 청량감과 함께 소화에도 좋은 무는 겨울철 손쉽게 먹을 수 있는 간식거리였다. 하지만 감자는 날것으로 먹지는 않았다. 생감자는 맛이 없기 때문이다. 더러 감자에 들어 있는 솔라닌이라는 독성성분을 우려하여 감자를 이렇게 생것으로 먹어도 되는가 걱정할 수도 있다.

감자를 비롯한 가지과 식물(가지, 토마토, 고추 등도 포함된다)에는 솔라닌이 함유되어 있는데, 솔라닌은 우리가 음식으로 조리해 먹는 정도의 열에 의해 쉽게 파괴되지 않는다. 솔라닌은 285℃ 정도에서 분해된다고 한다. 따라서 생감자로 먹으나 삶은 감자로 먹으나 모두 솔라닌의 함량은 같은 것이다. 여태껏 삶은 감자를 먹고 탈이 나지 않았다면 생감자도 별다른 문제는 없다.

솔라닌의 중독증상은 체중 1kg당 2~5mg인데, 이는 60kg 체중을 기준으로 120~300mg에 해당한다. 식약처의 식품안전정보에 의하면 100g 짜리 감자 하나에 7mg 이하의 솔라닌이 함유되어 한 번에 10개 이상을 먹지 않는 한 별문제는 없다. 또한 감자의 솔라닌은 껍질과 싹에 많이 함유되어 있으므로 껍질을 깎아내고 싹을 도려낸다면 솔라닌의 함량은 훨씬 줄어들게 된다. 솔라닌의 함량이 높으면 아린 맛을 느낄 수 있는데, 그런 감자는 먹지 않는 것이 좋다. 햇볕에 변색된 감자도 좋지 않다.

방법을 일러드린 분 중에 아직 감자요법으로 탈이 났다고 말씀하신 분은 없었다. 예외적으로 만성신부전 환자분들은 칼륨의 배설이 원활하지 않으므로 권하지 않는데, 그 이외에는 문제의 소지가 별로 없다. 하지만 민감한 분들도 있을 수 있으므로, 삶은 감자를 먹은 후 탈이 난 적이 있거나 익히지 않은 과일이나 채소 등으로 복통이나 설사가 잘 생기는, 즉 흔히 말하는 속이 차가운 분에게는 맞지 않을 수 있으니 조심하면 된다. 가스가 차거나 더부룩해질 수 있고 무른 변을 볼 수 있는데 중단하면 곧 괜찮아진다. 며칠 먹어보고 여의치 않다면 감자요법보다는 장의 치료를 통해 변비를 해소해야 한다.

이 감자 요법으로 전혀 반응이 없는 분도 있었다. 중풍을 앓으시고 폐암, 심부전, 고혈압, 당뇨, 고지혈증, 우울증 등 성인병을 고루 갖추고 계신 70대 초반의 어르신이었는데 한 달을 드셔도 변비가 개선되지 않아 그만두시라 하였다. 부작용은 없었다.

 ## 25. 힘든 배변

• 가느다란 대변

변비는 딱딱한 대변뿐만 아니라 배출이 힘든 상황도 있다.

현대인의 아침은 늘 바쁘다. 학생이나 직장인들은 여유로운 아침식사를 즐길 여유가 없다. 주로 아침 식후에 찾아오는 자연스러운 변의의 시간에는 대개 출근중이거나 근무 중이라 이에 맞추어 배변을 하는 것도 쉬운 일이 아니다. 그러다보니 아침에 일어나면 습관처럼 일부러 배변하거나 시간이 날 때 화장실을 찾는데 그때의 배변은 힘들기 마련이고 누고 난 뒤에도 개운하지 않다. 제대로 된 변의가 생기지 않은 상황이라 나오는 대변도 가늘기 마련이다.

대변이 잘 나오지 않으니 배변하는 동안 지속적으로 힘을 주게 되는데 만약 두통이 있을 때라면 힘을 줄 때마다 머리가 지끈거리면서 두통을 악화시키게 된다. 두통이 없을 때에도 이렇게 오래 힘을 주는 것은 항문의 혈관에 부담을 주어 치질을 초래할 수도 있으므로 주의하는 것이 좋다.

대변이 가늘고 배출이 힘든 것은 비단 변의의 시간을 놓치는 이유 뿐만은 아니다. 대변량이 많다면 혹여 배변의 시간이 조금 늦어지더라도 쉽게 배출할 수 있는데, 대변량이 적고 장의 움직임까지 느리다면 배변은 힘들 수밖에 없다. 대변의 양을 늘리려면 식사량이 많아야 하고, 이보다 더 중요한 것은 전술한 것처럼 채소나 나물 등 푸성귀를 많이 섭취하는 것이다. 풍부한 식이섬유는 대변의 양을 많게 해주고 배출을 쉽게 해주기 때문이다. 따라서 조금 일찍 자고 한두 시간 일찍 일어나 움직이면 충분히 배변시간을 확보할 수 있고 채소의 섭취를 늘리면 대변량이 많아져서 배변이 수월해질 수 있다.

한편 가느다란 대변이 간혹 나오는 것이 아니라 어느 날부터 시작해서 늘 계속된다면 대장 내시경 검진을 받아보는 것이 좋다. 대장의 기질적인 병변으로 인해서 장관이 좁아진 탓으로 대변이 가늘게 나올 수도 있기 때문이다.

• 처음은 딱딱하고 나중은 푸르르 나오는 대변

한편 대변이 처음 나올 때는 힘을 주어야 나올 정도로 딱딱한데 그 이후에 나오는 대변은 무르게 나오는 것이 아니라 형체를 만들지 못하고 설사처럼 푸르르 쏟아지는 경우가 있다. 변비도 아니고 설사도 아닌 또는 변비와 설사가 함께 공존하는 배변이다.

식사량이 적으면 S결장과 직장에 쌓이는 찌꺼기 양도 적어서 미처 배변자극을 만들지 못하고 적체되어 점점 수분을 빼앗기면서 딱딱해질 수 있다. 딱딱한 대변이 형성된 이후에 소화불량으로 인해 제대로 소화되지 못한 음식물 찌꺼기가 상당량의 수분을 지닌 채 그 위에 고여 있다가 나오는 상황이다. 이런 배변양태를 가진 분은 의외로 많다. 필자도 간혹 이런 때가 있었는데, 살펴보면 식사량이 적을 때와 과로하거나 스트레스가 심할 때 그리고 주로 짜거나 매운 등 자극성 있는 간식을 먹을 때였다.

대변의 첫 부분이 딱딱한 분들은 임상적으로 보면 주로 입술이 말라서 스스로 자주 침을 바르거나 심한 경우 입술이 트는 분들이다. 긴장하면 입술이 바짝바짝 마르는데 아마 항문과 직장의 부분도 같은 이유로 수분이 부족해질 수 있는 듯하다.

변비를 수반하는 대변의 형태나 배변양상은 음식의 영향과 함께 심리적인 영향 또한 적지 않게 받는 것으로 보인다. 어떤 일에 즐겁게 집중할 때는 에너지 대사가 활발하여 소화액의 분비와 흡수 및 장의 움직임이 좋지만, 걱정거리나 해결이 어려운 일에 대해 신경을 쓸 때는 소화대사가 전반적으로 저하되고 장의 움직임도 활발하지 못하여, 수분 많은 대변과 함께 직장 주변의 수분이 부족한 딱딱한 대변이 함께 공존하게 되는 듯하다.

소화력이 왕성한 이들에게는 이런 배변이 일시적이지만 평소 소화기능이 좋지 않은 분들과 긴장 및 스트레스가 많은 분들에게는 자주 발생하는 듯 보인다. 아울러 복용하는 약물로 인해 평소에 없던 변비가 새로이 발생할 수도 있으므로 그 영향 또한 확인해 보는 것이 좋다.

만성두통환자 중에도 이러한 배변 형태를 가진 분들이 의외로 많다. 스트레스와 긴장을 풀어주는 노력과 함께 간식을 줄이고 세 끼니 식사를 제대로 하며 소화력을 높이는 것이 장을 건강하게 하는 길이다.

26. 두통과 잦은 대변 및 설사

변비도 힘들지만 잦은 대변도 성가시기는 마찬가지다. 대변이 하루 2 번 정도이고 배변할 시간이 충분하며 배변할 때마다 개운하다면 큰 문제가 되지는 않는다. 하지만 배변이 불쾌하고 횟수가 너무 잦거나 매 끼니 식사 후마다 대변을 봐야 한다면 생활에 지장을 초래할 수 있으므로 치료하는 것이 좋다.

• 배변의 시간

식사량과 소화력에 따라 다르지만 하루 중에 변의를 느끼는 시간은 주로 아침 식후다. 필자의 평균 아침 배변 시간도 기상 후 1~2시간 사이다. 밥을 먹으면 위장의 신경과 호르몬작용으로 대장의 운동성이 활발해지는 위대장반사가 일어나기 때문이다. 아울러 아침식사로 부풀어진 위장이 물리적으로도 바로 아래로 지나가는 대장을 눌러서 대장에 압력을 가하기도 한다. 간혹 아침을 먹지 않고 거르더라도 배변 시간은 거의 일정한 편인데, 이는 자는 동안 소화과정을 통해 만들어진 대변이 S결장에 모여 있다가, 일어나 움직이면서 중력의 영향을 받아 차츰 직장으로 몰리면서 변의를 만드는 것으로 사료된다.

정상인의 대장은 하루 평균 5회 정도 스스로 심하게 수축하는 생리적인 고압성연동수축이 일어나는데, 발생시간은 주로 식후와 아침 기상시간이다. 하루 한두 번 보는 대변도 생활리듬에 따라 각자 시간이 다르지만 거의 이 수축에 기인한 변의의 때와 무관치 않을 것이다. 고압성연동수축작용은 변비형 환자에서는 발생횟수가 평균보다 적고 설사형 환자에서는 발생횟수가 더 잦다고 한다.

장의 기능이 건강할 때는 고압성연동수축이 있을 때마다 변의를 느끼거나 배변하지는 않는다. 항문 근처에 준비된 대변이 있어야 수축이 변의로 연결되기 때문이다. 음식물이 소화되어 대변으로 나오기까지는 생리학적으로 12~16시간 이상 걸리기 때문에 주로 아침이 배변 시간이 되기 마련이다. 각자의 생활패턴에 따라 건강한 배변의 시간은 아침이 아니라 오후나 저녁시간이 될 수도 있다.

하지만 대변이 잦거나 설사형 과민성 장증후군 환자는 장내의 소화물이 소장과 대장을 통과하는 시간이 빨라지면서 수분의 함량이 많고 고압성연동수축의 횟수 또한 빈번해서 대변이 늘 준비상태일 수 있다. 그래서 하루에 3~4번에서 심하면 5~6번이나 그 이상도 수축이 있을 때마다 배변이 가능한 것이다.

옛날에는 이질이나 심한 설사와 복통에 양귀비의 씨방인 앵속각(罌粟殼)을 약으로 썼다. 양귀비와 같은 아편제제는 마약성 진통제로만 생각하기 쉬우나, 소장 운동을 감소시키고 장내 수분과 이온의 흡수를 증가시켜 음식물의 장관 통과시간을 지연시키고 수분을 줄여 잦은 대변과 설사에 효과가 있는 것이다. 하지만 과거 문헌에도 앵속각의 사용은 자칫 독기의 배출을 막고 변비를 만들 수 있어 신중히 사용해야 한다고 기록되어 있다. 현대의 지사제나 진경제의 장기간 복용도 변비를 유발할 수 있으므로 변비가 계속되면 담당의사에게 알리고 조치를 받는 것이 좋다.

• 잦은 대변과 두통

두통환자 중에는 설사형 과민성 장증후군 환자도 간혹 보인다. 두통과 더불어 배가 자주 아프고 더부룩하며 가스도 많이 차서 늘 속이 불편한 분들이다. 배변 후에는 복통이 덜해지지만 뒤가 개운하지 않고, 얼마 지나지 않아서 다시 배변 전과 비슷한 상황이 반복된다. 배변이 잦지 않고 하루 2번 정도인데도 설사처럼 나오는 분도 있다. 매번 식사 후마다 대변을 보는 분도 있으며 기온이 떨어지는 새벽이면 배가 살살 아파지기도 한다. 이런 환자분들은 두통의 치료 이전에 장을 건강하게 하는 치료가 선행되어야 한다.

가장 심했던 분은 몇 년째 하루 여덟 번 대변을 본다는 분이었다. 이렇게 대변이 잦은 분들은 먼저 소화기 내과 검진을 권하는데 검진을 통해 크론병이나 궤양성 대장염과 같은 대장의 기질적인 이상이 없는 것을 확인하고 치료를 시작하였다. 음식 조절과 함께 1차 치료과정 후에 배변이 하루 5번으로 줄었고, 2차 치료과정으로 하루 3번으로 줄어들었다. 아울러 두통도 줄어들자 이 정도면 충분하다고 스스로 치료를 중단하였다.

재미있는 부분은 두통으로 내원한 분이 아닌데 장치료를 하면서 어느 날 머리가 맑아졌다고 말씀하시는 분이 더러 있었다는 것이다. 평소 두통이 있었다는 뜻인데 본인은 인식하지 못했던 것이다. 늘 맑지 않은 것이 일상이었으니 그럴 법도 하다.

잦고 묽은 대변은 변비와는 달리 원인이나 증상에 따라 보다 많은 유형으로 분류하여 치료에 임하게 된다. 대장뿐만 아니라 전반적인 소화의 문제와 소장의 분비 및 흡수의 문제까지 고려해야 하기 때문이다. 크게 분류하면 소화 자체에 문제가 있는 경우와 속이 전반적으로 냉한 경우 그리고 장이 음식물에 따라 예민하게 반응하는 경우와 수분 흡수의 문제가 있는 경우로 대별할 수 있고, 두 가지 이상이 혼재되어 있는 경우도 적지 않다. 일시적인 경우가 아니라 오래된 잦은 대변은 변비에 감자요법처럼 일반적으로 효과 있는 음식요법을 찾기가 쉽지 않으므로, 치료를 통해 개선하는 것이 좋을 것이다.

아프면 사람은 예민해진다. 여유가 사라지고 자연히 신경질적으로 반응하기 마련이다. 많은 병중에서도 장의 문제는 그 예민함을 훨씬 증폭시킨다. 장이 안정되기 시작하면 두통도 수그러들기 시작하고 마음의 여유가 생기는 것을 볼 수 있다. '속이 편하다, 속상하다, 복장(腹藏)이 터진다, 속이 후련하다'라는 말도 소화기계통과 마음의 밀접한 관계를 나타내는 표현이다. 장의 평화는 곧 마음의 평화이다.

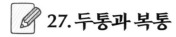

27. 두통과 복통

복통이 자주 있습니까?

복통은 내과질환에서 무척이나 흔하게 발생하는 증상이다. 응급을 요하는 급박한 복통부터 면면히 이어지는 만성적인 복통까지 다양한데 두통과 관련된 복통은 주로 만성적인 복통이다.

만성복통은 6개월 이상 지속되는 복통으로 각종 검진에서 뚜렷하게 원인을 찾지 못하는 경우이다. 통증이 평소에도 수시로 발생하며 통증의 강도도 심하지 않은 경우가 많다. 주로 위장관의 기능적인 장애가 있거나 과민성 장증후군 또는 비궤양성 소화불량이나 만성적인 위장관의 염증 증상을 가지고 있는 분들이다. 자주 배가 아프다고 호소하는 분들 중에는 가스가 차서 불편한 경우가 많으며, 복명음도 잦은 편이다. 통증은 주로 식후에 많이 발생하며 매번의 식사 후마다 복통이 생기는 분들이 많고, 대변을 보거나 방귀가 나오고 나면 통증이 덜해지는 경향을 보인다.

두통환자 중에 이러한 만성복통을 가지고 있는 분들이 적지 않다. 하루에도 여러 번 찾아오는 은근한 복통은 몹시도 성가신 존재이다. 잊을 만하면 부글거리는 배와 연이은 방귀를 참느라 곤욕을 치르기도 한다. 이분들은 흔히 말하는 '배가 차가운' 분들이 많다. 배를 따뜻하게 데우는 것만으로도 호전되는데 냉수와 찬 음식을 줄이고 생강차나 꿀차 등 따뜻한 차를 마시는 것도 도움이 된다. 아울러 운동으로 대사량을 높여주는 것이 좋으며, 소화기능과 장기능을 개선하는 치료를 통해서 만성복통을 치료하면 두통이 호전되는 것을 볼 수 있다.

이외에도 복통은 변별해야 할 여러 경우가 있다.

여성의 경우 생리통과 동반하는 복통인지도 살펴야 한다. 배란통도 의외로 적지 않다. 자궁내막증이나 골반염에 기인한 통증도 있으므로 부인과적인 검진을 우선 받아보는 것이 좋다.

유년기 아이들은 표현력의 부족으로 인해 많은 불편함이 복통으로 귀결되기도 한다. 두통도 복통으로 표현되기도 하므로 가볍게 여겨 지나치지 말고 유심히 관찰하고 대처하는 것이 좋다.

한편 구토나 설사를 동반하는 심한 통증의 급성위장염이나 담석으로 인한 통증 및 요로결석으로 인한 통증과 급성충수돌기염의 통증은 일상적이지 않으므로 평소와 다른 복통이 처음 심하게 발생한다면 응급실을 찾아야 한다.

소화성 궤양을 오래 앓고 있는 분들은 평소에도 통증이 지속될 수 있는데 평소와 다른 심한 통증이 발생한다면 바로 병원으로 달려가야 한다. 과식에 의해 위장관이 부풀어지면서 약해진 궤양의 부분이 천공되는 경우도 있기 때문이다. 이는 응급상황이다.

28. 식중독과 여행자 설사

식중독은 음식 속에 포함된 독성물질 때문에 생기는 급성질환이다. 세균이나 세균의 독소, 바이러스, 독버섯, 복어, 식품의 잔류 농약 등에 오염된 음식을 먹은 후 구토 설사 복통 오한 발열 등이 발생한다. 과거와는 달리 위생이 보다 철저해지고 의학과 식품에 관한 정보가 발달한 요즘은 드문 편이다.

혹여 식중독으로 인해 복통 설사가 발생하면 자연회복을 기다리는 것보다 병원을 찾아 제대로 치료해야 한다. 본인의 치료가 우선 중요하고 나아가 역학조사를 통해 콜레라와 같은 전염병이나 식중독 집단발생의 여부를 파악하여 혹시 모를 이차감염을 막고 사회적인 대처를 하는 것이 필요하기 때문이다.

상한 음식물로 인한 식중독의 경우는 다소 특이한 점이 없지 않다. 같은 음식점에서 상한 음식을 먹고 누군가는 일반적인 식중독의 경과를 보이지만 아무렇지 않은 사람이 있다. 같은 독소라도 개인의 건강상태에 따라 증상은 심하거나 덜하거나 때로는 없을 수도 있음을 알 수 있다. 모든 질병에는 늘 이러한 개인차가 존재한다.

더러 시간이 지나 독소가 사라진 이후에도 장염의 후유증으로 오래 고생하는 분들이 있다. 심하지 않은 설사와 복통 그리고 두통이 은근히 오래가는 것이다. 설사형 과민성 장증후군의 범주에 두고 변증하여 치료하게 되는데 근래에는 드문 편이다.

한편 식중독은 줄어든 반면 해외여행이 보편화된 요즘은 여행자설사가 발생하는 일이 간혹 있다. 여행자설사는 흔히 '물갈이'라고 불리기도 하는데, 아열대 지방으로 여행할 때 일어나는 경우가 많지만 추운 곳으로 여행할 때도 발생할 수 있다. 주로 식수의 위생상태가 나빠서 생기는 장내세균감염이나 바이러스성 장염이지만 물속의 미네랄 함량이 달라서 발생하기도 한다. 물갈이로도 두통은 유발될 수 있다.

물을 끓여먹으면 어느 정도 예방이 가능하지만 식수에 남은 세균의 독소는 끓여도 제거되지 않기 때문에 예민한 분들은 이마저도 속탈이 날수 있다. 따라서 제품화된 생수를 사먹거나 때로는 생수도 끓여먹어야 할 수도 있다.

대체로 건강하면 별 문제가 없지만 평소 장이 약하거나 두통이 잦은 분이라면 여행 전에 미리 필요한 약을 챙겨야 한다. 물갈이에는 약도 좋지만 도움 되는 음식이 있다. 집에서 먹던 된장이다. 여행 중에 속이 조금이라도 불편하면 된장 반 숟갈 정도를 따뜻한 물에 풀어서 마셔보자. 별것 아닌 것 같지만 의외로 상당한 도움이 된다. 몇 번 물에 타서 마시다보면 속이 편안해지면서 두통이 줄어든다.

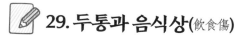

29. 두통과 음식상(飮食傷)

문진 22. 알레르기 식품 탈이 나는 음식이 있습니까?

막걸리, 햄, 핫도그, 돼지고기, 술 등과 같이 두통의 직접적인 유발요인으로 확인된 음식이나 수박이나 튀김처럼 개인특이적인 두통유발음식이 아닌 일반적인 음식도 경우에 따라 두통을 유발할 수 있다. 음식상 즉 음식으로 인해 탈이 날 때이다. 흔히 속탈 또는 배탈이라고 부르듯 소화가 잘 되지 않거나 복통 또는 설사가 나는 상황이다.

배탈은 상한 음식을 먹을 때를 떠올리기 마련인데 요즘은 상한 음식을 먹는 일은 극히 드물다. 상한 음식이 아니라 취식 경험이 생소하거나 드문 음식을 먹을 때와 과식할 때 그리고 기분이 좋지 않을 때나 소화력이 떨어져 있을 때에 먹은 음식으로 인해 탈이 나는 경우이다. 이는 그 음식의 문제가 아니라 그 음식을 먹을 당시의 몸상태나 소화력이 좋지 않았기 때문이다.

속에 탈이 나면 대변이 잦게 되는데 1년에 517회의 배변을 한 필자의 어느 해를 살펴보면, 하루 한 번 대변을 본 날은 205일로 56%, 두 번 본 날은 126일로 35%, 세 번 본 날은 16일로 4%, 네 번 이상 본 날은 3일로 1%이다. 대변을 세 번 이상 본 날은 거의 음식으로 인해 탈이 났을 때였다. 그 해에 두통은 총 33번 있었는데, 대변을 세 번 이상 본 날의 절반 이상에서 두통이 있었다. 음식상으로 인해 대변이 잦고 두통도 공존했던 것이다.

필자처럼 소화기능이 좋지 않은 상황에서 먹은 음식으로 인해 일어난 속탈 및 배탈이 두통을 유발하는 경우는 임상적으로도 적지 않게 보게 된다. 이러한 두통은 장의 환경이 정상화되면 함께 사라지는데, 음식상은 대개 일시적이지만 오래 고착될 수도 있다. 그리고 때로는 탈을 일으킨 음식이 들어올 때마다 장이 민감하게 반응하여 두고두고 그 음식으로 인해 속탈 및 배탈이 반복되며 두통을 유발하기도 한다.

따라서 그 음식이 무엇인지 알고 있어야 하며 몸이 좋지 않을 때는 삼가는 것이 좋다. 평소에는 별 탈이 없다가 컨디션이 좋지 않을 때 음식상을 일으켜 두통을 유발할 수 있기 때문이다. 음식상은 크게 두 가지로 나눌 수 있다. 식품과민증과 식품 알레르기이다.

• 식품과민증과 식품 알레르기

식품과민증은 우리가 흔히 아는 유당불내증처럼 특정 영양분을 분해하는 특정한 소화효소가 부족하거나 식품 속에 함유된 첨가물에 민감한 반응을 보이는 경우이다. 증상은 주로 소화기 증상에 국한된다. 소화불량이나 구토, 복통 또는 변비와 설사 및 가스참 등이다.

식품 알레르기는 이와는 달리 면역반응이다. 어떤 음식물이 항원으로 작용하여 몸안의 항체 반응을 일으켜 증상들을 나타낸다. 옻이나 기타 더러운 오염물질로 인해 피부에 알레르기가 생기는 것처럼 식품항원으로 인해 장표면에서 알레르기반응이 일어난다. 따라서 식품 알레르기의 증상은 식품과민증에서 나타나는 소화기 증상과 더불어 여러 전신증상도 발생할 수 있다. 음식물을 먹고 생기는 가려움이나 두드러기도 그에 속한다. 천식이 생기거나 얼굴과 입술 및 눈이 부어오를 수도 있다. 심한 증상으로는 호흡곤란이나 아나필락시스(Anaphlylaxis = Anaphylactic shock)를 일으켜 즉각적인 치료가 이루어지지 않으면 생명을 위협할 만큼 위험할 수도 있다.

식품 알레르기는 주로 소아에서 발생하며 성인에서는 드문 편이다. 국내 보고에 따르면 전체 알레르기 유발 원인식품 중에 계란, 우유, 콩, 메밀, 밀이 95% 이상을 차지하며, 소화기능과 장관면역체계가 미숙한 4세 이전이 가장 많고 청소년기로 가면서 대부분 사라지는 것으로 나타났다. 다만 땅콩을 비롯한 견과류나 밀의 글루텐 및 갑각류에 대한 알레르기는 성인이 되어도 사라지지 않으니 각별히 조심해야 한다.

• 식품과민증은 음식물의 섭취량에 비례한다

식품과민증의 대표적인 경우인 유당불내증은 우유 속의 유당을 분해하는 락타아제효소가 결핍되거나 활성도가 저하되어 있는 사람에게서 발생한다. 분해되지 않은 유당은 높은 삼투압으로 장관내의 수분을 잔뜩 품어 설사를 유발하며 장관의 압력을 증가시켜 복통을 일으키고 장내 세균의 이상발효로 인해 가스가 많이 발생하여 속이 불편하게 된다.

그런데 유당불내증이 없는 사람도 유사한 증상이 나타날 수 있고 유당불내증이 있는 사람도 증상이 덜할 수 있다는 연구보고가 있다. 유당분해효소 결핍자의 경우 800cc의 우유(40g의 유당 섭취)에서는 60%가 유당불내증을 나타낸 반면, 200cc의 우유(10g의 유당)에서는 13%만 증상을 나타냈다. 그런데 정상인에서도 800cc의 우유에서는 22%가 유당불내증이 관찰되었다고 보고하였다. 또한 예민한 분들은 유당을 제거한 락토프리 우유에도 증상이 유발될 수 있다는 보고도 있다.

여러 연구를 종합해 보면 유당불내증이 있는 분들도 예민하지 않다면 락토프리 우유를 마시거나 200ml이하의 용량을 음용하는 것은 괜찮을 것으로 보인다. 또한 유당불내증이 없더라도 평소 장건강이 좋지 않다면 과도한 섭취는 삼가는 것이 좋을 듯하다.

현재 명확하게 기전이 밝혀진 것은 유당불내증이지만 이외에도 여러 식품에 대한 과민증이 있을 수 있다. 식품과민증은 주로 섭취량에 비례하므로 과민증이 있는 음식은 섭취량을 줄일 필요가 있다.

• 성인이 되어 새로 얻은 과민증

해산물은 심심찮게 설사나 복통을 유발하는 단골손님이다. 거의 해마다 반복되는 일이라서 봄철이나 여름에 배탈이 나서 오시는 분들에게 늘 빠트리지 않고 확인하는 것이 바로 해산물 섭취여부이다. 회, 굴, 조개, 새우 등인데, 그 해산물에 문제가 없는 것은 분명하다. 같이 드신 분들 중에 탈난 분들이 없기 때문이다. 이는 육류로 인해서 탈이 나는 분들도 마찬가지다.

일시적인 배탈로 끝나는 경우에는 지나칠 수 있으나, 반복적으로 같은 음식에 과민한 증상이 되풀이되면 문제이다. 고착된 과민증이나 알레르기가 되는 것이다. 이렇게 오래된 음식상의 경우, 처음 탈이 난 시점을 어느 정도 기억하고 계신 분들이 많다. 어떤 음식을 먹으면서 굉장히 심하게 체하거나 복통 설사를 하는 등 비교적 뚜렷한 기억으로 남아 있다. 떠올려보면 그 당시에 소화 상태나 장이 좋지 않았다거나 심리적으로 불편할 때에 먹은 음식으로 인해 탈이 나고, 그 이후로 그 음식만 먹으면 탈이 나더라는 것이다. 뚜렷한 사건을 기억하지 못하는 분들은 여러 번을 고생하고서야 비로소 해당 음식을 발견하게 되기도 한다.

증상은 주로 소화기증상에 국한되는 경우가 많고 더러 가려움이나 두드러기가 나는 알레르기의 경향을 보이기도 하지만 성인이 된 후에 새로 얻은 식품 알레르기는 대개 증상이 심각한 경우는 드문 편이다.

• 장건강을 회복하면 과민증은 좋아질 수 있다

식품과민증을 가진 두통 환자를 치료해가는 과정에서 과민증이 해소되는 것을 종종 보게 된다. 이런 분들의 두통을 치료하기 위해서는 두통의 치료와 함께 소화기능을 높이고 장기능을 회복시키는 데에 큰 비중을 두게 된다. 그런데 두통이 치료된 이후 어느 날 오셔서 계란만 먹으면 배가 아픈 지가 10년도 넘었는데 괜찮아졌다거나, 좋아하던 돼지고기를 이제 먹을 수 있다고 말씀하시는 분이 더러 있다. 탈나는 음식에는 늘 조심하는데 무심결에 먹고 돌이켜보니 무탈함을 발견한 것이다.

성인이 된 후에 얻은 음식의 과민증과 알레르기는 장관점막의 염증이나 손상으로 인해 해당 음식의 성분에 대해 민감하게 반응하거나 장관면역계통의 비정상적인 반응으로 경구면역관용이 제대로 일어나지 않아서 발생한다. 음식물이 소화되어 흡수되는 장의 점막은 세균이나 유해물질에 대해서는 적극적인 면역반응을 작동시켜 흡수를 막고, 필요한 영양분은 흡수하며, 소화가 미처 이루어지지 못한 단백질에 대해서도 면역관용을 유도하여 과민반응을 막게 되는데, 이러한 기능이 정상적으로 작동하지 않을 때 문제가 생기는 것이다.

근래에는 프로바이오틱스로 면역관용의 정상화를 꾀하는 치료도 많이 시도되고 있는 중이다. 장내미생물은 면역을 조절하고 장점막을 정상화시키며 대사성질환의 예방과 치료에도 중요한 역할을 하는 것으로 밝혀져 있다. 프로바이오틱스의 보급으로 건강한 장내 미생물환경을 조성하여 과민증과 알레르기를 개선하려는 것이다. 프로바이오틱스는 살아있는 형태로 적당량 섭취하였을 때 건강에 도움이 되는 미생물들로서 제품화되어 쉽게 구할 수 있다.

프로바이오틱스의 효능은 위산과 담즙산에 용해되지 않으면서 소장과 대장까지 이동하여 증식 및 부착하는 양이 얼마나 되느냐에 달려 있다. 생균들은 장에 도달하기 전에 대부분 사멸하며 그중 일부만 장으로 이동하는데 장에 도달한 일부도 오랫동안 정착하지 못한다고 알려져 있다. 그럼에도 불구하고 일정한 효과는 있는데 때로는 부작용이 발생할 수도 있다. 사람에 따라 과량 섭취했을 때 소화불량 설사 변비 복통이나 가려움증 등의 장증후군증상을 보이기도 하므로 섭취량을 적당하게 조절하는 것이 현명하다. 프로바이오틱스는 생균으로서 열과 산에 약하며, 면역억제치료 환자와 같은 특수한 경우에는 중증 부작용을 발생시키는 경우도 있는데, 최근에는 프로바이오틱스의 이러한 단점을 극복하기 위해 포스트바이오틱스가 연구되어 출시되고 있다.

포스트바이오틱스(postbiotics)는 프로바이오틱스 미생물이 생성한 대사산물을 말하는데, 프로바이오틱스와 유사한 작용을 하면서도 위산과 담즙산의 영향을 받지 않고 장에 도달할 수 있는 장점이 있다. 프로바이오틱스요법의 취지와 비슷한 목적인 장내 유해균 억제와 장을 보호하는 역할을 기대하며 장점막이 손상된 환자나 면역력저하 환자 및 중증의 장질환에도 사용할 수 있을 것으로 예상되는데, 아직 출시 초기이므로 추이를 지켜봐야 할 것이다.

장의 건강을 위해서는 프로바이오틱스나 포스트바이오틱스 등의 제품을 구매해서 먹는 방법도 좋을 수 있지만, 그보다는 음식으로 섭취하는 것이 부작용의 우려도 없고 훌륭한 방법일 것이다. 발효식품들이다. 프로바이오틱스보다 간편하지는 않지만 유산균이 많이 함유된 요구르트를 꾸준히 먹는 것도 좋다. 필자는 주로 떠먹는 요거트를 권하는 편이다. 장건강이 좋지 않은 분들은 속이 차가운 분들이 많아서 찬 것보다 가급적이면 따뜻한 것을 마셔야 하는데, 냉장 보관하는 유산균 제품의 특성상 미리 실온에 내놓지 않으면 몹시 차가우므로 숟가락으로 조금씩 떠먹는 것을 권한다. 한 번에 들이키는 드링크보다는 위장관에 대한 냉기의 감촉이 적기 때문이다.

이외에도 익은 김치나 된장 등 여러 발효식품들이 도움이 될 수 있다. 발효식품속의 유산균은 강한 위산과 담즙산에 파괴되어 살아서 장까지 도달할 수 있는 양이 적을 수는 있지만, 식품 속에 살아 있는 동안 만들어낸 대사산물이 풍부하다. 또한 파괴된 유산균의 파쇄물마저도 면역시스템을 자극하고 면역물질분비를 유도하여 건강에 유효하므로 장이 좋지 않은 두통인류에게 발효식품은 선택이 아닌 필수라 할 수 있다.

장내 유익균을 늘리기 위해서는 체내 유산균의 먹이가 되는 프리바이오틱스도 섭취하는 것이 좋다. 올리고당이나 당알코올류 및 수용성 식이섬유 등인데 주로 과일이나 채소 및 해조류에 풍부하게 들어 있다. 여러 노력으로 장이 건강해지면 음식상이 줄어들고 이로 인한 두통도 감소하게 된다.

30. 두통과 체온 저하

문진 23. 추위와 더위 평소 추위를 많이 타지는 않습니까?

아이들은 한겨울에도 이불을 걷어차고 잘 때가 많다. 어른들 같으면 다음날 배앓이를 할 수도 있는데 아이들은 끄떡도 없다. 몸에 열이 많은 것이다. 청소년기와 청년기까지도 이렇게 건강하게 높은 체열이 유지된다.

여성들은 갱년기를 전후해서 대체적으로 체온이 상승하게 된다. 갱년기에 상승한 체온은 나이가 더 들어도 계속 지속되어서 더위를 타는 할머니들도 많다. 반면 남성들은 나이가 들면 젊을 때보다 몸이 차가워진다. 젊어서 늘 변비였는데 나이가 들어서부터 꼭 새벽에 설사나 무른 변을 보게 되었다는 남성 환자도 적지 않다.

두통 환자들 중에는 평소에 추위를 자주 타는 분들이 의외로 많다. 필자의 경우에는 간혹 목뒤나 등 또는 어깨가 시린 경우가 있다. 방이 따뜻하더라도 새벽이면 방안의 기온이 떨어지게 되는데, 자기 전에 이불을 폭 덮고 자더라도 몸을 뒤척이다보니 새벽의 찬 기온에 노출된 부분이 시린 것이다. 그렇게 어깨와 등이 시린 날은 두통이 있을 때가 많았다. 그런데 가만히 살펴보면 늘 시린 것은 아니다. 어떤 날은 이불을 덮고 있지 않아도 시리지 않고 어떤 날은 이불이 조금이라도 비껴나가 있으면 시림을 느낀다.

낮에도 간혹 추위를 느낄 때가 있다. 추위는 보통 감기에 걸리면 느끼게 되지만, 감기가 아니고 기온이 낮은 것도 아닌데 추위를 느낄 수 있다. 대변을 참을 때나 설사가 날 때 우리는 보통 추위를 느낄 수 있다. 장이 수축할 때마다 설사가 배출되는데 어느 때는 오싹 소름이 돋기도 한다.

추위를 많이 타는 두통환자들은 주로 무른 대변을 자주 누거나 설사를 하는 분들이 많다. 속이 차가운 것이다. 필자의 경우에도 자기 전에 배가 차가울 때가 간혹 있는데 이때는 자기 전에 핫팩이나 돌뜸을 배에 대고 자곤 한다. 유심히 관찰해 보면 자기 전에 배가 차가웠던 날은 다음날 아침 등이나 어깨가 시리거나 낮에도 춥게 느껴질 때가 많았다.

• 체온의 유지 시스템

사람은 항온동물이다. 팔다리는 차갑거나 따뜻할 수 있지만 인체 내부의 체온은 일정하게 유지되어야 한다. 그래야만 원활한 생명활동을 유지할 수 있기 때문이다. 체온의 유지를 말할 때는 심부체온을 말한다. 몸의 내부체온이다.

인체는 심부체온이 떨어지면 뇌 시상하부의 체온조절중추에서 호르몬과 자율신경의 작용을 통해 체표로 가는 혈류량을 줄이고 몸을 따뜻하게 하도록 행동반응도 조절해서 내부체온을 유지하는데 이때 추위를 느끼게 된다. 심부체온이 더 많이 떨어지면 전율처럼 몸을 부르르 떨게 해서 체온을 높이기도 한다. 인체 내부의 온도가 높아지면 자연히 추위를 타지 않게 된다. 심부체온은 너무 높아도 문제가 되므로 일정 정도 이상 높아지면 체표의 혈류량을 증가시켜서 열을 발산하고 땀으로 열을 식히는 일련의 과정을 통해 체온을 낮추어 정상체온을 유지하게 한다.

세균 감염 등으로 고열이 지속되면 뇌의 손상을 초래하고 생명을 해칠 수 있으므로 해열제나 여러 치료로 시급히 열을 떨어뜨리게 된다. 감기에 걸리면 고열이 아니더라도 정상체온을 상회하는 수준에서 미열을 동반하며 많은 증상들이 일어나는데, 증상과 함께 체온의 변화를 면밀히 추적하여 진료에 참고하게 된다.

고열도 문제지만 체온이 심하게 떨어지는 저체온도 위험하다. 심부체온이 34℃로 내려가면 장기의 기능 장애가 나타나기 시작한다. 32℃에서는 심장박동이 불규칙해지며 30℃이하에서는 의식을 잃게 되고 더 낮은 체온에서는 사망할 수 있다. 추운 날에도 물질을 하는 해녀들은 오랜 경험으로 심부체온이 35℃이하로 떨어지지 않게 잠수시간을 조절한다고 한다.

저체온 상태에서는 대사가 느려지고 산소소모가 감소하는 등 생리기능이 저하하는데, 이를 역이용하여 심장정지를 겪은 후 순환이 회복되었다가 뇌신경손상으로 사망하는 상황을 막는 특별한 치료책으로 시도되고 있다. 저체온요법은 뇌사 이전에 신경손상을 줄이고 세포생존을 연장시켜 생명을 살리는 기적을 보여줄 수 있는 것이다. 그 과정에서 감염이 증가하고 혈전증 등이 발생하는 부작용이 있지만 생명을 구하는 일이 먼저일 것이다. 의학의 발전은 눈부시도록 아름답다.

한편 저체온증은 패혈증이나 외상에 의한 척수손상, 복강내출혈 같은 특수한 경우 이외에는 주로 질병보다는 극지방이나 수중작업 같은 극한 상황에서 발생한다. 그러다보니 심각한 수준의 저체온이 아니면 적극적인 의료의 개입은 없는 편이다.

• 추위를 자주 탈 때

추위를 타는 사람은 많지만 의학적 처치를 위한 저체온증의 범주에서 벗어나 있다 보니 그저 몸이 약하다거나 추위를 타는 약골체질로 치부되곤 한다.

추위와 함께 기운이 빠지며 자주 붓는다면 먼저 갑상선기능저하증을 고려하고 검진해 볼 필요가 있다. 확진될 경우 호르몬요법을 통해 여러 증상들이 호전되며 추위도 금세 사라지게 된다.

추위를 타는 분들은 임상적으로 소화기능과 장기능이 약하고 내성적인 분들이 많다. 갑상선기능저하증이 아니지만 기운이 없다.

추위는 두통과 동반하는 경우가 많은데, 두통의 오한은 감염성 질환에서 일어나는 전율과는 다르다. 일반적으로 추위를 타는 사람들이 느끼는 그 정도의 오한이다. 두통 때마다 이렇게 오한이 있을 수 있으므로 두통이 늘 있는 분들은 따라서 추위를 더 자주 느낄 수 있다.

두통에서 느끼는 오한은 두통이 사라질 즈음에 같이 사라진다. 아울러 두통이 해소될 즈음에는 배가 고파지는데 그 당시 약간 맵고 뜨거운 음식을 먹으면 땀이 주르르 흐르면서 개운해질 때가 많다. 평소라면 전혀 땀이 나지 않을 정도의 음식인데도 땀이 나는 것이다. 그간 낮아져 있던 심부체온이 올라가면서 생기는 자연스러운 반응이다.

추위를 자주 타는 분들과 장이 과민한 두통환자에 대한 치료방향은 주로 소화력과 장건강을 회복시키고 대사량을 높임으로써 내부체온을 높이는 데에 있다. 두통의 오한이 장상태가 회복되면서 해소되듯이 전체적인 몸상태가 개선되어 체열이 조금씩 높아지면 추위를 타는 체질도 바뀔 수 있다.

몸을 차게 하는 여러 생활 습관을 고치고 따뜻하게 하려는 노력도 큰 도움이 된다. 몸을 데우는 생강차를 자주 마시는 것도 좋고, 샤워보다는 따뜻하게 물을 받아 몸을 담그는 것이 좋다. 소화를 방해하는 과식이나 야식도 금하는 것이 좋다. 가장 좋은 것은 운동을 통해 전체적인 체열을 높이는 것이다.

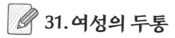

31. 여성의 두통

흔히 볼 수 있는 일상적인 요통, 복통, 관절통, 부종, 가슴통증, 수면장애, 소화장애, 기분변화, 불안, 우울, 피로, 무기력증 등 여러 질환에서 특별한 원인을 발견하지 못할 때에는 월경의 영향을 살피게 된다.

해당 증상이 월경주기에 따라 일정한 변화가 있는 건 아닌지, 월경의 이상과 함께 동반되는지를 살펴보면 의외로 의문이 쉽게 풀리는 경우가 많다. 지구의 절반, 여성들의 질병은 월경과의 연관성을 고려해야 한다. 이는 두통도 예외가 아니다. 여성의 편두통은 60% 이상이 월경과 연관성이 있다고 알려져 있다.

진료실에서 만나는 두통 환자는 남성보다 여성이 압도적으로 많다. 편두통의 유병률은 사춘기 이전에는 남녀 간의 큰 차이가 없다가 사춘기를 지나면서 여성의 유병률이 크게 높아지게 되는데, 20대에는 남성의 2배, 40대에는 3.3배, 노년기인 70대에도 2.5배나 많다고 한다. 이처럼 남성보다 여성에게 두통이 더 많은 것은 월경의 영향이 크다. 따라서 한 여성의 두통을 온전히 이해하려면 다른 많은 유발요인들과 함께 월경의 이상과 월경주기별 변화를 면밀히 살펴보아야 한다.

문진 24. 월경두통 월경주기 중 언제 두통이 있습니까?

먼저 두통이 월경주기 중 언제 시작하고 언제 가장 심한지 살펴서 두통의 유형을 파악해야 한다.

두통은 생리기간 이전에 발생하여 생리가 끝날 때까지 지속되는 분이 있고, 월경이 시작되면서 두통이 같이 시작되거나, 생리가 시작되면서 두통이 멈추는 분도 있다. 또한 생리기간과 무관하게 두통이 있으면서 평소의 두통이 생리기간에 더 심해지는 분도 있으며, 배란기에 두통이 발생하는 분도 있다. 매월의 두통이 서로 다른 양상인지도 살펴야 하며 생리통이나 월경전증후군 및 배란통의 유무와 정도도 살펴보아야 한다.

두통이 월경주기의 특정한 시기와 관련이 있을 때를 국제두통질환분류에서는 몇 가지로 구분하고 있다.

3번의 월경주기 중 최소한 2번에서 월경 시작일을 기준으로 2일 전부터 시작 후 3일 안에 편두통 양상의 두통이 일어나고 이외의 기간에는 두통이 없을 때를 순수월경기편두통이라 하며, 조짐의 유무에 따라 A1.1.1 순수월경기무조짐편두통과 A1.2.0.1 순수월경기조짐편두통으로 구분한다. 상기의 기간 이외에도 두통이 있을 때에는 A1.1.2 월경관련무조짐편두통과 A1.2.0.2 월경관련조짐편두통으로 분류한다.

대개 순수월경기의 편두통(10~14%)보다는 생리기간 이외에도 두통이 있는 분들이 더 많다고(50% 이상) 알려져 있다. 여성의 두통은 복잡한 양상을 띠기 때문에 월경주기와의 연관성을 찾기 위해서는 한두 달이 아니라 여러 달을 살펴서 규칙성을 찾아보아야 한다.

대개 월경주기와 관련된 두통은 평상시의 두통보다 심하다고 느끼는데, 같은 시기에 일어나는 생리통이나 월경전증후군의 증상과 겹쳐서 가중되거나 그렇지 않을 수도 있으므로 생리통 및 월경전증후군의 증상도 함께 살펴보아야 한다.

문진 25. 생리통 생리통이 있습니까?

두통은 생리통이나 월경전증후군 및 배란통의 동반증상으로 일어날 수도 있다. 생리통(월경곤란증)의 주된 호소증상은 하복부통증과 요통 골반통이지만 이외에도 소화불량이나 설사 구토 등 소화기 증상들과 기관지 수축 및 혈압의 상승이나 두통까지 동반될 수 있다.

월경기에는 여성호르몬의 변화로 유도되는 염증유발물질들(주로 프로스타글란딘)로 인해 자궁뿐만 아니라 장, 폐, 혈관 등의 평활근도 수축될 수 있기 때문이다. 쉽게 구할 수 있는 소염진통제는 프로스타글란딘의 합성을 저해시키므로 생리통과 생리기간의 두통에 도움이 될 수 있다. 하지만 1/3 정도의 여성만이 소염진통제를 복용하며, 절반 이상은 진통제 없이 참고 견디는 것으로 보고된다. 또한 진통제가 잘 듣지 않는 경우도 적지 않아서 진통제의 유무효와 복용여부도 살피게 된다.

문진 26. 월경전증후군 월경전증후군이 있습니까?

월경전증후군을 앓고 있는 분도 적지 않은데, 월경이 시작되기 전 2주 동안 일어나는 불안, 우울증, 짜증, 피로, 유방압통, 복부팽만감, 체중증가, 부종 등과 함께 두통도 월경전증후군의 주요 증상에 속한다. 호르몬의 불균형이나 신경전달물질의 변화 그리고 영양불균형과 스트레스 및 생활습관 등 여러 요소가 월경전증후군에 영향을 미치는 것으로 알려져 있지만 원인이 아직 명확하게 밝혀지지 않고 있어서 뾰족한 대안조차 마련되어 있지 않다.

문진 27. 배란통 배란통이 있습니까?

두통은 배란통과 함께 발생하기도 한다. 두통의 시기를 자세히 문진하다보면 규칙적인 배란시기의 두통을 생리두통이라고 말씀하시는 분도 있고, 거의 규칙적인 두통의 시점이 정작 배란시점임을 인지하지 못하는 분도 있으므로 월경주기에 따른 두통의 시기는 분명하게 파악할 필요가 있다.

두통은 세 가지 월경 관련 질환에서 모두 있을 수도 있고 아닐 수도 있다. 또한 당시의 몸상태에 따라 또는 나이가 들어가면서 두통의 발생시기는 바뀌는 경우도 적지 않으므로 그 변화도 파악하고 있어야 한다. 일반적으로 생리기간의 두통이 특별히 심하지 않으면 그저 생리통이거니 생각하고 말 수도 있다. 월경전증후군도 고려되지 않을 수 있는데, 배란부터 생리기간까지의 시기는 한 달의 절반이 넘는 시기이다. 이 시기의 두통을 해결할 수 있다면 한 달 중 절반 이상의 두통을 해결할 수 있다는 의미이다.

두통이 특정한 기간 즉, 생리기간이나 월경전의 시기 및 배란시기가 지나면서 함께 사라진다면 우선 생리통이나 월경전증후군 및 배란통에 대해 적극적으로 치료할 필요가 있다. 해당 월경관련질환이 치료되면 동반증상으로서의 두통도 거의 사라지는 것을 오랜 임상을 통해 누누이 확인하였다. 월경관련질환 없이 두통만 있는 분은 드물다. 두통의 극복을 위해서는 다소 성가시게 느껴지겠지만 에스트로겐에 대해 조금 더 이해할 필요가 있다.

• 두통과 여성호르몬

에스트로겐 수준은 월경주기 1주차에서 2주차로 갈수록 높아지고, 배란과 함께 저하하기 시작해서 생리가 시작되기 직전에 급격히 감소한다. 임신 중의 에스트로겐은 높은 농도를 유지하다가 출산 후 3~6일 사이에 다시 급격히 감소한다. 폐경 이후에는 월경을 위한 최소 요구 농도보다 떨어진 상태를 유지하게 된다. 이 상식적인 부분을 숙지하고 있으면 월경관련두통은 절반이상 이해될 것이다.

순수월경기편두통은 생리가 시작되는 무렵에 가장 심한데 이는 에스트로겐 수준이 급격히 저하하는 시점과 동일하다. 이 시기의 편두통 환자에게 생리가 시작되기 직전에 에스트로겐을 투여하여 호르몬 농도를 유지시켜주면 편두통 발생이 억제되고 다시 에스트로겐 농도가 감소하면 편두통이 유발된다고 한다. 또한 임신기간 중에는 편두통이 호전되는 경향(60~87%)이 있고, 출산 후의 산욕기에 편두통이 자주 발생하는데, 이러한 일련의 현상은 에스트로겐의 저하와 두통이 무관치 않음을 보여준다.

따라서 이러한 에스트로겐의 작용을 이용하여 피임약(경구피임제)을 월경기의 두통에 활용하기도 한다. 피임약은 자궁내막의 프로스타글란딘의 생성을 줄여서 생리통에도 유효한데, 에스트로겐의 공급원으로서 월경기의 두통에도 효과가 있는 것이다. 하지만 편두통의 빈도나 정도를 악화시키는 경우도 18~50%로 보고되고 있으므로, 두통에서 피임약의 복용은 신중해야 하며 복용 중에 두통이 심해지는지도 스스로 잘 살펴야 한다.

한편 피임약을 오래 복용하다가 중단할 경우 에스트로겐금단두통이 발생할 수도 있다. 에스트로겐의 급격한 저하로 인해 두통이 나타나는 것인데, 며칠 지나서 자연히 호전되기도 하지만 오래 지속될 수도 있다. 체내 호르몬은 그 생성과 작용이 인체에서 자율적으로 조절되는 체계인데 외부에서 인위적으로 공급하면 인체의 자율조절체계에 영향을 미치게 된다. 피임약은 사람에 따라 허혈성 뇌졸중의 빈도를 증가시킬 수 있다는 보고가 있고 두통의 양상에도 영향을 미치므로 복용의 시작과 중단 모두 자의로 결정하기보다는 전문의의 판단에 맡기는 것이 현명한 처사이다.

이상의 내용으로 에스트로겐의 저하가 두통의 원인임을 이해할 수 있을 것이다. 그럼 에스트로겐이 낮지 않은 시기의 월경관련두통은 어떻게 이해할 수 있을까? 여러 논문과 임상을 정리한 내용을 간략히 살펴본다.

월경관련두통은 에스트로겐 수준이 낮은 순수월경기두통보다 생리기간 이외의 시기에 두통을 앓는 분들이 더 많다. 또한 월경주기 중 에스트로겐 수준이 가장 높은 배란기 때도 두통이 발생하는 분들이 의외로 드물지 않다. 폐경기 이후에는 에스트로겐의 농도가 지극히 낮은데도 불구하고 두통의 발생이 감소한다. 이런 점들을 보면 에스트로겐이 생리기간 이외의 두통에는 영향이 없다고 단정할 수 있다.

하지만 에스트로겐의 공급으로 편두통이 악화되는 분들이 적지 않다는 보고도 있다. 따라서 어떤 시기에도 에스트로겐의 영향은 배제할 수 없다. 게다가 에스트로겐의 저하 시점에서 누구나 두통이 발생하는 것도 아니다. 설상가상으로 순수월경기편두통은 간혹 없는 달도 있다. 이렇게 두통환자들의 서로 다른 많은 상황들을 알아갈수록 점점 더 미궁에 빠지고 에스트로겐에 대한 이해를 접을 수도 있는데, 조금 다른 각도에서 에스트로겐을 바라보면 많은 부분들을 이해할 수 있게 된다.

• 호르몬의 변화에 대응하는 힘을 길러야 한다

잠깐 공복두통을 떠올려보자. 적절한 혈당수준이 인체에서 몹시도 중요하듯이 에스트로겐을 여성에게 꼭 필요한 존재로 인식하고 바라볼 수 있다(실제로도 그러하다). 혈당수준이 공급과 소모에 따라 변화하며 배고픔을 만드는 것처럼, 에스트로겐도 고저등락을 반복하면서 월경주기를 만들어 간다.

월경이 시작되는 시기는 한 달 중에서 에스트로겐 수준이 제일 낮은 지점인데, 이처럼 에스트로겐 농도가 떨어지면 인체는 평소보다 낮아진 에스트로겐 환경에 적절히 대응해야 한다. 공복에 낮아진 혈당을 조절하고 대응하듯이. 하지만 혈당조절이 원활하지 못하고 몸이 대응하고 견딜 수 있는 한계치를 넘기면 공복두통이 발생하듯이, 사람에 따라 그리고 때에 따라 낮은 에스트로겐 환경에 대한 대응력이 약해지거나 감내할 수 있는 낮은 에스트로겐 농도의 한계치가 유연하지 못하다면 두통은 충분히 일어날 수 있다. 각자의 서로 다른 감수성에 따른 두통은 이렇게 이해될 수 있다.

치료에 있어서도 공복두통을 치료하는 것처럼 인체가 낮아진 호르몬 환경에 순조롭게 대응할 수 있도록 그 능력을 기르는 치료로 생리통이나 순수월경기두통을 호전시킬 수 있는데, 이러한 환경적응능력의 고양은 호르몬 수준이 높은 배란기두통도 마찬가지이다. 이렇듯 두통은 인체가 대응해야할 높고 낮은 에스트로겐 수준에 대해 각자의 서로 다른 해결 능력의 차이에서 발생하는 것으로 이해할 수 있다. 각자의 능력을 알아내고 높이는 것이 변화의 진통을 이기는 첩경이다.

• 호르몬의 자율분비시스템을 방해하는 요소들을 해결해야 한다

또한 에스트로겐의 분비는 질병이나 건강의 이상으로 인해 불규칙해질 수 있다는 점도 고려해야 한다. 인체는 평상시와는 다른 불규칙한 변화에 취약하다. 비상대응메뉴얼이 있겠지만 그럼에도 불구하고 불규칙한 변화에 대해 제대로 대응하지 못한다면 당연히 이상증상이 나타나게 된다. 에스트로겐 분비의 불규칙에 따른 이상증상이 하필 두통인류에게는 두통이다. 이것이 생리기간 이외의 두통을 이해하는 열쇠이다.

인체의 각 세포단위나 기관의 작용 그리고 여러 기관의 협응이 필요한 유기적인 기능체계는 무언가에 방해받지 않는 한 순리에 따라 조화롭게 기능한다. 이는 호르몬의 분비에서도 마찬가지다. 에스트로겐의 분비가 불규칙해지는 것은 무언가에 의해 방해받기 때문이다. 그 방해의 요소를 찾아 해결해 주는 것이 분비의 불규칙함을 바로잡는 길이며 두통의 발생을 막을 수 있는 방법이다. 아울러 대응력을 높여주면 금상첨화이다.

방해요소는 지금까지 이차문진에서 살펴본 몸의 이상증상으로 짐작할 수 있다. 몸이 차거나 자주 긴장되어 있거나 잘 붓는 등 각자가 지닌 이상증상들은 원활해야할 인체의 기능이 어딘가 어긋나 있음을 너무도 분명히 말해준다. 각각의 증상을 만드는 병리학적 메커니즘에 골몰할 필요는 없다. 증상들의 이유는 거의 자신의 생활 속 문제에 있기 때문이다. 따라서 치료와 함께 또는 치료의 도움 없이도 생활의 문제점을 찾아 개선함으로써 방해요소를 해결할 수 있다. 그릇된 생활의 개선으로 방

해요소가 줄어들면 인체의 각 기능은 차츰 원활해지고 자연히 호르몬변화는 불규칙함이 사라지게 된다.

복잡한 생활의 문제를 찾아 바루고 치료하는 것보다 훨씬 쉬운 방법이 있다. 운동이다. 운동은 복잡다단한 몸의 이상을 해결하여 불규칙한 에스트로겐 분비를 정상화할 수 있고, 활력을 주어 몸의 전체적인 능력을 높여 주어 여하한 변화에도 적응할 수 있게 하므로 어떻게 보면 너무도 간단하고도 훌륭한 해결책이기도 하다. 다만 무리하거나 스트레스를 쌓는 운동은 역효과이므로 유의하는 것이 좋다.

월경전증후군을 연구한 보고에서 여중고생 운동선수들이 일반학생들보다 월경전증후군이 더 심하고 월경도 불규칙한 것으로 조사되었는데 연습이나 시합에 따른 긴장, 경쟁과 순위에 대한 스트레스가 주요한 원인인 것으로 나타났다. 가장 젊은 때이고 운동으로 몸도 튼튼해서 질병과는 거리가 멀 것 같은 운동선수들마저도 스트레스에서는 자유롭지 못하다.

임상적으로도 월경관련두통에서 스트레스의 비중은 결코 적지 않음을 알 수 있다. 주로 인간관계나 업무환경의 문제인데, 자신이 처한 환경을 바꾸는 것은 쉽지 않다. 스트레스가 전혀 없는 삶도 불가능하다. 스트레스가 사람을 강하게 하는 측면도 없지는 않지만 계속 이어가다보면 사람을 지치게 한다. 몸과 마음이 지쳐 피로해지면 어느새 두통은 불현듯 코 앞에 다가와 있다. 스트레스는 이어지면서 쌓이고 커지는 성질을 가지고 있다. 가끔씩은 이어지는 흐름을 끊어주는 것이 중요한 치료가 될 수 있다. 기분전환이 필요하다. 연속되는 스트레스의 상황을 잠시라도 중단시킬 수 있는 것이라면 무엇이라도 좋다.

생리통과 월경전증후군, 변비와 월경편두통 및 여러 증상들을 마치 종합선물세트처럼 가진 여학생을 치료한 적이 있었는데, 몇 달의 치료를 훌륭히 마친 후 느낀 여학생과 그 어머니의 온도차는 사뭇 달랐다. 사유를 들어보니, 불만 가득한 표정에 짜증을 달고 다니며 아파도 늘 1등을 놓치지 않던 여학생이 여러 증상이 거의 사라지자 2등으로 내려앉았는데도 마냥 어떻게 그렇게 표정이 밝을 수 있냐고, 괜히 데려왔다는 말씀이었다. 웃어야할지 슬픈 표정을 지어야 할지 난감했던 기억을 떠올려보면 몸이 만드는 스트레스도 정신에 못지않아 보인다.

문진 28. 갱년기증후군 갱년기에 따른 몸의 변화를 느끼십니까?

• 갱년기의 두통

임상에서 연령에 따라 여성두통의 빈도나 강도를 그려보면 두 봉우리가 있는 산의 실루엣과 흡사한 포물선을 그리는 듯하다. 젊은 시기에 심해졌다가 30대쯤에 조금 덜해지고, 40대중반에서 폐경 전까지 심해졌다가 폐경 이후에는 줄어드는 것이 일반적이다.

여성의 에스트로겐 수준은 폐경을 앞두고 15년에 걸쳐 점차 하락하다가 폐경기에 이르면 급감하면서 월경이 끊기게 된다. 폐경은 갱년기증후군의 여러 증상들과 함께 많은 변화를 가져오는데, 평소 월경관련편두통을 가지고 있던 분들은 일반적으로 폐경에 다가갈수록 편두통이 심화되는 경향을 보인다.

갱년기에 심해지는 두통은 에스트로겐의 감소로 설명된다. 하지만 폐경 이후에 갱년기보다 형편없이 줄어든 에스트로겐 상황에서 전반적으로 두통이 감소하는 현상은 설명되지 않는다. 또한 갱년기에 누구나 두통이 생기지는 않는 것도 납득시킬 수 없다. 따라서 갱년기의 두통은 앞서 필자가 설명한 것처럼 호르몬 변화의 불규칙성과 각기 다른 인체의 대응력에 주목할 필요가 있다.

폐경은 어느 날 갑자기 이루어지는 것이 아니라 1년이나 때로는 그 이상의 시간을 두고 월경이 있고 없음을 반복하며 서서히 사라지게 된다.

이는 감소한 에스트로겐수준이 월경에 필요한 최소 요구 수준 구간을 중심으로 등락하기 때문이다. 노화에 따라 감소하는 호르몬 변화의 폭이 이처럼 크고 불규칙하면 인체의 대응은 자연히 그전보다 훨씬 어려워지므로 두통도 갱년기 이전보다 심해지는 것은 당연한 결과이다.

갱년기에 일어나는 몸의 변화는 인체의 자연스러운 노화의 과정이다. 여성이라면 누구에게나 일어나는 그 변화의 과정에서 많은 분들이 갱년기증후군으로 괴로워하며 두통으로 몸서리치는 분들도 드물지 않다.

갱년기증후군은 50세 전후 여성의 75% 정도가 증상을 경험하고, 그 중에서 22% 정도가 증상이 심해서 병원을 방문한다고 한다. 갱년기증후군의 증상과 갱년기의 두통은 갱년기의 호르몬변화에 대한 각자의 감수성과 대응력에 따라 정도가 달라진다. 증상이 심한 분들은 그만큼 호르몬변화도 더 불규칙하고 그에 대한 대응도 순조롭지 못한 탓이다.

호르몬변화에 따른 현상이므로 치료는 월경관련두통이나 생리통 및 월경전증후군 등과 크게 다르지는 않다. 생애주기에 따른 자연스러운 폐경의 과정을 무리 없이 넘을 수 있도록 도와드리는 것인데, 대부분 좋은 효과를 보인다. 다만 젊은 날의 두통, 생리통 및 월경전증후군과는 큰 차이가 있다. 월경관련두통이나 생리통 및 월경전증후군은 대개 정해진 기간이 있지만 갱년기증후군은 낮게 형성된 에스트로겐 수준의 영향으로 거의 매일이 진행형이며, 갱년기의 두통은 불규칙한 호르몬 변화에 기인하므로 월경주기에 따른 규칙성도 찾기 어렵기 때문이다.

갱년기를 스스로 슬기롭게 이겨내는 방법도 사실 월경관련두통에서 제시한 방법과 크게 다르지는 않다. 하지만 생활의 개선은 좀처럼 녹록치 않다. 현재의 생활과 습관은 하루아침에 이루어진 것이 아니기 때문이다. 그래서 생활과 주변을 개선하는 노력에 힘을 기울이기보다 치료에 정성을 다하는 것이 어쩌면 훨씬 현명한 대처방법이다.

폐경 이후에는 편두통이 호전되는 경향을 보인다. 수술이 아닌 자연폐

경된 편두통 환자의 약 2/3에서 편두통이 호전되었다는 보고도 있다. 이는 호르몬분비가 낮은 수준에서 안정적으로 유지되어 불규칙함이 대폭 줄어든 때문으로 이해할 수 있을 것이다.

이처럼 폐경 이후에는 두통이 감소하는 것이 일반적인데 호르몬대체요법으로 인해 두통이 심해지는 분들도 있다. 호르몬대체요법 이용자의 9.5%의 여성에서 두통의 부작용이 나타났다는 보고가 있다. 호르몬대체요법은 부족한 에스트로겐을 공급함으로써 갱년기증후군의 증상들을 대부분 드라마틱하게 개선한다. 하지만 에스트로겐의 외부공급이 도리어 체내호르몬 변화를 불규칙하게 만든다면 두통은 충분히 심해질 수 있음을 상기하는 것이 좋다.

한편 갱년기에 소화불량과 같은 소화기능의 이상으로 두통이 유발되는 경우가 종종 있다. 갱년기증후군의 소화기증상은 특이한 면이 있는 것이다. 일반적인 소화불량 즉 체했을 때는 입맛이 없고 배가 고프지 않으니 잘 먹지 않게 되지만, 소화불량을 호소하시는 갱년기증후군 환자분들은 의외로 정말 잘 드신다. 입맛도 나쁘지 않다. 그러니 잘 먹으면서 소화가 마음처럼 잘 되지 않는 것이다. 그래서 '밥이 잘 내려가질 않아요'라는 표현이 적확하다.

대개 증상이 심한 갱년기증후군 환자분들은 '가만히 잘 있다가도 성질이 나면 오목가슴에 덩어리가 생겨서 위로 확 치미는 것 같다'라고 표현하기도 하는데, 상복부와 가슴에서 모이고 치밀어 오르는 기운이 위와 장에 영향을 주어서 음식물이 잘 내려가지 않는 것이다.

마치 나도 모르게 긴장하거나 가슴 뭉클해서 남들은 잘 느끼지 못하지만 스스로는 말이 잘 안 되는 가슴 벅찬 상황. 그러니 이때는 일반적인 소화제로는 해결되지 않는다. 주로 화병(火病)에 준하여 치료해야 자연히 소화가 된다. 화(火)를 내려야 음식도 내려간다.

또한 갱년기 중에는 불면증이 심한 분들도 적지 않은데 수면장애를 해결해야 두통과 갱년기증후군의 증상이 호전되는 경우도 많다. 의학적인 치료와 마음의 안정도 중요하겠지만 이때 운동이 큰 도움이 된다. 더러 뻗쳐오르는 기운을 소모할 필요가 있다.

갱년기증후군의 치료는 여느 질환과는 다른 보람이 있다. 갱년기증후군의 증상들은 모호함이 아니라 생활에 끼치는 불편함이 극명하기 때문이다. 이유도 없이 미웠던 시어머니와 남편이 이제는 밉지 않다거나, 열감이 확 줄어서 직업상 사람을 만나는 것이 더 이상 두렵지 않다. 우울하지 않다 등등. 하지만 바꾸어 말하면 그동안 그 많은 괴로움을 안고 살았다는 의미이다.

여성들은 정말 잘 참는다. 어쩌면 그 인내력이 지금껏 온갖 위험으로부터 인류를 생존케 한 힘인지도 모른다. 그래서 여성은 위대하다. 하지만 참는 것보다 치료와 생활의 개선을 통해 멋진 중년의 시기를 우아하게 보내는 것이 훨씬 값진 인생이 아닐까 한다.

 ## 32. 노년기의 두통

젊어서 두통이 있던 분들도 일반적으로 노년기에 접어들면 두통이 감소하는 경향을 보인다. 두통의 발생 횟수가 줄어들고 통증의 강도도 젊을 때보다 약해지게 되며 통증의 양상이 바뀌기도 한다. 이는 긴장과 스트레스가 젊을 때보다 적어지고, 보다 단순화된 생활패턴과 줄어든 섭취량의 영향이 크다.

노인의 만성두통은 젊어서부터 발생하여 이어온 경우가 있고, 40~50대에 발생하여 계속되는 경우와 노년기에 새로 발생한 두통이 있다. 만성이 아니라 간혹 생기는 노년기의 긴장형두통은 그 때마다 어렵지 않게 치료할 수 있으나, 젊어서부터 시작되어 지속되는 만성두통은 젊은 사람의 만성두통보다 훨씬 완고하다. 임상적으로 보면 할아버지들보다는 할머니들에게서 두통이 더 많다는 것을 알 수 있다.

나이가 들수록 사람의 삶은 편해져야 옳은데 힘든 생활은 여전히 진행형이고 게다가 세월의 무게로 켜켜이 쌓인 스트레스는 편한 친구들과의 비교에서 더욱 증폭되기 때문이다. 즉 화병의 경향을 띨 때가 많다. 하소연을 들어드리고 이해하는 노력이 효과적인데, 그 무수한 사연을 장시간 경청하는 것은 일차의료기관에서는 언감생심이다. 부득이하게 화병에 대한 치료를 하게 되는데 이로써 좋아지는 분들도 있지만 역시나 가족이나 친구의 도움과 스스로 마음을 다스리는 노력이 절실함을 느끼게 된다.

노년의 두통은 전형적인 두통의 양상을 띨 때보다는 다소 복잡한 증상을 가지고 있는 경우를 적지 않게 보게 된다. 주로 어지러움을 동반하는 형태가 많으며 편두통의 조짐만을 보이는 경우도 간혹 있다. 국제두통분류의 A1.6.6 전정편두통이나 1.2.1.2 두통을 동반하지 않는 전형조짐, 1.4.2 뇌경색이 없는 지속조짐이 그러한 경우이다.

노년의 어지러움을 동반한 두통은 영양 상태와 안과적인 문제 그리고 위치감각을 관장하는 전정기관의 이상과 뇌의 병변 등 여러 원인이 있을 수 있으므로 종합적으로 살피고 필요한 각과의 검진도 적극적으로 시행하는 것이 좋다.

40~50대 이후나 노년기에 난생 처음 두통이나 어지러움을 경험하시는 분들이 있다. 이때 먼저 의심해야 하는 것은 뇌혈관의 병변이다. 더러 몸 한쪽의 저림이나 마비 등의 신경학적인 증상을 수반할 수도 있지만 그렇지 않을 때도 있어서 수차례의 치료에 호전을 보이지 않고 두통이 계속될 때는 자세한 검진을 위해 상급병원으로 의뢰하게 되는데, 뇌의 병변이 발견될 때가 적지 않았다.

음식물이나 건강기능식품 또는 새로 복용하는 약물의 영향도 살펴야 한다. 신경학적인 이상증후가 없으면서 은근한 통증이 지속될 때인데 임상적으로는 뇌혈관병변보다 이 경우가 훨씬 흔한 편이다. 이때는 두통의 발생시점을 살펴보면 된다.

두통이 시작된 것이 선물로 받은 건강기능식품을 먹은 이후거나 특정한 음식물을 섭취한 이후 또는 새로 처방받은 약을 복용한 이후라면 그 영향임을 의심할 수 있다. 약물은 처방한 의사와 상의하여 복용을 중단하거나 다른 약으로 바꾸고, 건강기능식품은 당장 섭취를 중단하고, 음식물의 영향은 속을 조리하고 치료함으로써 두통은 대개 사라진다.

노년에는 어지럽거나 여타 이유로 넘어지는 경우도 잦은데, 그 이후로 두통이 발생하는 경우도 있다. 노년의 특성상 잘 기억하지 못하는 때가 많아서 잊고 있을 수도 있으므로 자세히 물어보아야 한다. 젊은 사람에서 머리의 타박상은 대수롭지 않을 수 있지만 노년에는 경미한 충격에도 약해진 뇌혈관의 손상으로 뇌출혈이 발생할 수 있기 때문이다. 미세한 출혈은 신경학적인 응급증상을 나타내지 않고 상당한 시일동안 출혈로 인한 두통만 지속될 수 있으므로 노인들의 머리 타박상은 가볍게 여길 일이 아니다.

 ## 33. 유년기의 두통

유년기의 아이들이 무슨 두통이 있겠는가 하겠지만 그렇지 않다.

유년기는 유치원부터 초등학교 저학년까지이다. 두통의 유병률은 6~12세 20.8%, 13~15세 32.0%, 16~18세 38.2%라는 보고에서 볼 수 있듯이 이 시기의 아이들에서도 두통은 적지 않다. 유년기의 두통은 대체적으로 일회성인 경우가 많지만, 두통이 잦은 아이들은 자라면서 만성두통으로 발전할 가능성이 다분하므로 커가면서 두통의 발생이 빈번해지는지를 반드시 확인해야 한다.

또한 유년기에는 두통이 아니더라도 주의 깊게 살펴보아야 할 증상이 있다. 배가 아프거나 토하거나 어지러움인데, 일회성이 아니라 반복적으로 일어날 때이다. 국제두통질환분류에서는 1.6 편두통과 관련된 삽화증후군으로 분류하고 있다.

아이들은 배가 아픈 일이 간혹 있는데 큰 이상이 없을 때는 대개 방귀가 나오거나 배변을 하고 나면 복통이 사라지기 마련인데, 설사도 없으면서 몇 시간 또는 며칠을 두고 복통이 지속되며 배가 아프다 말다를 반복하는 경우가 있다. 이러한 소아의 반복성 복통에서 검진상으로 기질적인 원인을 발견하지 못할 때는 1.6.1.2 복부편두통을 의심할 수 있다. 복통과 함께 식욕부진이나 구역 구토 또는 얼굴이 발그레하게 상기될 수도 있다. 복통은 쉬었다가 다시 나타나기를 반복하는데 통증이 없을 때는 언제 그랬냐는 듯 말짱하다. 복부편두통을 가진 소아는 대부분 성인이 되면 편두통이 발생한다고 한다.

구역이나 구토가 반복될 때는 1.6.1.1 주기구토증후군을 의심할 수 있다. 어지러움이 반복되는 1.6.2 양성돌발현훈도 있는데, 갑자기 쓰러지거나 불안정한 자세를 보일 때도 있다. 아이들은 처음 경험하는 메스꺼움이나 어지러움을 제대로 표현하지 못할 수도 있으므로 평소와 다른 증상을 보일 때면 아이와 교감할 수 있는 엄마의 고유한 표현으로 물어서 확인하는 것이 좋다.

유년기의 아이들은 다치지 않은 다음에는 감기나 독감 또는 장염이 아니면 어지간해서는 잘 아프지 않다. 대개의 부모들은 아이들이 '배가 아프다'고 표현할 때 비로소 얘가 아프구나 여기고 신경을 쓰게 되는데, 병원을 방문해도 이렇다 할 특이점을 발견하지 못할 때가 많다. 그렇게 복통이 수차례 부모의 신경에 단련되면 복통은 꾀병으로 오인되기 쉽다.

유치원이나 학교 또는 학원에 가기 싫어서, 숙제하기 싫어서 그러는 것 아닌가하고 넘겨짚거나 핀잔을 줄 수도 있는데 유년기의 아이들은 어른들의 생각만큼 그렇게 영리하지 않다. 아이들의 반복되는 증상은 사소해 보이더라도 관심을 기울여야 한다.

두통의 유전에 대한 연구가 적지 않다. 현재 유전적인 원인이 확인된 두통은 1.2.3.1 가족반신마비편두통이나 6.8.1 카다실에 기인한 두통, 6.8.2 멜라스에 기인한 두통 등 소수지만 편두통의 유전적인 세로토닌 조절장애에 관한 가설은 이미 오래되었다.

부모의 두통유무와 관련을 살펴보면, 편두통의 경우 모계에서 78.1% 부계에서 16.2%의 영향이 있으며, 긴장형두통의 경우 모계에서 56.8% 부계에서 8.1%의 영향이 있다는 보고도 있다. 복부편두통 환자의 50%에서 두통의 가족력이 있었다는 보고도 있다. 필자의 임상으로 보더라도 만성두통환자의 가족 중에 두통환자가 있는 경우가 적지 않았다.

따라서 부모 중에 만성두통의 기왕력이 있다면 자녀에게도 두통 및 편두통과 관련된 삽화증후군이 있는지를 살피는 것이 좋다. 유년기의 자녀에게 두통이 있다면 만성두통이 되지 않도록 일찍 치료해야 하며, 지금 없더라도 두통의 유전적 소인을 지니고 있으므로 성장하는 내내 두통이 발생하는지 지켜볼 필요가 있다.

유년기의 편두통과 관련된 삽화증후군은 두통에 준하여 치료해야 한다. 두통만 분명하지 않을 뿐 나타나는 증상들은 일반적인 두통의 전구증상이나 동반증상과 다르지 않으므로 두통을 일으키는 상황과 같기 때문이다. 유년기의 두통은 아이들의 특성상 식습관을 바꾸거나 생활의 문제를 찾아 해결하는 것은 쉽지 않으므로 치료에 기대야 하는 측면이 크다. 다만 아이들은 뇌의 기질적 병변과 같은 일부의 이차두통만 아니라면 치료를 통해 생각보다 잘 나으므로 방치하지 말고 어릴 때에 적극적으로 치료하는 것이 만성두통으로 발전하는 것을 막는 첩경이다.

아이들의 두통은 지속적인 관심이 필요하다. 유심히 살펴보고, 자주 발생하더라도 아프다는 그 사실을 인정해주고, 그때마다 물어봐주고 진료를 받는 것이 무엇보다 중요하다. 만약 꾀병이라 할지라도 부모의 인정과 보살핌 그리고 치료에 대한 노력은 필요하다. 아이들은 부모의 사랑과 관심을 먹고 자라는 나무이기 때문이다.

34. 청소년기의 두통

• 통증을 참는 아이들이 많다

필자의 두통은 고등학교 때부터 시작되었다. 돌이켜보면 안경도 그때부터 끼기 시작하였다. 본디 낙천적인 성격이지만 늘어난 학업과 빡빡한 일과에 따른 스트레스 그리고 수면부족과 함께, 성장에 따른 변화를 이겨낼 힘이 부족했던 약한 체질은 잠자던 두통인류의 기질을 그제서야 일깨웠는지도 모를 일이다. 앞서 잠깐 얘기했듯이 사흘이 멀다 하고 반복되는 두통에도 필자는 진통제라는 것이 있는지를 몰라서 한 번 먹어보지도 못한, 참으로 우매한 시기를 보낸 셈이다. 그런데 정도의 차이는 있겠지만 요즘 아이들 중에도 과거의 필자처럼 혼자 고통을 삭이고 있는 아이들은 의외로 많은 듯하다.

청소년기의 두통은 유년기의 두통이 계속 이어지거나 편두통과 관련된 삽화증후군이 청소년기에 접어들면서 편두통으로 자리잡을 수 있고, 필자처럼 청소년기에 새로 발생하는 경우도 있다. 처음 두통이 있다는 이야기를 건네면 부모님들은 자고나면 괜찮을 거라 타이르거나 진통제를 구해주게 된다. 우발적인 두통은 자고 나면 괜찮아질 때가 많다.

그러다가 점차 두통의 횟수가 빈번해지면 진료를 받게 되는데 대개 기질적인 특별한 원인은 발견하지 못하고 기존의 비염이나 스트레스 또는 신경성으로 진단받고 진통제를 처방받게 된다. 이로써 두통이 수그러들고 횟수가 줄어들면 다행이겠지만, 이후에도 두통이 계속될 때는 난감해진다. 이미 진료를 받은 상황에서 재차 두통을 호소해 보지만 부모님으로서도 뾰족한 도리가 없어 진통제를 먹으라고 말할 수밖에 없다.

• 두통이 있는지 물어봐 주어야 한다

아침에 일어날 때마다 머리가 아파지기 시작해 점심때쯤에야 덜해지는 두통을 4년째 앓고 있는 중3 남학생으로, 자주 내원하지 못하므로 진찰하고 변증하여 보름치 정도의 약을 처방하여 보냈는데 8개월이 지나 요통으로 어머니와 함께 내원하였다. 체육활동으로 인한 급성요통이라 치료가 어렵지 않았으므로 그간의 두통이 궁금해서 물어보았다. 다행히도 아침두통은 사라졌고, 오랜 소화불량과 추위, 흉통도 사라졌다. 하지만 근래에 다시 미약한 두통이 간혹 있는데 다른 병원에서 비염 진단받아서, 그것 때문으로 알고 있어 참을 만하다고 했다. 혹시나 해서 학생의 어머니께 아드님의 두통이 어떤 것 같은가 물었더니, 나은 것이 하나도 없다는 대답이 돌아왔다.

어떻게 된 일일까? 이전 내원 당시에도 학생의 어머니는 늘 있던 두통이 쉽사리 나을 것이라 기대하지 않았고 그저 기운이 나서 공부하는 데에 도움이나 되었으면 하고 바라셨던 것이고, 학생은 부모님이 걱정하실까봐 두통이 있던 그전에도 두통을 토로하지 않았던 것처럼 두통이 나아져도 나아졌다고 말하지 않았던 것이다. 두통은 알아주고 인정해주는 노력이 필요하다. 특히나 부모의 끊임없는 관심은 몹시도 중요하다. 또한 부모의 질문에 스스로도 솔직하게 대답할 필요가 있다. 아프다고 말해야 한다. 그래야 부모도 적극적으로 다른 대책을 모색하기 때문이다.

아이들이 처해있는 외부의 환경은 너그럽지 못하다. 학업과 성적 및 진로 등에 치여서 '애들이 뭐가 아파?' '머리를 쓰니까 당연히 머리가 아프지.' '그렇게 나약해서 무슨 공부를 하고 성공을 할 수가 있니?' 같은 어쩌면 진취적으로 보일 수도 있는 삭막한 분위기에 매몰되어 스스로 고립되고 방치될 수 있다. 아이들은 부모가 신경 쓰지 않으면 본인도 별 것 아니라고 여기고 당연히 참아야 하는 것으로 아는 경향이 있다. 그렇게 배우는 것이다. 그러나 그러는 와중에 두통은 점점 더 심해진다.

두통환자는 아이나 어른이나 비슷하다. 잘 참는다. 그리고 잘 표현하지 않는다. 어지간해서는 아프다고 말하지 않는다. 필자도 과거 그러했다. 아마 큰 사건이 생겨서 부모가 역정을 내고 혼낼 때쯤이면 서러움에 그간 참았던 울분을 터뜨릴 것이다. 아이들이 한번이라도 두통이 있었다면 가끔 물어봐주어야 한다. 아직도 아픈지 지금은 어떠한지 말이다.

• 진통제는 부모가 챙겨야 한다

청소년기의 아이들은 강해 보이지만 약하다. 특히나 남자아이들은 다른 아이들에게 약함을 보이려하지 않는 경향이 있고, 여자아이들은 월경과 관련한 두통이 적지 않은데 친구나 엄마에게도 곧이곧대로 말하지 않는 경우가 많다. 결국 주변의 도움을 받을 수 없으니 스스로 해결하게 된다.

우발적인 일회성 두통은 잠깐 지나가거나 진통제로 해결할 수 있다. 진통제를 쉽게 구할 수 있는 시대이다. 학생 스스로 진통제를 알아서 사먹는 경우도 적지 않다. 두통이 심해서 내원한 학생을 진료하는 과정에서 그간 진통제를 혼자 사먹은 이력을 같이 들은 엄마가 눈물을 훔치는 것을 본 적이 있다. 몰랐던 것이다. 그렇게 아픈지. 그저 생리통이 있어서 생리기간에 잠깐 진통제를 먹거니 생각했던 것이다.

약은 부모가 챙겨야 한다. 자칫 아이 홀로 진통제에 의존하다보면 원인은 방치되고 통증은 점점 더 고착되게 된다. 진통제는 만능이 아니다.

계속 복용하다보면 언젠가는 듣지 않을 때가 온다. 그때까지 두지 않는 것이 좋다. 부모가 약을 챙길 때 비로소 얼마나 자주 아픈지 알 수 있다. 이를 성가시다 생각하지 말아야 한다. 두통이 자주 반복된다면 두통인류의 기질이 다분히 있는 것이다. 치료해야 한다.

• 두통은 성적에 영향을 미칠 수도 있다

두통은 성적에도 큰 영향을 미친다. 필자의 고등학교시절을 떠올려 봐도 명확하다. 어쩌다 수학문제를 풀어보라고 칠판 앞에 불려나가지만 두통 때문에 멍하게 서 있다가 '반항하는 것이냐? 시험은 어떻게 본거냐? 누구 걸 보고 베낀 거냐?'라는 말을 들을 때도 있었다. 시험기간에 두통이 심해질 때면 머릿속이 하얘져서 시험을 망치니 성적이 들쑥날쑥할 때도 있었다. 두통 때문이라고는 말하지 않았다. 아니 못했다. 해야 옳다. 왜 그런 건지 정말 몰랐기 때문이다.

두통을 치료한다고 해서 갑자기 성적이 오르기를 기대할 수는 없다. 하지만 두통 때문에 공부하기가 힘들고 시험을 망치는 일은 막을 수 있다.

• 식탁은 즐거워야 한다

"우리 애는 채소를 도통 먹으려 하질 않아요." 학생들을 진료할 때면 흔히 듣는 말이다. 순간 일그러진 아이의 표정은 한참 먹거리에 대한 얘기를 듣고 '그 정도는 두통에서 별 문제 없습니다'라는 설명에 뽀로통한 엄마의 표정을 보고 나서야 회심의 미소를 짓는다. 편식에 대한 엄마의 하소연은 핀잔이 아니라 실은 안타까움에 가깝다.

편식으로 인해 무언가 부족한 것이 두통에 영향을 줄 것이라는 엄마의 생각이 틀리지는 않다. 골고루 잘 먹는 것이 두통의 발생을 막는 데에 이롭다는 것도 재론의 여지는 없다. 하지만 아이러니하게도 학생들의 두통을 치료하고 나면 같은 편식이 이어지더라도 두통은 호전된 상태로 더 심해지지 않는 것도 사실이다.

식사량이 너무 부족하거나 대체 불가능한 특정 영양소의 섭취를 일체 거부하는 극단적인 편식이 아니라 식사량이 일정 정도 이상이라면, 즉 밥을 곧잘 먹는다면 두통에 관한 한 청소년기에는 영양불균형의 문제에서 성인에 비해 자유로운 것으로 보인다. 따라서 편식의 개선에 그다지 집착하지 않아도 된다.

아이들의 편식에는 그들만의 이유가 있다. 중고등학생 때의 필자는 육류나 생선을 거의 먹지 않았는데, 이처럼 두통인류는 과일이나 채소, 육류나 생선 등 특정 음식을 먹지 않는 경우가 흔하다. 이유 없이 그냥 싫은 경우도 있지만 내키지 않는 음식을 먹으면 어딘지 모르게 속이 편하지 않거나 느닷없는 변의로 등교시나 오전 수업 중에 곤란해지거나 혹은 특정한 음식의 냄새와 맛이 싫어서일 수도 있다. 필자처럼 생선가시에 걸려 며칠간 밥을 잘 먹을 수 없었던 사소한 트라우마가 있을 수도 있다.

아이들의 편식은 여간해서는 개선이 쉽지 않다. 이만큼 컸으니 이제는 먹을 때가 되지 않았느냐 종용하기도 하는데 불편함으로 영양을 채우는 식사는 스트레스로 작용한다. 알다시피 스트레스는 유력한 두통의 유발 요소이다. 잊을만하면 얘기해서 눈칫밥을 먹게 하는 것보다 먹기 싫은 것을 먹지 않아도 되는 자유를 흔쾌히 윤허하는 것이 좋다.

골고루 먹어야 한다는 것은 아이들 스스로가 명확하게 깨달아야 한다. 깨달으면 말하지 않아도 스스로 챙겨먹는다. 그때까지는 그저 기다려주는 것이 좋다. 그런데 가만히 살펴보면 채소든 과일이든 육류든 아예 안 먹는 것이 아니라 한두 가지 정도는 좋아하는 음식이 있다. 영양의 균형을 포기할 수 없다면 그 음식을 살뜰히 챙겨주는 것이 귀찮더라도 마음은 훨씬 편할 것이다.

또한 일반적으로 실랑이의 주범은 채소일 경우가 많다. 오래 씹어야 하는 채소의 특성상 웬만큼 맛있는 요리가 아니고서는 성장기 아이들에게 씹고 음미하는 여유로운 식사시간을 기대하는 것은 무리다. 배부르게 먹는 것이 우선이기 때문이다. 다행히도 채소나 과일을 먹어야 할 당위성과 필요성에는 공감하는 아이라면 아마 믹서기로 씹히는 것 없이 곱게 갈아서 후루룩 마시는 것에는 동의할 수 있을 것이다. 필자는 채소를 제대로 먹지 못한 날에는 양배추와 방울토마토를 갈아서 들이킨다. 양배추 날것은 더러 아리거나 매운 맛으로 좋지 않은 선입견을 남겨 거부의 사유가 될 수도 있으므로 물에 5~10분 정도 담가서 아린 맛을 빼고 갈아주는 것이 좋다. 식사는 맛있고 식탁은 즐거워야 한다.

• 여학생은 초경부터 관심을 가져야 한다

청소년기에 접어들면 여학생들의 월경이 시작되는데, 불청객처럼 두통이 초경과 함께 시작될 수도 있다. 월경은 초경이후로 한동안 불규칙적이어서 한두 달 또는 몇 달을 건너뛰거나 월경주기가 짧은 경우에는 한 달에 두 번씩 발생하기도 한다. 이는 여성호르몬의 분비가 아직 안정되지 않아서인데, 이러한 불규칙한 변화에 민감한 여학생의 경우에는 이로 인해 월경관련편두통의 양상이 지속될 수 있다.

발랄하던 딸이 어느 날부터 짜증이 늘어나고 부쩍 예민해지면 바야흐로 우리집도 올 것이 왔구나하고 체념하기 마련인데, 정서변화가 초경과 함께 시작되었거나 한 달 중 일정한 기간에 심해진다면 월경전증후군이나 생리통의 영향일 수도 있음을 염두에 두어야 한다. 또한 두통도 정서의 변화를 야기할 수 있으므로 혹시 머리가 아프지는 않은지 확인하는 것이 좋다.

사춘기의 큰 변화는 같은 여성으로서 딸과 공감하는 엄마의 역할이 무척이나 중요한 시기이다. 자신도 어찌할 수 없는 변화의 충격을 말없이 혼자 감당하게 하지는 말아야 한다. 그리고 증상이 심할 때는 적극적인 치료의 도움을 받는 것이 좋다. 사춘기는 성장하며 지나가는 시기이다. 변화의 시기를 무사히 넘어가게 도와주어야 한다.

• 비염과 두통

비염은 청소년기 두통의 흔한 원인으로 지목된다. 만성비염은 두통을 동반하지 않더라도 비염 그 자체만으로도 곤욕스럽기 그지없다. 비염이 심해서 학업이나 생활에 지장이 있거나, 두통의 유일하거나 가장 주된 유발요인이라면 적극적으로 치료해야 한다.

비염이 두통을 일으키는 유발요인으로 작용하는 데에는 임상적으로 몇 가지 이유를 들 수 있다. 꽉 막힌 코는 숙면을 방해하여 피로를 쌓아 두통을 유발하며, 하루에 스무 번 서른 번도 넘게 코를 푸는 행위도 머리를 무겁게 한다. 또한 비염이 있는 학생들은 목안이 말라서 물을 자주 마시는 경향이 있는데 수분과잉섭취로 인한 배앓이가 두통의 유발요인으로 작용할 수 있다.

비염은 완치가 쉽지 않다. 하지만 청소년의 두통에 있어서 비염의 치료는 완치까지 가지 않더라도 두통에 영향을 미치는 비염의 요소를 최소화하는 것으로 두통의 호전을 기대할 수 있다.

각자에 따라 문제가 되는 부분을 파악하여 그 부분을 중점적으로 개선해 나가면 두통의 빈도는 줄어들기 시작한다. 이는 항히스타민제나 여타의 대증치료로도 효과가 있으므로 우선 두통에 대한 영향을 줄이는 방법을 모색하는 것이 좋다. 다만 항히스타민제를 장복하고 있다면 약제로 인한 두통의 영향은 없는지 확인해 보는 것이 좋다.

• 학생들의 두통은 잘 나을 수 있다

우리나라의 청소년들이 처해 있는 상황은 거의 비슷하다. 한창 혈기왕성하여 뛰어놀아야 할 시기에 학업에 갇히고 시험에 저울질 당하며 하루 하루를 비좁은 책상에서 책과 씨름하며 보낸다. 청소년기의 두통은 학업의 스트레스와 수면부족이 가장 큰 요인일 수밖에 없다.

하지만 같은 환경에 있는 모든 학생들이 두통을 앓고 있는 것은 아니며 두통의 강도와 빈도에도 차이가 있다. 과거의 필자를 돌아보고 학생들을 진료하면서 심하고 자주 반복되는 두통은 여러 유발요인과 함께, 성장기라는 큰 변화의 시점에서 몸이 그 변화에 적응하지 못하는 두통인류에게서 나타난다는 것을 알 수 있었다.

앞서 잠깐 예도 들었듯이 학생들의 두통은 일정한 치료로 대부분 잘 나을 수 있다. 스트레스나 수면부족 및 운동부족이라는 피치 못할 유발요인은 상존하지만 성장이라는 큰 추동력을 가지고 있으므로 변화에 대처하는 힘을 길러주면 두통은 떨쳐낼 수 있다.

원시시대의 에피소드를 그린 크루즈패밀리라는 애니메이션에서 주인공 그럭(Grug)은 아이들에게 "겁없이 굴지 마라(Never not be afraid)"를 수도 없이 외친다. 위험천만한 원시시대에서 거의 유일하게 가족 모두를 살아남게 한 위대한 아빠의 깨달음은, 삶에 있어서 중요한 것은 자신에게 닥친 미지의 위험에 정면으로 맞서기보다는 위험을 두려워할 줄 알아야 한다는 것이다. 혼자서 해결할 수 있는 일이 있고, 가족이 함께 도와야 할 일이 있다. 두통은 후자이다.

청소년기의 두통은 눈을 감고 외나무다리를 건너는 것만큼이나 당사자에게는 외롭고도 위험한 일이다. 또한 아이들의 가능성을 위축시키고 학업을 방해할 수도 있다. 아빠 엄마도 모두 그 과정을 거쳐 왔다. 혼자 괴로워하게 두지 말고 가족 모두가 함께 관심을 기울이고 치료를 위해 노력한다면 충분히 이겨낼 수 있다.

35. 두통과 뇌의 문제

　만성두통환자 중에 뇌영상 검사를 한번쯤 고민해 보지 않은 분은 거의 없을 것이다. '혹시 머릿속에 뭐가 있어서 그런 것은 아닐까?' 진통제에도 꿈쩍하지 않는 두통으로 머리가 빠개질 듯 아플 때면 슬그머니 고개를 쳐드는 이 해묵은 의문은 여간해서는 쉽사리 떨쳐지지 않는다.

　결코 흔한 경우는 아니지만 그렇다고 간과할 수도 없는 머리 자체의 문제, 즉 뇌의 문제로 말미암아 발생하는 두통이 있다. 정밀검진을 받아보기 전에는 짐작하기도 힘든 두통이며 어쩌면 대부분 몰라도 되는 두통이지만 더러 궁금해 하시는 분들이 많으므로 개략적인 내용을 살펴본다.

　머리와 목의 외상 및 손상에 기인한 두통(개두술과 방사선수술도 포함된다), 두개 및 경부의 혈관질환에 기인한 두통(뇌출혈 뇌경색 등의 중풍과 혈관 기형 및 혈관의 염증, 혈관내 시술 등), 비혈관성 두개내질환에 기인한 두통(뇌압상승, 뇌압하강, 비감염염증병, 신생물, 경막내 주사, 뇌전증발작), 두개내감염에 기인한 두통(세균이나 바이러스에 의한 수막염 또는 뇌염, 진균이나 기생충 감염), 전신 감염에 기인한 두통(세균 감염, 독감, 감기 등), 뇌신경의 통증성 병변과 기타 안면통(삼차신경통, 혀인두신경, 안면신경, 후두신경, 시신경 등의 병증) 등.

　국제두통질환분류에 수재된 이차두통의 원인이 되는 뇌의 병변은 이처럼 다양하다. 포괄적으로는 정신과질환에 기인한 두통까지도 포함할 수 있다. 이 중에서 만성두통환자들의 오랜 궁금증을 관통하는 부분은 아마 정상적이지 않은 '내 머릿속 무엇'의 유무를 확인하고 싶은 것이리라 생각한다. 시각적으로 확인이 가능한 '내 머릿속의 무엇'은 주로 뇌혈관이상과 종양으로 귀결된다.

　뇌동맥류(미파열소낭동맥류)는 뇌동맥의 일부가 크게 불어나거나 약해진 부분이 파열되면서 출혈을 일으켜 문제를 일으킨다. 6.3.1 미파열 소낭동맥류에 기인한 두통이 있다. 큰 동맥류의 경우에는 파열되지 않아도 주변의 신경을 눌러서 신경증상이나 두통을 일으킬 수 있다. 미파열소낭동맥류 환자의 약 20%에서 두통을 호소하지만 동맥류와 두통의 연관성에 대해서는 아직 명확하지 않다. 다만 후향적인 연구에서 지주막하출혈로 내원한 환자의 약 절반에서 동맥류 파열이 진단되기 전 4주 이내에 급성의 심한 두통의 병력이 있었다고 보고되고 있으므로 평소 경험해보지 못한 강도의 두통이 있었다면 여타 증상을 참작하여 검진을 고려해볼 수 있다. 동맥류는 파열 전에 발견한다면 클립결찰술이나 코일색전술 등의 훌륭한 처치로 파열을 막을 수 있다.

6.3.2 동정맥기형에 기인한 두통이 있다. 동맥과 정맥은 모세혈관을 통해 이어지는데, 뇌동정맥기형은 동맥과 정맥 사이에서 모세혈관의 발달이 제대로 이루어지지 않아서 동맥과 정맥이 직접 연결되는 경우를 말한다. 이를 단락(shunt)이라고 칭하는데 이런 단락으로 인해 주변의 뇌조직이 만성적인 허혈 상태에 빠져서 뇌전증이나 만성두통이 발생할 수 있으며 과부하가 지속되면 약한 부분에서 뇌출혈이 발생할 수도 있다. 동정맥기형을 가진 여성의 58%에서 조짐편두통이 보고되었다. 그러나 대규모의 동정맥기형 보고에서 편두통 증상의 빈도는 뇌전증, 출혈, 국소결손보다는 매우 드문 편이라고 한다.

6.3.4 해면혈관종에 기인한 두통이 있다. 해면혈관종은 혈관이 복잡하게 얽혀 뭉쳐있는 혈관기형으로 주로 무증상일 경우도 많지만 출혈의 위험이 있어서 문제가 된다. MRI검진의 증가로 해면혈관종의 발견이 증가하고 있는데, 아직 이 두통에 대한 체계적인 연구는 없다고 한다.

6.8.3 모야모야혈관병증에 기인한 두통이 있다. 모야모야병은 소아기에 가장 흔한 뇌혈관질환이지만 두 번째 호발연령이 40대로 알려져서 성인에서도 발견될 수 있다고 한다. 뇌혈관조영검사에서 가느다란 신생

혈관들이 모락모락 연기처럼 보인다고해서 일본어로 '모야모야'병으로 이름 지어진 병이다. 모야모야병은 소아에서는 주로 뇌경색의 경향을 보이고 성인에서는 뇌출혈의 경향을 보인다.

모야모야병의 뇌경색 증상은 주로 일과성허혈(TIA) 증상을 보이는데 수 분 정도 지속되면서 혈관이 막혀서 허혈된 뇌의 신경영역에 따라 사지의 마비나 감각이상 또는 시야의 협착 등이 일어날 수 있다. 또한 라면을 후후 불면서 먹거나 리코더 불기 또는 격렬한 울음이나 크게 노래부르기 등 과호흡이 동반되는 상황에서 두통과 함께 신경학적인 증상이 나타난다. 증상이 심한 경우 재관류수술이 시행되는데 두통이 호전되는 경우도 있으며 지속되거나 수술 후 다른 양상의 두통이 새로 발생되기도 한다고 한다.

7.4.1 두개내신생물에 기인한 두통이 있다. 종양이 발견되는 경우이다. 두개내신생물환자에서 두통의 유병률은 32~71%이며, 여타 증상 없이 두통만 있는 경우는 전체의 2~16%로 드물고 대개는 신경학적 이상 및 뇌전증을 동반한다고 한다.

이외에도 뇌영상 검사에서 수두증이 발견되기도 하는데, 수두증이면서도 두개내압이 정상적일 때는 대개 두통을 일으키지 않으며 종종 경도의 두통이 나타난다고 보고되고 있다. 7.1.4 수두증에 속발한 두개내압 상승에 기인한 두통은 두개내압이 의미 있게 상승한 때이다.

의학기술의 발달로 인해 각종 영상검사가 발달한 시대이다. 두통에 관해서도 뇌영상 검사의 보편화로 인해 과거보다 뇌혈관이상이나 종양의 발견이 용이해졌다. 까다로운 뇌혈관조영술도 MRA(자기공명혈관조영술)의 등장으로 접근성이 훨씬 좋아졌다. 의료의 현장에서 뇌영상 검사는 단지 두통만 있을 때보다는 두통과 수반된 신경학적인 증상과 특정한 이상 증상을 동반할 때 비로소 검진을 시작하게 되는 경우가 많은데, 근래에는 건강검진에 선택적으로 포함하여 우연히 발견되는 경우도 적지 않다고 한다.

국내 연구에서 1,643명의 소아 두통환자 중에서 증상특이적으로 선별한 304명에 대한 뇌 MRI검사로 5건의 종양이 발견되었다는 보고가 있다. 뇌병변의 존재는 두통의 궁극적인 원인일 수도 있지만 자신이 가진 다양한 두통의 원인 중 하나의 가능성일 수도 있다. 시급한 상황이 아닌 만성두통에서 의료진은 환자의 건강상태와 성별 및 연령을 고려하고, 발견한 해당 병소의 부위와 크기 및 영향 요소를 분석하며, 병소의 변화와 증상의 증감을 시일을 두고 추적하여 두통과의 연관성을 면밀히 검토하게 된다. 그리하여 병소를 그냥 놔둘 것인지, 방사선이나 외과적인 처치 및 약물 등의 적극적인 치료를 할 것인지를 다각도에 걸쳐 장점과 위험 여부를 살펴 판단하게 된다.

수술이나 시술이 결정되면 의료진은 누구보다 최선을 다할 것이다. 하지만 아무리 의학의 발전이 눈부시더라도 인류는 아직 뇌에 관한 한 미지의 영역이 많고, 뇌수술은 여전히 최고 난이도의 영역이며 예기치 못한 위험으로부터 자유롭지는 못하다.

필자의 친구는 뇌혈관기형에 대한 수술로 40년이 넘는 두통이 말끔히 사라졌다. 다만 그 후 한쪽 시야를 잃고 팔다리도 힘이 떨어졌는데, 그나마 쉰이 넘는 나이에 이만한 것을 늘 감사하게 생각하며 살고 있다. '그간 앓아온 두통의 역사만큼이나 오래되었을 기형혈관을 만약 어릴 때 발견했다면 어떻게 되었을까?' 친구와 나누는 이러한 가정법 과거완료형의 대화는 앎으로 인한 감당의 두려움과 알지 못했던 다행함이 공존하며 필자의 마음을 아프게 하지만 친구를 괴롭히던 오랜 두통이 사라져서 마냥 고마울 따름이다.

필자도 몇 해 전 두 번째 재발한 요추추간판탈출증을 검진하는 중에 허튼 용기를 내어 부탁드려서 뇌 MRI 촬영을 해보았다. 몇십 년 동안 궁금증을 애써 누르며 미루어 놓았던 종양의 탐색은 다행히도 부재로 확인되었는데, 차마 MRA나 혈관조영술까지 감행할 용기를 내지는 못하였다. 만약 무언가 발견된다면 그간 두통을 감내하면서도 평온했던 일상은 일시에 혼란에 빠질지도 모른다. 불안감이란 늘 모호함에서 기인하기 마련이지만 때로는 아는 것이 병이고 모르는 것이 약일 수도 있다. 뇌영상 검사는 뇌병변의 연관증상이 없다면 탐구심을 거두고 전문의료진의 진료를 통한 신중한 판단에 맡기는 것이 현명한 처사라 사료된다.

지금까지 두통과 관련한 여러 증상들과 생활의 측면을 살펴보았다. 일면 두통과 무관해 보이는 문제점들이지만 하나하나 건강하게 바로잡아 갈 때 두통이 좋아지기 시작하는 것을 필자 본인이나 진료를 통해 누차 경험해 왔다.

문진을 이어가는 동안 부록에 수록된 문진표에 기록한 내용은 자신의 두통유발요인으로 잠정하고 개선의 과제로 삼으시는 것이 좋다. 이차문진의 항목에서 미처 언급되지 못한 내용도 있을 것이다. 어떠한 개인적인 불편함이라도 개선이 가능한 부분이라면 바로잡아 보고 두통에 영향을 주는지 살펴보는 것도 좋을 방법이다.

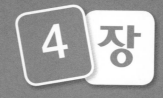

두통의 대책

만성두통의 대부분은 원인이 명확하지 않은 원발두통이다. 두통은 부지불식간에 시작되고 자신도 모르게 끝이 난다.

두통의 발생에는 질병을 비롯하여 생활의 사소한 문제들도 영향을 미칠 수 있다. 4장에서는 두통이 어떻게 형성되어 가는지 그 과정을 이해하고, 이를 바탕으로 두통을 치료하고 예방하는 방편을 모색해 본다.

🎯 1. 두통의 하루

"오늘 아침 안 먹습니다. 아무것도 주지 마세요." 바야흐로 두통의 긴 하루가 시작된다. 새벽에 잠깐 정신이 들었을 때 이마와 앞머리가 띵함을 느꼈다. 아침에 일어나 움직여보는 눈은 평소보다 더 빡빡하고 둔한 통증까지 느껴진다. 경험적으로 두통의 시작을 직감하게 된다. 이럴 때는 숫제 굶게 된다. 무얼 먹으면 두통이 더욱 심해지기 때문이다.

더 누워 있고 싶은데 출근해야 하니 그럴 수도 없다. 아직 뱃속은 전혀 움직일 기미도 없다. 이럴 때는 물조차 먹지 않는다. 탈수증은 갈증이 심해지는 시기를 넘기고서야 발생하므로 입안이 마르기 시작할 때쯤 물을 먹어도 충분하기 때문이다.

통증의 강도는 4쯤 되고, 컨디션 정도(활력도)는 5정도이다. 아직은 견딜만한 상황인데, 출근길 차 안에서 두통은 조금씩 더해지고 있다. 눈을 뜨고 있는 것이 힘드니 전방을 주시하면서 한쪽 눈을 번갈아 떴다 감았다 하게 된다. 고속도로 휴게소에서 배변하고 병원에 당도한다.

마침 대기 중인 환자가 없으면 안경부터 벗어버린다. 안경을 벗고 나면 안경을 낄 때보다 눈의 통증이 덜해지고 눈을 뜨고 있는 것이 조금 편해지기 때문이다. 사람은 잠잘 때를 제외하고는 늘 눈을 뜨고 있다. 눈병이 생기거나 졸리거나 햇빛을 정면으로 주시하거나 몹시 밝은 곳을 오래 보고 있지 않은 한 보는 행위는 힘든 일이 아니다. 그런데 두통과 함께 눈이 아파지면 상황은 달라진다. 그저 눈을 뜨고 있는 자체가 힘겹고 시선을 바꾸느라 눈을 돌리거나 무언가를 주시하면 두통은 더더욱 가중된다.

진료가 시작되고부터는 새로운 고난이 찾아온다. 말하는 것이 힘들어진다. 통증의 강도는 4~6을 오가는데, 활력도는 6~4가 아니라 4~2로 떨어지고 서있을 기운조차 없다. 호흡은 얕아져서 들숨이 채 기관지를 지나지도 못하고 도로 나오는 듯하다. 얕은 숨을 쉬다가 가끔 큰 숨을 몰아쉬고는 호흡을 참고 있으면 차라리 편해진다. 손은 싸늘해지고 귀와 볼도 차고 추위도 느껴진다. 머리를 흔들어서 흔들림은 덜하지만 미간과 이마의 둔한 통증은 사라지지 않는다. 그러고는 쉬는 틈틈이 구역질을 하게 되는데 먹은 것이 없으니 나올 것이 없다. 헛구역질을 하고 나면 두통은 조금 덜해진다. 일부러 혀뿌리를 눌러 구역질을 해 보면 거품 침이 조금 올라온다.

점심도 굶는다. 아직 배가 고프지 않기 때문이다. 입이 마르지 않지만 본능적으로 물을 마시게 된다. 조금 지나자 속이 좋지 않음을 느끼고 이어서 구역질이 나는데 아까 마신 물이 그대로 토해진다. 기둥이 있으면 수시로 머리를 부딪쳐 본다. 주먹으로 머리를 쥐어박기도 한다. 머리를 가격하면 두통을 아주 잠시 잊을 수 있다. 늦은 오후가 되면서 하품이 한두 번 나고, 트림도 두어 번 올라온다. 안경을 끼고 있는 것이 조금 편해짐을 느낀다. 모니터를 보는 것이 그리 힘들지 않다.

기어이 진료가 끝났다. 통증의 강도는 2~3정도로 떨어져 있으나 아직 기분 나쁜 통증이 가시지 않고 있다. 눈을 움직여보면 눈뿌리의 통증도 아직 남아있고 뱃속도 편하지 않다. 활력도는 3~4정도이고 머리를 흔들어 보면 울림이 심하지 않으니 운동을 할 수 있을 거라 판단하고는 절

운동을 시작한다.

초반까지는 몸이 굼뜨고 머리도 무거워서 힘들게 느껴지는 절 운동은 곧 탄력이 붙어서 정해진 만큼을 할 수 있게 된다. 운동을 절반 정도 진행할 때쯤 땀이 나기 시작한다. 아울러 무겁던 머리가 조금씩 가벼워진다. 점차 땀이 맺히고 뚝뚝 흐르면서 눈뿌리의 통증이 사라지기 시작한다. 처져 있던 입꼬리가 스르르 올라가며 저절로 코웃음이 터진다. 절 운동을 끝내고 흐르는 땀을 훔치면서 트림이 길게 한 번 나오고 꿈틀하는 장의 움직임을 느낀다. 불편하던 배는 홀쭉하게 오므릴 수 있게 되었고 머리는 그 어느 때보다 가벼워졌다. 이제 저녁을 먹을 수 있다. 길었던 두통의 하루는 이렇게 끝이 난다.

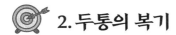 ## 2. 두통의 복기

앞글은 수많은 두통의 기록 중 진통제나 치료약을 복용하지 않고 보낸 어느 하루의 기록을 간추려 서술한 것이다. 통증이 가라앉고 나면, 그날의 두통을 되짚어 보게 된다. 두통의 유형과 함께 이번 두통은 어떤 준비가 되어 발생하였고, 어떤 유발요인이 있었는지, 또 어떻게 나았는지 살펴봐야 하기 때문이다.

이번 두통은 통증의 유형으로 보면 긴장형두통에 가깝다. 지난 두통 이후로 14일만의 두통이었다. 보름 가까이 두통이 없었으니 꽤나 쾌적한 한 달을 보내고 있는 셈이다. 두통의 발생빈도로 보면 고빈도삽화긴장형두통에 속한다고 볼 수 있다. 긴장형두통은 빈도에 따라 저빈도와 고빈도로 나눈다. 저빈도삽화긴장형두통은 1달에 1일 미만, 1년에 12일 미만의 빈도로 최소한 10회 이상 발생하는 것을 기준으로 하고, 고빈도삽화긴장형두통은 3개월 이상의 기간 동안 1달 평균 1일~14일 빈도로 1년에 12일 이상 180일 미만으로 적어도 10회 이상 발생할 때이다.

만성긴장형두통을 치료해 가면 필자처럼 두통의 발생빈도가 감소하게 되는데 여전히 구역과 구토는 남아 있을 수 있어서, 삽화긴장형두통의 진단기준인 '구역이나 구토가 없음'과 배치되는 상황이 발생한다. 국제 두통질환분류에서는 진단기준 중 한 가지 양상이 부합되지 않을 때를 고려하여 개연긴장형두통이라는 분류를 만들어 진단의 융통성을 둔다 했는데, 따라서 이번 두통은 국제두통질환분류상 개연고빈도삽화긴장형두통이나 개연만성긴장형두통으로 볼 수도 있다.

두통의 발생 빈도와 지속시간이 이번 정도만 되어도 두통이 거의 없는 건강한 사람에 가깝다. 아울러 이 정도면 두통 치료의 목표에 거의 근접한 지점이라 볼 수 있다.

이제 이번 두통의 발생 이전 상황을 돌아보자. 닷새 전 실수로 애써 작업한 문서파일을 삭제하고는 복원에 노심초사하다가, 결국 기억을 떠올리며 새벽까지 다시 작업을 진행해서 평소보다 잠이 부족한 날이 이틀 있었다. 이틀 전부터는 눈이 충혈되고 약간씩 뻐근했으며 가슴이 다소 답답했다. 하루 전에는 아침부터 목뒤의 근육이 굳어지고 눈이 붓고 종일 활력도가 떨어졌었는데, 문서의 마무리를 자축하며 저녁식사로 삼겹살에 반주 몇 잔을 맛있게 먹었다. 자리에 누워 쪼로록 하는 특유의 복명음을 들으면서 혹시나 하는 예감과 함께 잠이 들었는데 그예 오늘 아침부터 두통이 발생한 것이다.

보름간 등산은 2회 11킬로를 걸었고, 절운동은 한 번 밖에 하지 않아서 운동이 다소 부족한 일상이었다. 매일의 식사는 어제 하루를 제외하고는 특별하지 않았다. 두통의 전구증상으로는 목뒤 근육의 뭉침과 활력저하 및 눈의 충혈과 동통 그리고 가슴답답함과 특유의 복명음이 있었다.

두통을 일으킨 가장 가까운 요인은 돼지고기와 술이다. 간혹 두 유발요인으로부터 두통이 발생한 기왕력이 있기 때문이다. 따라서 유발요인의 측면에서 보면 지연히스타민유발두통이나 지연알코올유발두통으로 볼 수 있다. 하지만 이번의 섭취량은 두통을 유발할 정도는 아니었다.

과음 과식도 두통을 유발할 수 있는데, 이 때문에 필자는 과식이나 과음으로 속이 불편한 채로 잠드는 일은 거의 없다. 운동으로 충분히 소화시키거나 지나친 과식이라면 일부러 구토를 해서라도 속을 비우고, 술도 어느 정도 깬 다음 잠을 자는데 이번에는 과음과식에 해당하지 않았고 속이 불편하지도 않았는데도 불구하고 다음 날 두통이 발생했다.

종합하자면 평소와 달리 운동이 부족했던 나날에 수면부족과 피로가 겹쳐서 맛있게 먹은 음식이 상대적인 과음과 과식이 되고 두통유발음식으로 작용한 것이다. 두통이 발생할 수 있는 준비가 된 와중에 두통유발음식이 기폭제로 작용하여 두통이 일어나고야 만 것이다. 여러 유발요인들은 공급의 과잉과 소모의 부족 및 피로와 무리이며, 굶어서 속을 비우고 적절한 운동으로 칼로리를 소모함으로써 며칠을 가지 않고 하루에 끝낸 두통이었다.

준비되고 일어나고 사라지는 이러한 두통의 에피소드를 일반화하기는 어렵다. 사람에 따라 변화의 과정이 다르기 때문이다. 따라서 각자 자신의 두통이 어떻게 준비되고 진행되고 사라지는지를 시간의 흐름에 따라 추적해 보아야 한다. 두통이 있을 때마다 여러 차례 그 과정을 살피고 정리해 보면, 그 속에서 몇몇 질서를 발견할 수 있게 되고 원인과 해법의 실마리도 차츰 선명해질 것이다.

두통은 자신의 사소한 행위에서 싹트고 무리를 먹고 자라나며 자신을 지키기 위해 꽃피우고 결국 자신의 노력으로 극복된다. 눈에 보이는 두통의 증상과 함께 자질구레하고 사소한 생활의 편린들을 두루 살펴서 문제의 단서를 찾아 치료의 방향을 모색해야 한다.

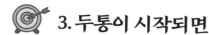

3. 두통이 시작되면

• 처음 두통을 경험할 때: 지체 없이 진료를 받는 것이 좋다

평소 두통을 겪어보지 못한 분이 처음 두통을 겪었을 때는 당황할 수 있다. 일회성 두통은 쉽게 가라앉지만 하루나 이틀이 경과해도 통증이 있을 때는 진통제를 복용하게 되는데 진통제로도 통증이 가라앉지 않으면 혼자 고민하기보다 진료를 받는 것이 좋다.

40대 이후이고 평소 고혈압이나 고지혈증 등 심혈관계통의 지병을 지니고 있는 분이라면 앞서 두통의 발생시기와 긴급을 요하는 두통에서 언급한 것처럼 조금 더 서두를 필요가 있다.

하루 이틀이 지나 통증이 가라앉았을 경우에도 벼락두통처럼 심한 두통이었거나 얼굴과 팔다리의 감각 이상이나 힘이 빠지는 등의 증상이 있었다면 늦게라도 진료를 받아 보는 것이 현명하다.

• 평소 간혹 두통이 있는 분의 경우: 발생횟수를 확인해야 한다

간혹 두통이 발생하는 분들은 두통의 발생횟수와 지속시간이 얼마나 되는지 기록해둘 필요가 있다. 세월이 지나면서 점점 두통이 더 심해진다면 만성두통이나 이차두통의 가능성을 염두에 두고 조금이라도 일찍 진료를 받고 치료를 시작하는 것이 좋다.

• 만성두통환자: 이번 두통의 이유를 알아야 한다.

만성두통 환자는 두통의 시작을 거의 알고 있는 분들이 많다. 어깨가 뭉치거나 눈이 붓고 빡빡해지는 등 전구증상이 두통의 시작을 알리며, 한 번 두통이 시작되면 어지간해서는 쉽게 사라지지 않는다는 것 또한 알고 있다.

만성두통환자는 평소 두통의 예방약을 복용하고 있는 경우가 많고, 두통이 발생할 때 복용할 진통제 또한 거의 준비하고 있다. 두통이 발생하면 진통제를 복용하고 두통이 가라앉기를 기다리게 되는데, 평소에 진통되던 기간을 넘기게 되면 병원을 방문하게 된다.

내원 시에 두통이 심한 분들은 원활한 문진이 어렵다. 두통이 심하면 생각하는 자체가 힘겨워지며 기억하려 할수록 두통이 심해지기 때문이다. 따라서 응급두통여부를 확인한 후 당시의 두통을 먼저 다스린다.

두통이 잠잠해지면 이번 두통의 과정을 함께 살펴보게 된다. 두통 이전의 생활을 돌이켜 보아서 평소와 다른 행위나 특별한 사건 또는 생활의 변화는 없었는지, 혹 어떤 것이 이번 두통과 관련이 있는지를 고민해 보아야 한다. 대개 이번 두통의 이유는 그 안에서 발견된다.

매번 두통마다 그 이유는 같을 수도 서로 다를 수도 있다. 따라서 만성두통환자에게는 이번의 두통이 왜 일어났는지를 아는 것이 무엇보다도 중요하다. 두통은 또 준비되어 발생할 것이므로.

 ## 4. 기록이 필요하다

• 나의 두통은 왜 생기는가?

모든 병들이 원인을 찾아 치료하듯이 자신의 두통이 왜 생기는지 그 원인을 아는 것이 두통치료에서도 몹시 중요한 관건이다. 다만 그 원인을 찾는 것이 결코 쉽지 않다는 것이 문제이다.

두통은 직접적으로 두통을 일으키는 유발요인이나 질병과 함께 인과관계가 밝혀지지 않은 많은 유발요인들로 인해 발생한다. 또한 인과관계가 확인된 두통의 유발요인이라 하더라도 누구에게나 똑같이 두통을 유발하는 것도 아니라서 하필 나에게 어떠한 유발요인이 작용하는지 확인해야 한다. 이처럼 자신의 두통을 유발하는 유발요인들을 낱낱이 찾고 누차 확인하는 것이 두통의 원인을 규명하는 방법이다.

두통의 발생은 외부의 자극보다 자신의 행위로 인해 만들어지는 것이 대부분이다. 주변의 자극과 스트레스조차 독특한 자신의 반응양식으로 인해, 두통이 없는 남들과는 달리 자신 안에서 두통으로 연결되는 회로를 열어 그 두통의 길로 향하게 되는 것이다.

별일도 없이 어느 날 갑자기 두통이 생긴 것으로 보이지만, 자세히 돌아보면 별일이 있다. 두통은 알고 있는 유발요인뿐만 아니라 자신은 미처 인지하지 못하는 유발요인들에 의해서도 발생한다. 이차문진에서 살펴본 자질구레한 항목들이 거기에 해당한다. 따라서 자신은 별 일이 아니라고 지나친 여러 가지를 별스러운 일로 바라볼 필요가 있다. 어떤 일이 있었는지 기억을 소환할 필요가 있다.

어릴 적, 개학을 앞두고 방학 내내 밀린 일기를 하루에 몰아 써본 추억이 거의 있으리라 생각한다. 언제 비가 왔는지, 눈이 왔는지, 구름이 끼었는지 달력을 보면서 아... 어디를 갔었지, 무얼 먹었지, 누구를 만났지 등등을 반추하며 사건들을 떠올려 일기장을 메워 나갔었다. 일기의 중요한 요소인 그날의 감정과 깨달음 그리고 반성 등은 사건의 기록에 밀려 제대로 된 성찰은 언감생심이고 일편의 죄스러움을 안고 간혹 조작되기도 했다.

한 달 전의 날씨까지 또렷이 기억하던 소싯적과는 달리 나이가 들면 하루 이틀 전에도 무얼 먹었는지 무슨 일이 있었는지 가물가물해진다. 분명 두통을 유발할 만한 특별한 사건도 있고 평소와 다른 움직임, 불편함 그리고 음식도 있는데 매일 똑같이 반복되는 일상 속에서 그 별스러움은 좀처럼 기억되지 못한다.

그래서 기록이 필요하다. 기록이 있다면 흐린 기억을 탓하지 않아도 된다. 무엇을 먹었는지, 어떤 사건이 있었는지, 그로 인해 심리에 어떤 변화가 있었는지, 몸의 변화는 어떤 것이 있었는지를 알 수 있기 때문이다. 두통을 만드는 방식과 두통의 회로는 사람마다 조금씩 다르다. 특별한 나의 두통을 일기를 통해 해득해야 한다.

• 치료 경과의 판단을 위해서도 일기는 필요하다

두통일기는 원인을 파악하기 위한 방편도 되지만, 현재의 두통상황을 자세하게 기록함으로써 향후 치료의 효과를 가늠하기 위한 기준점이 되기도 한다. 두통을 극복하는 데는 적잖은 시간이 필요하다. 두통은 어느 날 갑자기 내게서 영영 떠나 돌아오지 않는 것이 아니라, 오고감의 간격이 점점 멀어지며 서서히 줄어들게 된다. 기록을 통해 소소한 증상의 변화를 인지할 수 있다면 치료를 위한 힘겨운 노력도 재미를 느낄 수 있고 자신감을 얻을 수 있게 된다.

• 기록의 순간

평소 자신에 대해 잘 알고 있고, 두통이 발생하는 원인도 거의 파악하고 있다고 자부하는 분도 있는데 그간에 알고 있던 원인을 발견하고 그 부분을 바로잡았다고 판단하였는데도 불구하고 두통이 사라지지 않을 때면 깊이를 알 수 없는 절망의 나락으로 추락하기도 한다.

젊은이들은 지옥을 두려워하지 않는다. 바위에 묶여 날마다 독수리에게 간을 쪼여 먹히는 프로메테우스의 고통도 매일 반복되다 보면 통증이 무디어져 지옥도 별것 아니라고 생각할 수도 있다. 하지만 그것은 겪어보지 못했을 때의 상상과 그릇된 자신감이다.

약도 먹고 충분히 여러 조치를 취했는데도, 평소 아프던 기간이 넘어가면 초조해지기 시작한다. 이쯤이면 나아야 하는데, 왜 낫지 않을까? 두통의 통증이 더 심해지고 지속기간이 길어지면 자신도 모르게 우울증에 빠지게 된다. 혹시 평생 이 상태로 살게 되는 것은 아닐까 하는 두려움은 상상이 아닌 실제가 되고 급기야는 신세한탄으로 치닫기도 한다. 최소한 두통환자에게 지옥은 있는 것이 맞다.

한없는 절망의 벼랑 끝에 닿을 즈음, 신은 얄궂게도 백척간두의 헛디딤을 허락하지 않고 두통을 거두어 간다. 어느새 두통이 사라지게 되는 시점이 오는 것이다. 다 죽어갈 즈음이다. 그렇게 두통은 시나브로 끝이 나는데 두통이 낫고 나면 언제 그랬냐는 듯 얼굴에 미소가 번지고 일상으로 돌아간다. 다시 두통은 까맣게 잊힌다. 하지만 이때가 중요하다. 왜 나았는지를 알아야 하는 것이다.

두통은 신이 거둬간 것이 아니라 자신의 몸이 낫게 한 것이 때문이다. 두통의 일기장은 이 시점까지도 기록되고 있어야 비로소 자신의 두통에 대해 제대로 알게 된다. 돌아보면 빠뜨린 단서가 분명히 있고, 두통의 극한지점에서 자신의 몸이 행한 무언가가 있기 때문이다.

거기까지 알아낼 즈음 두통일기는 단순한 병상일지가 아닌 자신을 치료하기 위한 세상에서 유일한 치료책이 될 수도 있다. 의료진은 돕는 사람이다. 언제라도 도와줄 것이다. 하지만 두통의 결정적인 치료방법은 그 도움을 받아 남과는 너무도 다른 자신의 문제점을 스스로 찾고 이를 개선하려는 노력이다.

자신에 대해서 너무나 소상히 안다고 자부하더라도 두통일기는 써보는 것이 좋다. 기록을 이어가다보면 전혀 예상치 못한 부분에서 두통의 단서를 발견하게 될 수도 있기 때문이다. 전장을 누비는 종군기자처럼 자신만의 특종을 잡아야 한다.

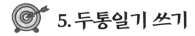
5. 두통일기 쓰기

• 두통일기는 편하게 쓰면 된다

　안 쓰던 일기를 쓰자니 지레 겁을 집어먹을 수도 있다. 하지만 두통일기는 거창하거나 거추장스러울 필요는 없다. 그저 시간 나는 대로 자신의 행위와 증상들을 기록하면 된다.

　요즘은 스마트폰으로 이용할 수 있는 두통일기에 관한 애플리케이션도 많이 있다. 두통의 상황과 동반증상들을 확인할 수 있고 틈틈이 기록해놓으면 자동으로 통계를 만들어 주기도 한다. 하지만 두통의 형성과 변화과정을 보다 상세히 알기 위해서는 일자별 시간대별로 기록해 두는 것이 좋다. 카카오톡과 같은 모바일 메신저는 기록의 시간이 자동으로 표시되므로 많은 도움이 될 수 있다.

　형식에 구애받을 필요는 전혀 없다. 기록 자체가 중요하다. 그때그때 시간에 따라 자신의 몸상태와 두통의 통증과 두통을 둘러싼 여러 증상들에 대해 느껴지는 대로 기록하면 된다. 한참을 기록하다보면 다양한 표현도 체계성의 필요를 느끼며 조금씩 틀을 갖추게 된다. 또한 처음에는 대충 쓰게 되지만 차츰 자세하게 기록하게 된다. 두통이 지난 후에 돌아보며 이번 두통은 어떠했고 왜 생겼는지를 정리해 보면서 부족함을 느끼기 때문이다.

• 기억보다 기록이 중요하다

　두통일기는 두통이 발생하기 전의 전구증상도 발견할 수 있게 해준다. 기록이 없으면 기억에 의존하게 되는데, 기억은 정확하지 않다. 기억은 주로 자신이 중점을 둔 부분들을 떠올리게 하며 알게 모르게 미지의 통계를 만들어 자신에게 알리는데, 당시 습득한 외부지식의 영향도 받기 때문에 어쩌면 중요한 단서가 될 수 있는 부분들을 누락시키기도 한다.

두통은 일반적인 질병이 아니라 지극히 개인적인 질환이다. 나에 대해 속속들이 알아야 한다. 평소와 다른 사소한 변화가 결정적인 단서가 될 수도 있으므로 그때그때 기록해두는 것이 좋다.

두통일기는 자신이 행하는 여러 행위들 중에 무엇이 어떻게 두통을 유발하며, 두통이 시간에 따라 어떻게 변화하고, 약물이나 치료방법들의 효과가 어떠한지에 대해서 파악할 수 있게 한다. 또한 의료진과의 진료도 한결 수월해지게 하고 원인을 찾는 시간과 치료시간도 단축할 수 있게 해준다. 일기쓰기에 참고할 수 있는 요소들은 아래와 같다.

• 평소에 기록할 요소들
　　– 매 끼니마다 먹는 음식의 종류와 양, 간식, 음료
　　– 평소 알고 있는 두통 유발 음식의 섭취 여부와 섭취량
　　– 평소 알고 있는 두통 유발 행위의 여부
　　– 수면시간 : 잠든 시간과 일어난 시간, 수면의 질
　　– 평소와 다른 움직임, 일이나 운동
　　– 저녁 시간의 활용
　　– 대변의 횟수와 성상
　　– 소변의 이상
　　– 두통 이외에 몸이 불편한 여러 증상들.
　　　　몸살, 근육 결림, 알레르기, 체증,
　　　　하품, 재채기 등도 포함.
　　　　여성의 경우는 월경 전후의 변화들

• 두통이 발생하였을 때 기록할 요소들
　　– 처음 발생할 때의 증상과 상황
　　– 두통의 통증 양상

- 통증의 강도와 컨디션(전반적인 활력)의 정도
- 통증의 발작 횟수와 지속시간
- 조짐의 양상과 지속시간
- 두통의 부위와 시작시간
- 두통과 동반되는 증상
   어지러움, 구토, 소리 / 빛 / 냄새 민감 등.
- 두통의 조짐과 전구증상
- 약의 종류와 먹은 시간, 약을 먹은 후의 변화
- 두통이 나을 때의 현상들
- 두통을 악화시키거나 호전시키는 요인
- 두통이 발생하기 직전의 유발요인

예시한 항목에 구애받을 필요는 없다. 중요한 것은 자유롭게 쓰고 가능한 한 많은 단서들을 기록해두는 것이다. 나중에 기억하려 애쓰지 말고 그저 그때그때 써두고 잊는 것이 낫다. 두통이 나아져서 정신이 명료해졌을 때 돌이켜볼 수 있으면 된다.

필자는 20여 년째 이 일기를 쓰고 있다. 일기를 쓰고 또 중요한 증상의 변화나 도움이 되는 방법과 약들을 정리하거나 도식화해서 한눈에 볼 수 있도록 하고 통계도 내고 있는데 오래 익숙해졌지만 아직도 이 작업이 그리 만만하지는 않다. 두통인류 모두가 필자처럼 이중 삼중으로 기록과 정리를 할 필요는 없다. 아니 이런 정리조차 강박증을 유발할 수도 있으므로 우선은 틈틈이 일기를 써보자.

몸에 대한 기록은 어찌 보면 쉽고 또 한편으로는 성가신 작업이기도 하다. 하지만 매번의 두통에서 원인을 찾을 수 있을 때까지는 써보는 것이 좋으리라 생각한다. 자신만의 원인을 발견하고 변화의 과정을 알게 되면 그 이후에는 두통을 막는 방법과 빨리 낫는 방법도 자연히 알게 될 것이므로 그전까지는 기록이 필요하다.

　남이 아닌 나를 위해서. 편안한 마음으로 기록을 시작해 보자.

 6. 두통 만들기: 물양동이 채우기

　필자는 두통이 일어날 때마다 스스로 여러 실험을 한다. 진통제들의 효과와 부작용을 확인해 보기도 하고, 기존의 치료방법과 새로운 치료방법에 대해 비교하고 그 세세한 변화를 평가하고 기록한다. 두통이 없는 평시의 실험보다 두통 당시의 실험은 괴로운 작업이지만 기대만큼 흥미로운 것도 사실이다.

• 두통 만들기

　필자의 두통은 현재 오랜 실험과 치료 그리고 평소 생활의 정비로 과거보다 두통의 발생횟수와 강도를 대폭 줄여놓은 상태인데, 새로운 약이나 치료방법에 대한 평가가 필요할 때면 두통이 생길 때까지 기다리게 된다. 하지만 평가에 대한 마음이 급해지면 일부러 두통을 만들기도 한다.

　필자의 두통을 만드는 요소들은 다양하다. 두통일기를 써보면 자연히 알게 되겠지만, 두통을 유발할 수 있는 요인들과 두통의 시작 스위치가 되는 촉발요인은 매번 조금씩 다르다.(유발요인과 촉발요인은 비슷한 의미이지만 편의상 두통의 유발요인 중에 두통이 일어나기 직전에 스위치처럼 두통을 일으키는 유발요인을 '촉발요인'으로 부르기로 한다.)

　촉발요인은 어떤 때는 과식이, 또 어떤 때는 낮잠, 무리한 운동, 맥주 등등 때마다 두통 직전의 상황은 다르다. 그래서 자신이 알고 있는 스위치들을 모두 끄는 것이 두통 치료의 시작이기도 하다.

하나하나 시작한다. 우선 조금씩 더 먹고, 평소 하던 운동을 중단하고, 잠을 줄이고, 막걸리를 마시고, 고기도 많이 먹고, 컴퓨터 작업을 늘리고, 엎드려서 책을 보고, 일부러 때를 거르고, 잠도 줄인다. 그런데 막상 일부러 두통을 만들고자 하면 생각처럼 호락호락하지는 않다. 평소의 생활 패턴을 깨는 것이 쉽지 않기 때문이다. 마찬가지로 두통환자의 생활패턴을 바꿔 두통의 발생을 줄이는 것 또한 이렇게 어렵다.

이쯤이면 두통이 생겨야 하는데 왜 안 생기는 걸까? 충분히 못살게 굴었는데 왜 잘 안 되나 조바심을 내며 포기할 즈음에 먹은 핫도그 하나로 기어이 두통은 마각을 드러낸다. 여러 요인들을 총망라해서 제대로 만들어 놓은 탓에 통증은 기존의 통증보다 훨씬 커지고 견딜 수 없을 만큼 증폭된다. 곧 백기를 흔들고 쓰러진다. '내가 졌다. 아니 졌습니다. 다신 그러지 않을 게요' 라며 비굴한 손사래까지 친다.

덕분에 새로운 치료방법에 대한 평가는 성공적으로 이루어지지만 심각한 두통의 상황이 절대로 유쾌한 추억이 될 수 없음을 재삼 상기하며 기록을 마무리하게 된다.

• 두 통의 물양동이

여러 물놀이 기구들이 구비된 스파에 가보면 물폭탄 양동이가 있다. 공중에 매달린 커다란 양동이에 호스로 물을 더하거나 작은 양동이를 하나하나 부으며 물을 채워서 무게중심의 한계치를 지날 즈음 큰 양동이가 넘어가면서 그 안에 담긴 물이 왈칵 쏟아지는 물놀이기구이다.

두통도 이와 비슷하다. 두통의 여러 유발요인들은 작은 양동이의 물과 같다. 유발요인 하나로 두통이 발생하는 경우보다 여러 요인들이 쌓이고 쌓여서 더 이상 채울 수 없을 때, 큰 양동이의 물이 쏟아지듯 두통이 발생할 때가 많다. 두통이 시작되면 걷잡을 수 없다. 한번 기울어진 물양동이가 물을 모두 쏟아내기 전까지 바로잡기 힘든 것처럼 말이다.

두통환자들은 두통이 시작되기 직전에 있었던 촉발요인이 두통의 결정적인 원인이라고 알고 그것만 조심하면 된다고 생각하는 경향이 있는데, 매번의 두통마다 촉발요인이 비슷하거나 같은 분들에게는 의미가 있을 수 있지만 촉발요인이 달라지면 혼란에 빠지게 된다.

필자 또한 과거에는 그렇게 생각했었는데, 오랜 두통일기를 되짚어보며 매번의 두통에서 촉발요인이 비슷할 때도 있지만 다를 때가 더 많다는 것을 발견할 수 있었다. 왜 그럴까 고민하였다.

다른 자극에도 같은 결과를 만들어낸다면 이는 결국 '채움'으로 이해해야 하는 것이었다. 즉 큰 물양동이를 가득 채워 넘어뜨리는 마지막 작은 양동이가 촉발요인이 되며, 따라서 그 촉발요인은 전에 없이 특별하거나 고정된 것이 아니라 두통 때마다 달라질 수 있고 본인이 가지고 있던 여러 유발요인들 중 하나라는 것이다. 준비가 된 상태에서 하나의 자극이 폭탄의 도화선으로 작용하는 것이다.

 # 7. 두통은 자기방어의 몸부림이다

질병의 증상들은 인체가 어떤 병에 걸려서 나타나는 어쩔 수 없는 결과이기도 하지만 스스로를 지키고 회복하기 위한 몸부림일 수 있다.

두통의 증상은 통증이다. 통증은 인체를 보호하는 안전장치이다. 통증은 위험으로부터 나를 지키고 즉각적으로 대처해 더 이상의 피해를 막고 스스로를 돌보게 하는 본능이다. 통증을 느끼지 못하거나 대처하지 못한다면 심신이 미약한 노인들의 욕창처럼 피부가 압박되어 괴사되어도 모를 수 있다. 발의 신경이 둔화된 당뇨환자의 발은 늘 상처투성이다. 통증이 없다면 생명은 기본적인 자기방어를 할 수 없게 된다.

두통환자들을 진료하면서 느끼는 특이점 중 하나는 두통환자들은 의외로 당뇨병이나 고혈압 등의 성인병을 지닌 분들이 많지 않다는 것이다. 물론 내원하는 두통 환자의 대다수가 성인병이 호발하는 노년층보다는 젊은 분들이 많다는 점도 있지만, 50대 이상의 만성 두통환자들을 보더라도 성인병을 가진 분들보다 그렇지 않은 분들이 훨씬 더 많은 편이다.

성인병은 몸을 혹사한 공로로 얻은 훈장이기도 하다. 그런데 가만히 살펴보면 두통도 성인병처럼 과로나 무리함으로 인해 발생한다는 공통점을 가지고 있다. 우리는 보통 많이 피곤하면 입술의 헤르페스가 도지거나 혓바늘이 돋고, 잇몸이나 목이 붓고 코피가 나는 등 평소 자신의 취약한 부분에서 피로의 증상이 나타날 수도 있지만 피곤해도 별다른 증상이 없는 분들도 있다. 성인병이 있는 분들이 거의 하나같이 하시는 말씀이 있다. 평소 건강 하나는 자신 있다고 자부하며 살아왔고 잔병치레도 거의 없었다는 말씀이다. 어쩌면 애써 무시하고 참으며 지나쳤을 수도 있을 것이다. 하지만 두통인류는 피곤하거나 무리하면 여지없이 이내 두통이 생긴다. 그런데 두통은 여간해서는 참고 무시할 수 있는 성질의 것이 아니다.

몸의 통증은 부분적인 경우가 많다. 발이 아프거나 허리나 어깨의 근육통처럼 몸의 일부분이 아프다. 아픈 부위를 제외하고 다른 부위는 정상적으로 가동되고 정신도 명료하기 마련이다. 그런데 두통은 머리가 아픈 것이다. 머리는 몸을 총괄하고 지휘하는 통제소이다. 통제소가 마비되는 것과 같다.

그 결과 두통이 발생하면 인체는 여러 활동을 멈춘다. 위장관의 활동을 멈추어 소화가 되지 않고 배고프지도 않다. 근육은 긴장되고 몸은 움직임을 최소화한다. 때로는 체표의 혈관을 닫아 추위를 느끼게도 한다. 마음의 여유가 사라지고, 말수도 줄고, 웃음도 거둬 버린다. 또한 정신

활동도 기민함이 사라지고, 창의적인 생각도 분석의 힘도 잃게 된다. 통증에 온 신경을 집중시키고 몸은 얼음처럼 굳혀 버린다. 그러면서도 겉으로는 아무런 표가 나지 않는다. 말짱한 로봇이 시스템을 정지하고 멈춘 것처럼 말이다.

건강하다는 것은 생각하고, 움직이고, 일을 하는 데에 아무런 불편함이 없는 상태이다. 그러자면 생명활동이 지극히 정상적이어야 한다. 몸을 움직이는 데에 필요한 에너지를 음식으로 취하고, 먹은 음식들은 제대로 흡수되어야 하며, 소화와 대사 과정에서 발생한 찌꺼기를 잘 배출하고, 지치고 과열된 몸은 수면과 휴식을 통해 자가정비를 하고 내일 다시 새로운 날을 준비하게 된다. 이 모든 것은 내 몸이 스스로 알아서 자동으로 조절한다. 약이나 의사의 여러 처치들도 몸이 하는 일을 조금 도와주는 것뿐이다.

한편 피로나 무리로 인해 시스템에 이상이 발생하면 몸은 휴식의 신호를 보내서 스스로를 치유하려 한다. 휴식의 시간은 본능적으로 조절되는데, 생활과 일 또는 어떤 이유로 인해 휴식을 취하지 못하거나 휴식이 부족하면 미처 치유되지 못한 부분이 남게 된다. 그런데 치유해야 할 부분이 조금씩 쌓여 일정 수준을 넘어서면 더 이상 휴식을 통해 스스로 치유할 수 있는 범위를 지나칠 수 있다. 자가치유의 한계 즉 임계시점이다. 어쩌면 우리를 곤혹스럽게 하는 큰 병이나 성인병은 그 임계시점을 넘겨버린, 그래서 인체가 현재의 능력으로 도무지 해결하기 힘든 상황이 연출된 것일 수도 있다고 생각한다.

'골골백세'라고 해서 잔병 많은 사람이 큰 병 없이 장수한다는 흔한 말도 있다. 잔병치레가 잦은 이들의 몸은 사소한 문제도 그냥 넘기는 법이 없다. 하나하나 민감하게 반응함으로써 자주 아프게 된다. 아프면 쉬게되고 쉬는 동안 몸은 스스로를 치유할 시간을 번다. 잔병이니만큼 치유에는 그리 오랜 시간이 필요하지는 않은데, 몸은 현재의 문제를 해결하지 않고서는 정상적인 일상으로의 복귀를 좀처럼 허락하지 않는다. 그러니 자주 쉬어야 하고 따라서 늘 골골한 것처럼 보이는 것이다.

두통인류는 자주 아프다. 정신력은 강하지만 몸은 쉽게 따라주지 않는다. 약한 몸이다. 쉽게 지치고 두통이 발생하면 며칠을 앓기도 해서 어쩔 수 없이 휴식의 시간이 늘어나기도 한다. 두통이 발생한 상황에서는 더 이상의 무리 그 자체가 불가능해지기 때문이다. 그래서 자주 아프면서도 정작 큰 병은 적은 건지도 모른다.

왜 그렇게 자주 아플까? 추론해 보았다. 혹시 임계시점 그 이전에 보다 약한 경고시점이 있는 건 아닐까? 그 경고시점에서 잔병이 많은 이들은 잔병이 도지고, 하필 두통인류는 그 경고의 신호가 두통으로 귀결되어 나에게 SOS를 보내는 것일 수도 있다. 두통이 발생하며 일어나는 증상들을 살펴보면 두통의 증상들은 결국 나를 쉴 수밖에 없도록 만든다. 통증과 함께 일부 시스템을 정지시켜서 스스로를 치유할 시간을 벌고 임계시점으로 가는 상황을 미연에 방지하려는 것일 수 있다.

나에게 더 이상은 무리다 경고함으로써 스스로를 지키려 하는 처절한 몸부림이 두통일 수 있다는 것이다. 다만 그런 일이 너무 자주 발생한다는 것이 문제이다. 나의 절규에 귀 기울이고 부응해야 한다.

 # 8. 두통의 유발요인 찾기와 두통의 상황

• 자신의 두통 유발요인 찾기

두통을 유발하는 유발요인들은 꼼꼼히 써놓은 두통일기를 통해 확인할 수 있다. 일기를 쓰며 가장 먼저 발견할 수 있는 두통의 유발요인은 아무래도 두통 발생 직전의 촉발요인일 것이다. 두통의 촉발요인은 유발요인 중의 하나이므로 확실하게 확인된 유발요인으로 기억하고 차근차근 다른 유인들도 찾아야 한다.

체력을 떨어뜨리거나 몸이 결리고 기분이 좋지 않아지는 등 활력도를 떨어뜨리는 계기가 된 어떠한 사건도 두통의 유발요인으로 손꼽아 놓을 필요가 있다. 일반적으로 두통을 유발하는 것으로 밝혀져 있는 요인들(일차문진에서 언급한 유발요인들)이 자신에게도 두통의 유발요인이 되는지 확인하는 작업도 필요하며, 이차문진에서 유발요인으로 잠정해둔 여러 요소들의 유무도 살펴본다.

평소의 습관도 돌아보아야 한다. 오래된 습관들은 자칫 배제하고 지나치기 쉬운데, 엎드려 책보기나 늦게 잠들기 및 습관적으로 물마시기, 술·담배·게임 등 일상화된 평소의 습관들이 두통의 발생에 영향을 미치는지 확인할 필요가 있다. 만약 개선의 여지가 있다면 개선하여 변화를 관찰해 보아야 한다.

인과관계가 밝혀진 유발요인과 함께, 두통에 영향을 미칠 것으로 생각되는 잠정유발요인과 개선이 가능한 생활의 여러 요소들을 모두 자신의 두통 유발요인으로 의심하고 두통이 발생할 때마다 그 영향을 확인할 필요가 있다.

유발요인들을 찾아낸 후에는 두통을 유발할 수 있는 자극의 정도도 파악해야 한다. 유발요인들이라고 해서 매번 두통을 만들지는 않을 수 있기 때문이다. 따라서 두통에 영향을 미칠만한 정도를 구체적으로 파악할 필요가 있다. 예를 들어 과식의 경우 한 공기 이상이 부담이 되며 잠은 6시간보다 부족하면 힘들어진다는 식이다.

• 두통을 만드는 상황 (유발요인의 계통화)

만성두통의 대다수는 원인이 모호한 원발두통으로 분류되는데, 이는 어쩌면 두통의 원인을 하나의 유발요인으로 한정하려하기 때문인지도 모른다. 두통은 하나의 유발요인만으로 발생하는 경우보다 여러 유인들이 누적되어 발생하는 경우가 더 많다. 또한 확실한 유발요인조차도 자극량이 적거나 몸의 건강상태가 몹시 훌륭할 때는 두통을 일으키지 않을 수도 있다.

이처럼 두통은 여러 두통유발요인들과 함께 생활의 문제가 복합적으로 상응하여 이루어지는 것으로 볼 수 있다. 즉 하나의 유발요인에 주목하기보다 여러 유발요인들이 복합된, 두통이 발생할 만한 종합적인 어떠한 상황을 원인으로 바라볼 필요가 있다.

이러한 상황은 몇 가지 부류로 나누어볼 수 있다. ① 공급의 과잉, ② 피로의 누적, ③ 소모의 부족, ④ 능력의 부족, ⑤ 공급의 부족, ⑥ 기타.

공급의 과잉은 전반적인 과식이거나 두통유발음식을 정도 이상 섭취할 때이다. 피로의 누적은 수면부족이나 과로 등이다. 소모의 부족은 운동이나 활동이 부족하여 섭취한 에너지를 소모하지 못하는 것이다. 능력의 부족은 질병이 있거나, 소화력이나 대사능력 및 체력이 부족한 것이다. 공급의 부족은 편식 및 필요한 영양분의 섭취량이 부족한 것이다. 기타는 위에 속하지 않은 요소나 영향이다.

두통일기와 생활의 관찰을 통해 찾아내고 누차 확인한 유발요인 리스트를 작성하고, 각각의 유발요인을 위의 여섯 가지 부류에 따라 나누어보면 자신의 두통을 만드는 상황을 계통화할 수 있다.

계통화된 상황은 각자에 따라 하나의 상황일 수도 있고 여러 상황이 동시에 있을 수도 있다. 인과관계가 확인된 유발요인과 유발요인으로 추정할 수 있는 여러 요인들 및 생활을 종합해서 자신이 처한 상황이 어떠한지를 살펴보자. 이렇게 상황으로 이해하면 두통을 해결할 실마리를 찾게 될 것이다.

• 유발요인의 계통화 참고 목록

  – 공급의 과잉 : 과식, 술과 음료수의 과잉,

    (여기에는 편중된 일부 영양소의 과잉도 포함한다.)

    육식 과잉, 당분 과잉, 기름기 과잉

  – 피로의 누적 : 피로, 수면부족, 스트레스, 오랜 시각작업, 다툼,

    흥분, 흡연, 게임, 운동 및 노동(정신적/육체적)의 과로

  – 소모의 부족 : 활동량 부족, 운동부족

  – 능력의 부족 : 소화불량, 특정 영양소의 소화 처리 능력 미흡,

    (아질산염, 술, 조미료, 히스타민, 레드와인, 치즈, 바나나,

    아보카도, 초콜릿, 아이스크림, 튀김, 수박, 멸치볶음)

    음식 과민증, 피로회복이 더딤, 무리와 변화를 견디는 힘 부족

  – 공급의 부족 : 절대적 영양부족, 편식, 수분부족(탈수증),

    일부 영양소의 부족(식이섬유, 비타민, 미네랄),

    공복두통을 유발하는 끼니 거르기

  – 기타 : 고산등반, 비행기, 잠수, 저온 자극, 외당김, 외압박

    수면무호흡, 기립저혈압, 날씨, 질병, 소증, 습관

 9. 두통의 유발요인 피하기

• 알면 피해야 한다

두통인류는 평소에 이미 자신의 두통유발요인을 한두 가지 정도는 알고 있는데 두통일기를 쓰기 시작하면 차츰 여러 가지를 더 발견하게 된다. 자신의 행위나 직업 또는 습관 등 생활 전반에 걸친 재점검으로 그간 간과했던 문제점들을 찾아낼 수 있다.

처음부터 모두를 낱낱이 알아내면 좋겠지만 그러기에는 생각보다 오랜 시간이 필요하므로 우선 발견한 것들부터 피하기 시작하는 것이 좋다. 인지한 유발요인을 피하는 생활을 시작하면 미처 발견하지 못했던 유발요인들이 자연히 수면위로 드러날 것이기 때문이다. 찾아낸 유발요인들을 적극적으로 피함으로써 두통의 유발 횟수를 줄이는 것이 두통 치료의 시작이다. 두통을 유발하는 여러 스위치들을 찾아 하나하나 꺼가는 것이다.

각자 자신의 유발요인을 찾아낸 다음, 두통을 피하기 위한 생활의 규칙들을 하나하나 만들고 실천해 보자. 아래는 몇 가지 예시이다.

• 두통을 유발하는 음식을 피해야 한다

직접적으로 자신에게 두통을 유발하는 것으로 확인된 음식물들의 목록을 먼저 작성해야 한다. 아마 주로 촉발요인으로 확인된 음식일 텐데 생각보다 얼마 되지 않을 것이다. 찾아낸 음식들은 일차적으로 무조건 피하기 시작하는 것이 좋다.

한편 찾아내지 못할 수도 있다. 명확한 유발음식으로 지목하지 못하는 것인데 두통에 영향을 주는지 아닌지 모호한 것이다. 이런 경우에도 두통인류는 두통의 많은 원인이 소화기능의 이상과 관련이 있다는 것을 우선 염두에 두어야 한다. 두통에 직접적으로 영향을 주는지는 분명하지 않으나 소화불량을 일으킨 적이 있거나 소화가 더디고, 알레르기 증상을 일으키는 음식물의 목록을 작성해 보는 것이 좋다. 또한 그 음식들이 소화불량이나 알레르기 증상을 일으키는 섭취량이 얼마나 되는지 그 정도도 파악해두는 것이 중요하다. 대체할 식품이 없지 않은 한 그 음식들은 우선 피하거나 섭취량을 조절해야 한다.

• 과식은 피해야 한다

　건강한 사람들의 과식은 소화제로 어느 정도 해결되지만, 두통인류의 과식은 소화제로는 해결되지 않을 때가 많으며 두통에 이르는 길을 앞당긴다. 어느 정도가 내 몸이 처리하기 어려운 과식인지 확인할 필요가 있다. 기분이 좋아서 자신도 모르게 평소보다 많이 먹은 후에 두통이 찾아오는 때가 의외로 많다는 것도 발견하게 될 것이다.

• 소화력이 약하면 적게 먹어야 한다

　나이가 들면 두통이 줄어들게 된다. 이유는 많지만 그 중 나이가 들면서 자연히 먹는 양이 감소하여 소화의 부담이 줄어드는 영향이 크다. 이전보다 소화력이 줄어들어서 많이 먹을 수 없게 되고 치아에도 문제가 생겨서 육류의 섭취도 줄어들게 된다. 또한 탈이 나는 음식에 대한 정보가 누적되면서 스스로도 조심하게 되기 때문이다.

　젊어서는 일부러 적게 먹는 것이 쉽지는 않다. 하지만 식욕만큼 소화력이 따라주지 않는다면 식사량을 줄이는 것이 좋다.

• 배고플 때는 먹어야 한다

　공복두통이 잦은 분들은 속이 비면 두통이 발생할 수 있다. 공복두통 환자들은 주로 간식이나 음료수를 즐기지 않는 분들이 많은데, 일이나 여러 이유로 밥때를 지나치면 두통이 발생할 수 있다. 배고프면 무엇이라도 먹으면 된다. 과자를 먹거나 당분이 함유된 음료수를 마셔도 훨씬 덜해진다. 빈속을 참으며 두통이 올 때까지 놔두지 말아야 한다.

• 지나치게 마시지 않아야 한다.

　추위를 많이 타거나 평소 몸이 차가운 분들은 찬 음료수나 물을 일부러 많이 마시지 말아야 한다. 손발이나 눈 및 얼굴이 자주 붓는 분들은 밤에 마시는 음료나 맥주의 양을 줄이는 것이 좋다. 막걸리에 취약한 분들은 막걸리도 주의해야 하며 여느 술도 마찬가지로 조심해야 한다.

• 카페인을 조절해야 한다

평소 커피를 많이 마시는 분들은 주말에 두통이 나타나는지 살피고 카페인금단두통이라고 판단되면 주말에도 커피를 마시면 된다. 또한 믹스커피가 소화장애를 유발하는지 살펴야 한다. 수면에 지장을 주는 커피나 카페인음료의 양과 음용시간도 확인한다. 필자의 경우 하루에 커피를 3잔 이상 마시거나, 오후 5시 이후에 커피를 마시면 잠을 설치므로 절제한다. 하지만 두통인류 각자의 기준은 또 다를 것이므로 살펴보아야 한다.

• 잠을 충분히 자야 한다

모든 두통환자에게 수면시간이 중요하지만, 특히 편두통 환자들은 잠을 충분히 자는지 꼭 확인하는 것이 좋다. 또한 자주 깬다면 많이 자더라도 휴식과 재충전을 위한 잠은 부족한 것으로 보아야 한다. 연속되는 수면부족으로 인한 피로는 좀처럼 풀리기 쉽지 않다. 자신에게 필요한 수면시간을 알아두어야 한다.

밤늦게까지 깨어있지 말고 밤 11시나 12시 이전에는 꼭 잠자리에 들도록 노력하는 것이 좋다. 잠들지 못하더라도 전등은 끄고 있는 것이 좋다. 주야간 교대근무인 분들은 일의 특성상 수면리듬을 유지하지 어렵지만 최소한 하루의 총수면 시간만큼은 수면에 할애하도록 노력해야 한다.

• 눈을 혹사하지 말아야 한다

잠을 자지 않는 한 눈은 쉬지 못한다. 두통이 찾아오면 눈을 뜨고 보는 것이 그렇게 힘든 일인지 새삼 깨닫게 된다. 우선은 잠을 많이 자야 하겠지만 눈이 받는 빛의 양도 줄여주는 것이 좋다. 낮시간 동안 모니터를 통한 시각 작업이 많은 분들은 최소한 저녁시간에는 작업을 줄이고 눈을 충분히 쉬게 해주어야 한다. 특히나 휴대폰이나 태블릿 같이 작은 화면은 시야를 고정시켜 눈 주변 근육을 피로하게 하며, 좁은 면적이지만 강한 빛으로 눈을 피로하게 하므로 보는 시간을 줄이는 것이 좋다.

• 몸이 좋지 않으면 쉬어야 한다

두통인류는 누구보다도 피로에 취약하다. 피로는 두통의 배경음악과도 같다. 또한 스트레스를 쌓지 않는 것도 중요하다. 일부러 과로하며 피로를 쌓거나 스트레스를 조장하는 경우는 드물다. 어쩔 수 없이 그런 상황이 되는 것이다. 피로와 스트레스가 쌓였다고 판단되면 열일을 제치고 쉬는 것이 좋다. 쉴 때는 주변에 양해를 구하고 과감하게 쉬어야 한다. 누구보다 열심히 일하는 분이라는 것을 알기 때문이다.

이상의 예시처럼 각자 자신에 해당하는 유발요인과 생활의 문제가 있을 것이다. 각자의 규칙을 만들고 지키기 시작해야 한다. 그저 알기만 해서는 안 된다. 실천해야 한다.

기타를 오래 다루다보면 여리던 손끝에 굳은살이 박인다. 이처럼 일반적인 자극은 계속 반복되면 둔감해지고 그 자극에 면역을 갖게 될 수도 있지만, 두통을 유발하는 자극은 지속될수록 무디게 반응하는 것이 아니라 두통의 빈도와 강도를 키울 뿐이다. 피해야 한다.

10. 연관 질병과 소증의 치료

두통의 유발요인에 속하는 생활과 습관의 문제는 피하고 개선하면 된다. 하지만 생활의 개선만으로는 피할 수 없는 문제가 있다. 치료가 필요한 경우이다.

우선 질병이다. 일차문진에서 언급한 여러 질병으로부터 속발하는 두통은 원인 질환을 치료하는 것이 우선이다. 이차두통의 원인이 되는 질병은 가벼운 경우도 있지만 고도의 전문적인 치료를 요하는 경우도 있으므로 진료를 통해 특별한 처치가 필요하다면 그에 따라야 한다.

두통인류는 주소증인 두통 이외에도 평소에 늘 체질처럼 지니고 있는 증상들이 있다. 지병(持病)이나 숙환(宿患)이라고 부를 만한 난치성의 만성질환은 아니지만 오래토록 몸에서 떠나지 않고 우리를 불편하게 하는 소소한 증상들을 한방병리학에서는 소증(素證)이라는 용어로 표현한다. 소증을 파악하는 것은 병을 만드는 몸의 환경을 두루 살펴서 주소증에 대한 이해를 높이고 치료의 방향을 설정하는 데에도 중요한 요소이다. 이차문진에서 언급한 여러 증상들이 소증에 속하는데 이러한 소증도 적극적인 치료의 개입이 필요하다. 소증은 이미 몸에 익숙해져 있어서 그저 체질인 양 또는 나의 일부인 것처럼 여겨 소극적인 대증치료만 지속하거나 때로는 방치하기도 한다. 당장 두통의 직접적인 원인으로 보이지 않더라도 늘 두통이 일어날 만한 환경을 조성하고 있을 수 있으므로 가능하면 적극적인 변화나 새로운 치료의 기회를 부여하는 것이 좋다.

타고난 약한 품성의 문제도 있다. 주로 체력 자체가 약한 분들이 있다. 땡볕을 서있으면 두통이 생기거나 쓰러지는 경우도 있을 것인데, 이럴 땐 안과적인 문제를 먼저 살펴야겠지만 체력을 길러야 한다. 쉽게 지치거나 약한 노동에도 몸져눕는 분들도 마찬가지다. 약한 소화력의 문제도 여타의 노력과 함께 치료를 통해 도와주는 것이 좋다.

변화에 취약한 경우도 있다. 여성의 월경관련두통이나 갱년기의 두통은 체내 호르몬의 변화가 불규칙하거나 급격한 변화에 순조롭게 대응하지 못하여 발생하는데, 이미 호르몬변화 자체가 유발요인이 되므로 치료의 도움을 받는 것이 훨씬 더 효율적일 수 있다. 공복두통 또한 미처 피하지 못하는 때에 발생하므로 능력을 키우는 치료가 필요하다.

스스로를 돌보기 힘든 경우도 있다. 유년기 아동의 두통이나 복통은 스스로의 개선이 어렵고 부모의 노력에도 불구하고 좀처럼 좋아지기가 쉽지 않다. 청소년들의 두통도 치료의 도움이 필요하다. 학업으로 인한 스트레스와 수면부족이라는 기본적인 유발요인을 피하기 어렵고, 다른 유발요인들을 일일이 피하는 것도 여건상 어렵다. 성장과 학업을 도와주어야 하고 성장으로 인한 변화에 적응할 수 있는 힘을 길러주는 치료가 필요하다.

상기 네 부류 이외에도 유발요인을 찾고 피하는 노력을 제대로 할 수 없는 경우라면 적극적인 치료를 통해 그 문제를 해결해야 한다. 그리고 치료는 해당 유발요인의 해소뿐만 아니라 스스로 문제를 해결할 수 있도록 도와주어야 한다.

🎯 11. 자신의 신체능력 알기

두통은 이유 없이 생기지 않는다. 많은 경우에 두통은 외부의 요인이 아니라 스스로 자신의 능력을 초과하여 무리함으로써 발생한다. 따라서 두통은 일부의 경우를 제외하고는 순리를 따르며 절제된 생활로써 충분히 예방이 가능하다. 배고플 때 먹고 배고프지 않으면 먹지 않으며 더 먹고 싶을 때 절제하고, 마음을 비워서 스트레스를 줄이고, 일하는 것도 노는 것도 무리하지 않으면 된다.

중용(中庸)의 삶이다. 적당함이다. 모두 아는 사실이다. 하지만 어디까지가 순리이고 적당함인지, 어디부터가 무리가 되는지를 알아야 가능하다. 이는 나이가 들어가면서 자연히 깨닫게 된다. 적게 먹고 무리하지 않는 생활이 가능해지기 때문이다. 하지만 조금 더 일찍 깨달아야 한다. 그것을 가능하게 하는 것이 두통일기이다.

두통일기를 통해 자신의 어떤 생활과 행위가 두통을 만드는지 깨달아야 한다. 깨닫고 나면 바로잡으면 된다. 다른 사람들은 다들 편하게 사는데 왜 하필 나는 그런 것까지 신경을 쓰며 살아야 하는가 하고 억울해할 수도 있지만, 대신 두통인류에게 큰 병은 드물다는 것을 감사하게 받아들이면 된다. 지금까지 필자의 임상경험으로는 그러하다.

● 자신의 능력을 알아야 한다.

내 능력을 초과하는 삶으로 인해 발생하는 두통은 능력에 맞는 삶으로 대부분 호전될 수 있다. 그러자면 자신의 능력을 알아야 한다. 먼저 자신의 소화능력이 얼마나 되는지 알아야 한다. 얼마만큼 먹으면 탈이 나는지, 어떤 음식을 먹으면 탈이 나는지 알아야 한다. 일이나 운동도 얼마만큼 하면 무리가 되는지 알아야 한다. 회복을 위한 잠은 어느 정도 부족할 때 피곤이 쌓이는지 알아야 한다. 또한 나의 스트레스는 어떻게 만들어지며 환경 때문인지 내 마음가짐의 문제인지도 알아야 한다. 즉 무리의 기준을 세우는 것이다.

이러한 무리의 기준은 추상적인 것보다 구체적인 것이 좋다. 예를 들어 밥 한 공기가 넘으면 탈이 나고, 탄산음료나 주스는 한 캔 이상 마실 때 좋지 않고, 과식했으면 다음 끼니는 배고프지 않으면 굶어야 하고, 잠은 11시에는 꼭 자고, 거울을 보고 자연스럽게 웃을 수 없을 때는 더 이상 스트레스를 쌓지 말기 같은 식이다. 자신의 능력을 알고 그 능력의 범위 내에서 생활한다면 두통은 좀처럼 나타나지 않을 것이다.

12. 신체능력 높이기

능력에 맞춘 삶으로 두통은 충분히 줄일 수 있다. 그런데 현실은 그렇게 녹록하지 않다.

예를 들어서, 점심때 기분도 좋고 배도 고파서 평소보다 많이 먹고 나면 저녁에는 배가 별로 고프지 않게 되는데, 그러면 저녁은 적게 먹거나 먹지 않아야 옳다. 그런데 그럴 때에 종종 모임이나 중요한 회식 혹은 손님이 오고, 좋아하는 요리가 저녁으로 준비되거나 진귀한 먹을거리가 생기는 등의 피치 못하게 많이 먹어야 할 일이 생긴다. 며칠 잠을 못 자서 오늘은 자야 하는데, 갑작스레 일의 기한이 내일로 당겨져서 밤을 새야 하는 일이 생기기도 한다.

이런 것이 우리의 일상이기도 하다. 매일 같은 일상이 반복되는 것 같지만 하필 평온한 일상을 깨는 야속한 일이 때를 맞춘 듯 발생하는 것이 우리네 삶이다. 무리는 이렇게 어쩔 수 없이 발생하는 것이다. 이로 인해 생긴 두통은 감내할 수밖에 없다. 방법이 없을까?

〈존카터: 바숨 전쟁의 서막〉이라는 영화를 보면 주인공은 화성에서 초인적인 힘을 발휘한다. 화성은 지구보다 중력이 낮으므로 살짝만 뛰어도 몇 미터를 훌쩍 넘는다. 영화 중반쯤부터는 아예 몇 십 미터를 메뚜기처럼 뛰어 다니기도 한다. 달 표면에서 무거운 장비를 착용하고도 뛰듯 걷는 닐 암스트롱의 모습도 기억할 것이다. 유치원생에게는 어려운 곱셈이나 나눗셈이 중고등학생에게 쉬운 것처럼 능력의 수준이 높아지면 어려운 일도 쉬워질 수 있다.

그렇다. 답은 간단하다. 능력을 키우면 된다. 사건이란 늘 우리의 의지와 무관하게 일어난다. 그런 때에 대비해서 대처할 수 있는 능력을 높여놓으면 되는 것이다. 능력이 높아지면 평소 두통을 야기하는 유발요인의 역치가 높아지므로 조금 더 먹거나 조금 더 무리하더라도 좀처럼 두통은 발생하지 않게 된다.

높여야 할 능력은 두통유발요인들에 대한 저항력이다. 각각의 유발요인에 대하여 대처하는 능력이 생기면 그 유발요인으로부터 자유로워진다. 하나하나의 유발요인에 대하여 대책을 마련하면 되는데, 방법을 궁리하다보면 비슷한 유발요인들에 대한 대책이 거의 같다는 것을 알게 된다. 앞서 비슷한 유발요인들을 정리하여 계통화해 보았는데 이처럼 두통의 원인이 되는 상황으로 크게 묶어 대처하는 능력을 기르면 된다.

각자가 처한 상황은 어느 하나의 상황일 수도 있지만, 임상적으로 보면 두통인류는 비중의 차이는 있을지언정 대개 여러 상황을 고루 겸비한 경우가 대다수이다. 즉 두통인류는 주로 자신이 소화하고 저장할 수 있는 능력에 비해 공급이 과잉하고, 소모를 위한 활동력이 부족하며, 무리를 견디는 힘이 부족하여 쉽게 피로해지고, 특정 식품에 대한 소화능력도 저하되어 있고, 맛이나 냄새에 예민해서 일부 영양소의 공급이 부족하다.

능력의 부족은 어느 하나의 상황이 독립적으로 존재하는 것이 아니라 서로 연결되어 있기 때문이다. 즉 피로로 인해서 소모할 여력이 없고, 소모가 부족하면 많지 않은 공급도 상대적인 과잉이 되며, 편중된 영양소의 공급과잉으로 이를 처리하는 다른 영양소가 상대적으로 부족해지는 식이다.

따라서 두통을 예방하는 신체의 능력은 다양한 유발요인 즉 자신의 두통을 야기하는 여러 상황에 대응하는 능력이 모두 겸비되어야 한다. 다만 능력 높이기를 효율적으로 설계하면 일부 상황에 대해 높아진 능력이 나머지 능력까지 저절로 높아지게 할 수 있다. 두통인류에게 거의 공통적인 두통의 상황인 공급과잉과 소모부족의 유발요인들을 해결할 수 있는 능력을 높이는 것이다. 바로 소화능력의 제고이다.

소화력은 어찌 보면 가장 기본적인 능력이기도 하다. 소화력이 일정 수준 이상 높아지면 비로소 체력을 기를 수 있으며, 소화력과 체력이 일정 수준 이상 높아지면 무리에 견디는 힘이 생기고 자연히 공급부족의 문제도 해결되기 시작하며 소증도 줄어들기 시작한다. 전방위적인 유발요인 줄이기와 함께 차근차근 능력높이기를 시작해보자.

 13. 소화되게 해야 한다

두통일기를 기록해 나가다 보면 이상한 점을 발견할 수 있다. 예를 들어 돼지고기나 막걸리가 분명히 탈이 나야 하는데, 어떤 때는 웬만큼 먹었는데도 탈이 나지 않을 때가 있다는 것이다. 왜 그럴까?

예상하겠지만 몸의 상태가 좋을 때다. 어떻게 좋을 때인가? 기분도 좋고 몸도 가볍고 잠도 잘 오며, 무엇보다 소화가 잘 될 때이다. 우리가 흔히 얘기하는 '잘 먹고 잘 싸고 잘 자는' 상황인 것이다. 늘 그렇게 몸상태가 좋은 상황이 유지된다면 웬만한 자극도 두통으로 쉽게 연결되지 않는다. 두통의 물양동이가 가득 채워지지 않기 때문이다.

• **사람은 육식동물보다는 소화력이 약하다**

대부분의 육식동물들은 치아의 구조상 잘 씹지 못하고 그저 꿀꺽 삼키는데도 불구하고 모두 소화시킨다. 어릴 적 기억을 떠올려보면 시골에서 키우던 개들은 사람이 먹으면 금방이라도 탈이 날 것 같은 상한 음식을 먹고도 아무 탈도 나지 않았다. 물론 요즘의 애완견들은 그렇지 않다고 한다.

육식동물들은 한꺼번에 먹는 양도 상당하고, 하루 중 스무 시간 정도는 잠을 자거나 쉰다. 그럼에도 불구하고 소화가 된다. 사람이라면 금방 체할 것 같은 생고기나 지방덩어리를 먹어도 별문제가 없다. 이는 육식동물이 사람에 비해 위산의 강도가 몇 배나 강하고, 장의 길이가 짧아 배출도 빠르며, 담즙 분비량도 월등하고, 간의 대사와 해독기능이 훨씬 우수하여 음식물에 포함된 웬만한 세균이나 단백질분해로 인한 질소산화물도 모두 소화시키고 대사하고 배출해낼 수 있기 때문이다. 사람은 육식동물이 아니다. 따라서 절제가 필요하다.

• 사람은 초식동물도 아니다

초식동물은 사람이라면 별맛을 느끼지 못하는 풀과 나무를 먹는다. 소스를 곁들이지도 않는다. 장의 건강을 위해 식이섬유가 각광 받고 있는데 그중 셀룰로오스나 리그닌은 사람에서는 소화되지 않고 대변의 용량을 늘려 배출을 용이하게 하지만 초식동물들은 이들 성분들마저 소화시켜 에너지로 이용한다. 종이를 뜯어먹는 염소를 보았을 것이다.

한편 초식동물들은 풀보다 곡류를 많이 먹으면 고창(鼓脹)이라 해서 가스가 찬다. 영양과잉의 증상이다. 사람은 순수한 초식동물은 아니므로 곡류를 주된 고효율에너지원으로 무리 없이 이용할 수 있는데 소화력에 비해 공급량이 많아지면 탈이 날 수 있다.

사람은 육식동물도 초식동물도 아니고 잡식성이다. 그러므로 사람의 소화기관은 육식동물과 초식동물의 중간쯤 되는 소화력을 가지고 있고, 실로 다양한 음식물을 먹으므로 소화기능 또한 더 복잡하다. 게다가 문명의 발달로 인해 점점 가공식품이 많아져서 예전보다 훨씬 더 다양한 소화능력이 된다.

• 나이가 들면 소화력은 감소한다

흔히 '쇠도 씹어 먹을 나이'인 아이들이나 청소년들은 제대로 씹지도 않고 배가 터지도록 먹고, 또 바로 자도 큰 탈이 없다. 성장기이므로 신체는 많은 영양분과 에너지를 필요로 하니 먹고 돌아서면 배고프다고 한다. 인체는 필요성에 따라 각종 대사를 조절하는데, 성장기에는 소화대사를 높여서 음식물들을 대부분 소화시켜 성장의 영양분으로 이용한다. 그러므로 웬만해서는 과식으로 인해서 탈이 나는 일은 드물다. 마치 육식동물처럼.

그러나 성인이 되면 성장이 멈추게 되므로 성장기와 같은 소화력을 기대할 수 없게 된다. 소화력의 강도는 인체에서 필요로 하는 영양분과 에너지의 양에 좌우되기 마련인데, 나이가 들어갈수록 특별히 체형이 커지지 않는 한 기초대사량은 점점 떨어지고 소화액의 분비도 감소하게 된다. 게다가 활동량까지 줄어들어 활동대사량에 의한 요구도 적어지므로 소화력은 자연히 감소하게 된다. 따라서 타고난 대식가가 아닌 경우에 활동을 통한 소모가 줄어든다면 성장기를 지나서는 먹는 것을 차츰 줄여야 한다.

• 꼭꼭 씹어 먹어야 한다.

사람은 밥심으로 산다. 생명활동을 위해 필요한 가장 일차적인 에너지원은 포도당이며, 대부분을 곡류의 탄수화물 분해로 얻게 된다. 탄수화물의 분해를 위해 인체는 입안의 침속에 아밀라아제가 작용해서 일차 분해를 하고, 장으로 내려가면 다시 췌장 아밀라아제의 작용을 받고 점막의 말타아제가 단당류로 가수분해해서 흡수하며 췌장의 인슐린으로 포도당을 조직에 전달하게 된다. 물론 뇌는 인슐린이 없어도 포도당의 흡수가 가능하다.

밥을 먹는다고 무조건 100% 다 소화되는 것은 아니다. 치아에 잘게 씹힌 쌀알과 씹히지 않은 쌀알의 소화는 다르다. 음식은 소화액이 묻은 표면부분부터 소화가 진행된다. 소화액이 묻지 않은 부분은 소화가 더디게 일어난다. 미처 소화되지 않은 영양분은 대장으로 내려가 가스를 더 많이 발생시키게 된다. 급하게 먹는 이들 중에 방구장이가 많은 것도 이 탓이다.

평소 소화력이 약한 분들은 일차적으로 꼭꼭 씹어 먹어야 한다. 음식물을 잘게 부숴서 소화액이 음식물에 골고루 묻게 해야 하기 때문이다. 탄수화물뿐만 아니라 단백질의 분해와 음식물 속에 들어 있을 수 있는 유해한 세균의 사멸을 위해서도 음식을 잘게 부숴서 위액에 녹을 수 있도록 도와주어야 한다. 위산분비가 정상적일 때 과식이 아니라면 꼭꼭 오래 씹어 먹기만 해도 음식물 속의 세균은 대부분 위산으로 사멸시킬 수 있다.

• 두통 환자는 소화력이 약한 분들이 많다

임상에서 보는 많은 두통환자들은 소화기능이 약한 분들이 많다. 두통이 없는 같은 나이 때의 일상인들과 비교해서이다. 우리가 먹는 음식은 몸에서 필요한 정도보다 많이 먹게 되면 소모 후 남는 잉여영양분들은 몸에 저장된다. 이로 인해 살이 찌게 되는데, 이때는 소화대사가 활발할 때이다.

소화기능이 약하고 잉여물의 저장과 노폐물의 처리가 원활하지 않다면 살이 찌는 것이 아니라 탈이 나기 마련이다. 소화력이 약한 두통인류의 탈은 거의 두통으로 귀결된다. 두통이 발생하면 배가 고프지 않을 때가 많다. 그런데 그때 음식을 먹으면 두통이 더 오래 갈 때가 많은 것도 몸이 음식물을 더 이상 처리할 수 없다는 경고신호인 것이다.

• 소모해야 한다

　성장이 멈춘 이후라면 성장기보다 영양분의 필요량이 줄어든다. 동물들처럼 본능적으로 산다면 별 무리가 없겠지만 사람은 배고플 때만 먹는 것이 아니다. 혼자 사는 것이 아니라 사람들이 모인 자리에는 늘 먹을 것이 있기 마련이다. 소화력이 약한 두통인류에게 끼니 이외의 간식은 곧 영양과잉으로 연결되기 십상이다.

　무엇이든 잘 드시는 분들을 보면 부럽다. 태생이 소화가 잘 되는 분들도 있지만 후천적으로도 소화력은 기를 수 있다. 그런 약도 있다. 하지만 운동선수들을 보자. 이들은 정말 많이 먹는다. 저렇게 먹어도 소화가 될까 싶을 정도로 먹는다. 하지만 거의 소화시킨다. 소모하기 때문이다. 소모량이 많다면 잉여영양분으로 인한 소화불량은 거의 없다. 또한 소모량이 커진 몸은 본능적으로 다음에 소용될 에너지를 비축하기도 한다. 따라서 당연히 많이 먹을 수 있게 된다. 탈도 없다. 또 소모될 것이기 때문이다.

　영양공급의 과잉은 소모를 늘림으로서 해결할 수 있다. 공급이 과잉하지 않더라도 소화 능력이 떨어지거나 피로로 인해서 대사가 원활하지 않으면 상대적인 과잉이 되기도 한다. 이런 경우에도 현재의 소화능력에 맞추어 공급을 대폭 줄이는 소극적인 방법보다 가능하다면 소모를 늘리는 것이 보다 적극적인 대책일 수 있다.

　공급을 제한해야 하는 상황은 따로 있다. 그러한 경우가 아니라면 무조건 음식섭취를 줄이기보다 소모의 방법을 궁리하는 것이 낫다.

14. 운동이 필요하다

• 운동은 두통을 줄여줄 수 있다

언젠가 두통으로 몸이 힘겨울 때 등산을 다녀온 적이 있었다. 머리가 아프고 몸도 무거웠지만 왠지 산에 오르고 싶었다. 딛는 걸음에 흔들리는 머리의 울림은 견딜만하여 힘겹지만 산에 오를 수 있었다. 그런데 내려올 즈음에는 두통이 말끔하게 사라져 있었다. 진통제로도 해결되지 않던 두통이었다.

이후로 한동안 틈날 때마다 등산을 해 보았는데 전과 다르게 때가 되면 배고파지고 밥맛이 좋아졌다. 가만 보면 그전에는 끼니때가 되어도 그다지 배고프지 않고 밥맛도 썩 좋지 않았던 것이다. 아울러 두통의 빈도가 눈에 띠게 줄어들기 시작했다.

소모가 필요했던 것이다. 공급만큼의 소모가 부족한 필자의 생활패턴은 늘 두통의 상황을 조성하고 있었고, 운동을 통해 그간 부족했던 소모가 늘어나자 공급과잉과 소모부족의 상황이 개선되면서 두통의 발생이 줄어든 것이다.

• 운동이 부족하다

두통인류는 운동이 부족한 경우가 많다. 대개 직업적으로도 활동량이 부족한 편이다. 두통은 젊은 사람들에게 많다. 한창 바쁠 때다. 해야 할 일도 많고, 만날 사람도 많으며, 하고 싶은 것도, 먹고 싶은 것도 많을 때다. 동시에 시간은 늘 부족하다. 운동 장소에 가는 것도 시간이 필요하고, 효과적인 운동량을 위해서도 적지 않은 시간이 필요하다.

운동이 건강에 필수라는 것은 누구나 인식하고 있다. 운동의 이유와 효과에 대한 근거들도 차고 넘친다. 그러면서도 운동은 좀처럼 쉽지 않다. 업무에는 누구보다 철두철미하지만 유독 운동에 대해서는 약한 모

232

습을 보이는 것이 두통인류의 특징이다. 일과에 힘을 소진한 나머지 퇴근한 이후에는 운동을 할 여력이 없기도 하다. 자신을 일깨울 절체절명의 이유나 계기가 마련되지 않고서는 운동은 좀처럼 감행되지 않는다. 설령 운동을 시작하더라도 약한 체력 때문에 쉽게 포기하기도 한다. 하지만 늘 마음 한편에는 운동을 해야 하는데 라는 자성의 목소리가 맴돌고 있다.

운동이 아니라도 공급과잉과 소모부족의 두통유발요인을 줄일 수 있는 방법은 있다. 지금보다 활동량이 많은 업무나 직업으로 바꾸거나, 아니면 소화력과 체력이 약한 내 몸에 맞게 먹는 양을 대폭 줄이고, 과로와 스트레스를 멀리 하고 충분히 쉬는 등 자기능력에 맞춘 삶을 살면 된다. 보다 적극적으로 치료에 매진하는 방법도 있다.

저 자신과 짧지 않은 임상경험으로 볼 때, 두통인류에게 운동은 선택의 문제가 아니라 두통인류 본연의 적극적이고 능동적인 삶을 위한 필수요건이다. 다만 운동을 시작하여도 지속되지 않는 것은 두통인류에게 필요한 그리고 적합한 운동이 일반인들의 운동과는 조금 다르기 때문이다. 진료시간에는 여유가 없어서 제대로 설명되지 못하는 두통인류의 운동방법에 관하여 넉넉한 지면을 빌어 이야기해보려고 한다.

15. 어떤 운동을 할 것인가?

• 어떤 운동을 할 것인가?

필자의 집은 다행히도 집 바로 옆에 야트막한 산이 있다. 여름이면 퇴근을 조금 일찍 해서 산에 갈 수 있었는데, 해가 짧아지자 등산도 주말이 아니면 시간을 내기가 쉽지 않았다. 산에 가는 시간이 줄어들자 두통은 다시금 자주 발생하기 시작했다. 일주일에 하루 하는 등산으로는 부족했던 것이다. 효과적인 소모를 위해 어떤 운동을 할 것인가 고민했다.

• 걷는 것만으로는 부족하다

많은 이들이 처음 시작하는 운동은 걷기이다.

평소 잘 쓰지 않던 근육을 움직여야 하는 운동이라면 시작하기 쉽지 않지만, 따로 운동을 하지 않더라도 사람은 늘 걸어 다니므로 처음 시작하는 운동으로 걷기는 큰 무리가 없다. 평소 움직임이 태부족하고 체력이 약한 분들에게 걷기는 쉽고도 좋은 운동이다.

1시간 정도를 걸어보았다. 그런데 며칠을 걸어도 등산에서 느끼던 운동의 효과는 나타나지 않았다. 어떻게 된 걸까?

사람과 비슷한 신체구조인 원숭이나 침팬지는 상체가 발달해 있지만 사람은 하체가 훨씬 더 발달해 있다. 팔보다 다리가 훨씬 튼튼하다. 인체의 근육도 허리 아래의 근육이 전체의 70%를 차지한다고 한다. 하지만 발달한 하체에도 불구하고 뛰는 능력은 다른 동물들보다 우월하지 못하다. 현재 100m 육상 세계최고기록은 우사인 볼트의 9초58이다. 시속으로 환산하면 37.57km/h인데 육식동물인 사자나 호랑이는 시속 50~80km/h나 된다고 한다. 치타는 훨씬 더 빠르다. 원시시대에서는 무작정 달아나기로는 살아남기 힘들었을 것이다.

사람의 발달한 하체와 넓은 발은 걷기에 최적화되어 있다. 오래 걷는 능력은 소나 낙타 등 일부 동물을 제외하고는 단연 사람이 최고이다. 최적화되어 있다는 것은 그만큼 에너지 효율이 좋다는 의미이다. 즉 오래 걸어도 에너지의 소모가 적다.

걷기는 건강을 위한 운동의 측면에서는 긍정적이지만 소모의 측면에서 보면 같은 시간동안 다른 운동을 할 때보다 소모되는 칼로리는 적을 수밖에 없다. 필자가 등산을 통해 얻을 수 있었던 효과를 평지 걷기 운동으로 느끼지 못한 것은 어쩌면 당연한 일인지도 모른다.

두통 환자분들에게 운동을 해보시라고 자주 권유하게 되는데, 운동을 해도 두통이 호전되지 않는다고 말씀하는 분들이 하신 운동이 대개 걷기 운동이다. 필자와 마찬가지로 공급에 비해 소모가 부족한, 즉 본인의 소화기능과 섭취량에 비해 걷기의 칼로리 소모량이 부족할 수 있음을 설명하게 된다.

물론 방법이 없지는 않다. 걷는 운동도 방법에 따라 상당한 운동이 될 수 있다. 전문적인 경보선수들의 걷기속도는 15km/h 정도나 된다고 한다. 이는 보통 사람들의 뛰는 속도보다 빠르고, 거의 자전거의 속도이다. 그 정도까지는 못 미치더라도 평소의 걸음보다 속도를 더 높이고 걷는 시간도 늘리면 된다. 보통 성인의 걷는 속도는 4~5km/h이다. 필자의 경우 운동이 될 만큼 빨리 걸을 때 속도를 측정해 보면 5.8~6.5km/h쯤 되고, 더 잰 걸음으로 걸으면 6.5~7.0km/h 정도가 된다. 이런 걸음으로 걸을 때 비로소 어느 정도 소모의 효과를 느낄 수 있었다. 속도를 웬만큼 높이지 않은 걸음이라면 모래주머니를 발목에 두르지 않는 한 생각보다 많은 시간을 걸어야 한다.

• 운동은 머리와 몸이 받는 충격을 고려해야 한다

비교적 단시간에 효과를 거둘 수 있는 손쉬운 운동은 달리기다. 소모의 측면에서 달리기는 단연 우수한 효과를 보인다. 걷기와 마찬가지로 준비물도 그다지 필요치 않으며 마음만 먹는다면 날씨와 장소도 충분히 극복할 수 있는 요소이다.

한동안 뛰어 보았는데 과연 달리기는 소모의 진가를 발휘해 주었다. 하지만 달리기를 오래토록 이어가지는 못했다. 동작의 특성상 충격이 지속적으로 발생하기 때문이다. 그 충격은 머리와 무릎에 집중된다.

두통은 작은 움직임으로도 통증이 심해질 수 있는데, 그저 고개를 숙이거나 돌아보는 동작으로도 통증은 증폭된다. 두통의 강도가 꽤 높을 때는 시선을 옮기기만 해도 어지러운 듯 아파져서 숫제 눈을 감게 된다. 그럴 때는 그저 잠자코 있는 것이 상책이다.

대개 만성두통환자들은 두통이 생기면 고개를 좌우로 흔들어봐서 머리가 아픈 정도로 두통의 강도를 스스로 판단하기도 한다. 머리를 흔들어서 아픈 것을 만성두통환자들은 주로 '머리가 울린다'라고 표현한다.

운동은 머리를 흔들어봐서 울림이 없을 때 비로소 감행할 수 있는데 걷기운동은 가능해도 달리기는 어려울 때가 많다. 통증의 증폭은 고개를 흔들려서도 생기지만 충격이 가해지면 훨씬 더 심하게 느껴지는데, 달리기는 뛰는 동작에서 몸이 받는 충격이 머리에 그대로 전해진다. 뛸 때마다 머리에 울림이 발생하므로 조금이라도 통증이 있다면 달리기를 이어가는 것이 쉽지 않다. 두통의 빈도가 잦은 분들에게는 어쩌면 거의 실행이 불가능한 운동일 수도 있다.

머리의 울림은 걷기운동에서도 발생할 수 있다. 운동효과를 높이려면 일상적인 걸음보다 속도를 높여야 하는데 보폭을 넓히거나 빨리 걸으면 달리기와 마찬가지로 충격이 발생하기 때문이다. 따라서 빠르게 걷기도 사실상 두통인류에게는 무리일 수 있으므로 권유하지 않는 편이다. 비슷한 측면에서 근력운동도 두통환자에게는 상당히 벅찬 운동일 수 있다. 무리한 힘을 쓰는 동작도 두통의 통증을 악화시키는 요소이기 때문이다. 두통인류의 운동은 이렇듯 동작의 충격이 머리에 영향을 미치는지를 고려해야 한다.

달리기는 무릎의 충격도 감안해야 한다. 며칠을 달리다 보면 무릎에서 약간의 통증을 느끼기도 하는데 이는 갑작스런 달리기로 무릎에 무리가 간 때문이다. 젊은 사람들에게는 이런 면에서 자유로울 수 있지만 4~50대 이상의 연령이나 무릎을 자주 삐는 사람들은 무릎 관절이 상하지 않도록 각별히 신경 써야 한다. 무릎의 연골은 한번 망가지기 시작하면 돌이키기 쉽지 않다.

본격적인 운동을 계획하기 전에 먼저 자신의 무릎을 살펴보자. 벽에 등을 기대고 다리를 펴고 앉은 다음, 다리의 힘을 빼고 무릎의 슬개골을 눌러서 전후좌우로 움직여보자. 무릎에 이상이 없다면 아무런 특이점을 발견할 수 없을 것이다. 그러나 움직임이 부드럽지 않고 버스럭거리거나 통증이 느껴진다면 무릎 연골이 좋지 않은 상태이다. 또한 무릎 슬개골의 바로 아래에 있는 오목한 부분의 체온이 정강이 근육의 피부와 비교해서 차갑지 않다면 무릎에 이상이 있는 것이다. 손등을 대보면 알 수 있다. 만약 이러하다면 우선 달리기는 보류하는 것이 좋다. 이런 경우에는 먼저 진료를 통해 무릎건강을 자세히 진단받거나 치료한 후 가능한 운동의 종류를 재고해야 한다.

한편 무릎관절에 이상이 없으면서도 걷기나 달리기로 무릎에 무리를 느끼는 것은 대부분 다리 근육이 약하기 때문이다. 관절은 인대와 근육에 의해 보호되는데 관절에 하중이 가해질 때는 대략 관절 자체가 받는 부담이 50%이며 나머지는 근육이 40% 인대가 10%를 분산하여 부담한다고 한다. 근육이 최소한의 역할을 감당해주지 않으면 관절과 인대가 받는 충격이 더욱 커지는 구조이다. 따라서 근육의 힘이 부족한 상태에서 일정시간 이상 힘을 쓰다보면 근육통뿐만 아니라 무릎이나 발목의 관절에 무리가 가고, 인대가 상하거나 약한 힘줄에 힘줄염이 생기는 일도 자주 발생한다. 그러므로 운동은 관절을 보호하기 위해서 기초적인 근육의 힘을 키우는 노력이 선행되어야 하며 자신의 신체능력을 감안하여 서서히 시간과 강도를 조절해야 한다.

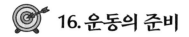

16. 운동의 준비

• 다리의 힘은 모든 운동의 기본이다.

상체를 주로 쓰는 골프나 야구, 권투에서조차 다리의 힘은 중요하다. 다리가 든든하게 지지해주지 않으면 균형을 잡기 어렵고 따라서 상체는 제대로 능력을 발휘하지 못한다. 인체는 다리의 힘을 담보로 균형 잡힌 동작을 할 수 있다.

걷기나 달리기 운동을 통해서도 다리의 힘은 기를 수 있다. 하지만 대개 체력보다 의욕이 앞서는 경우가 많아서 본의 아니게 무리를 함으로써 근육통이나 염좌로 모처럼 시작한 운동이 좌초되기도 한다. 따라서 본격적인 운동을 시작하기에 앞서 먼저 다리의 힘을 길러둘 필요가 있다.

다리의 힘을 기르는 데는 스쿼트만한 것이 없다. 헬스클럽에서도 스쿼트나 런지는 기본적인 하체운동이다. 단련하여 힘이 생기면 역기를 어깨에 지고 하중을 늘려 강도를 높이기도 한다. 런지는 한쪽 다리에 하중을 몰아주어서 스쿼트보다 훨씬 더 부하가 큰 운동이다.

간단하지만 정말 좋은 운동이다. 일반적으로 흔히 하고 있는 스쿼트의 동작은 무릎을 굽혔을 때의 각도가 90도보다 더 굽혀지는 예각이며 양쪽 무릎이 넓게 벌어진 형태의 큰 동작이다. 하지만 이런 동작의 스쿼트나 런지는 무릎 관절의 가동 범위가 넓고 무릎이 서로 동떨어져 있어서 중심이 제대로 잡히지 않거나 다리 근육에 제대로 힘이 생기기 전이라면 자칫 잘못된 동작으로 무릎 관절의 연골에 무리를 줄 수도 있다. 젊은 분들이나 체계적으로 운동하시는 분들에게는 좋지만 이제 막 운동을 시작하려는 두통인류에게는 무리가 될 수도 있다. 우리에게 당장 필요한 것은 우람한 근육보다 기초적인 다리의 힘이다.

관절에 무리가 없으면서도 힘들지 않게 하는 방법이 있다.

• 다리 힘 기르기: 필자의 운동 – 좌립(坐立)

필자의 스쿼트는 동작이 작아서 좌립(坐立)운동이라고 이름 붙였는데, 고등학교 시절에 체력장 오래달리기 만점을 준비하며 고안해서 잠시 하다가 대학 때 하프마라톤 대회에 참가하려고 본격적으로 방법을 정형화한 운동이다. 마라톤 성적은 나쁘지 않았다.

우선 다리는 넓게 벌릴 필요가 없고 무릎을 굽혔을 때 무릎이 서로 맞닿는 너비여야 한다. 발의 간격은 사람에 따라 주먹 한두 개 정도 너비이거나 다리의 모양에 따라 더 붙이거나 더 넓게 해도 상관없다.

내려가는 동작에서 허리와 가슴은 곧게 펴고 엉덩이만 살짝 뒤로 나오는 모양이면 된다. 뒤꿈치를 들지 않고 허리를 구부리지 않으면서 무릎을 구부리면 인체 구조상 더 이상 내려가지 않는 지점(무릎이 더 이상 굽혀지지 않는 지점)이 있다. 그 지점까지 무릎을 굽혔다가 다시 펴는 동작이다. 무릎이 굽혀지는 각도는 90도보다 둔각이다.

팔은 뒤로 돌려서 허리를 짚어, 내려가는 동작에서 허리의 근육에 힘

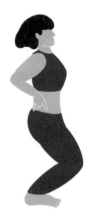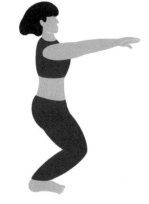

좌립 운동

이 주어지는지 확인할 필요가 있다. 운동이 익숙해지면 '앞으로 나란히 ' 자세가 더 좋기도 하다. 팔을 앞으로 뻗으면 허리가 굽어지지 않으므로 자연히 자세가 잡힌다. 하지만 의외로 힘이 들 수 있으므로 처음에는 허리를 짚는 것이 더 편할 것이다.

처음 시작할 때는 한 번에 30회 또는 50회로 시작해서 하루에 5회씩 늘려가며 운동하면 된다. 더 낮은 횟수와 증가량이라도 무방하다. 처음부터 무리할 필요는 없다. 꾸준히 하다 보면 오래지 않아 300회를 할 수 있을 것이다. 필자의 경우 한 번에 1천회 정도를 하는데 몸에 익숙해져서 무리도 없고 힘들지도 않다. 환자분들 중에는 70대 연령에도 500회 이상 하시는 분이 있을 만큼 무리가 없는 운동이다. 걸을 수 있다면 누구나 할 수 있다.

이 동작은 무릎 관절의 가동범위가 크지 않고 최대로 힘이 주어질 때에도 양쪽 무릎이 맞닿기 때문에, 중심이 흐트러져서 한쪽 관절에 체중이 더 실려서 관절연골에 무리를 주는 일도 적다.

처음 이 운동을 하는 분들 중에 무릎이 아프다고 말씀하시는 분도 있는데, 무릎의 자가진단을 다시 해봐야 한다. 만약 이상이 있다면 운동을 중지하고 무릎치료를 하는 것이 옳다. 이상이 없다면 먼저 다리 너비를 조정해본다. 안짱다리나 오다리인 경우에는 발의 위치를 조정하여 굽혔을 때 양쪽 무릎이 닿으면서도 편한 자세를 찾으면 된다. 다리 너비의 문제가 아닐 때는 무릎의 문제가 아니라 대부분 약한 다리근육이 피로를 호소하는 근육통 증상이다. 힘이 생기면 자연히 사라진다.

또한 무릎을 굽히고 펴는 동작에서 딱딱 소리가 나는 분들도 있다. 소리가 나도 통증이 없다면 운동을 며칠 이어가보자. 소리는 점점 줄어들 것이다. 관절연골의 탄발음은 평소 운동이 부족하던 분들이 운동을 시작하는 무렵이거나 평소 운동을 많이 하던 분들이 운동을 중단하여 움직임이 적어지는 시기에 왕왕 발생하게 된다.

240

좌립운동은 동작의 특성상 평소 잘 쓰지 않는 엉덩이 근육과 허리 근육까지 운동이 되므로 허리가 약한 분이나 요통이 자주 생기는 분들에게도 힘들지 않으면서 효과 좋은 운동이다. 동작이 익숙해지면 TV를 보면서 편안하게 할 수 있다. 무리를 주지 않도록 고안한 동작이므로 칼로리 소모는 그리 많지 않다. 대신 다리의 힘은 확실하게 생긴다.

더러 이 운동이 무릎에 무리를 주지 않는가하고 질문하시는 분이 있는데, 그런 걱정은 하지 않아도 된다. 필자의 체중 58kg을 기준으로 보면, 무릎 아래 양쪽 다리의 무게를 8kg으로 가정했을 때 무릎 위쪽 체중이 50kg쯤 되는데, 좌립운동을 하면서 한쪽 무릎에 실리는 하중은 양쪽 무릎으로 분산되므로 25kg쯤 된다. 반면 걷는 동작은 한쪽 무릎에 거의 54kg의 하중이 실리며, 발을 떼고 다시 땅을 딛는 동작에서는 무릎관절이 살짝 들렸다가 닿는 충격까지 발생한다. 따라서 걸을 수 있는 분이라면 좌립운동은 거의 무리가 생기지 않을 것이다.

젊은 날 군대에서 필자가 일직사관을 설 때면 군수장교로서 성가신 관물대 점검 대신 좌립운동으로 일석점호를 대신하기도 했다. 유격행군을 앞두고 체력을 기르기 위해서였다. 우리 부대가 다른 부대보다 행군낙오자가 적었던 것은 좌립운동의 영향도 있었으리라 생각한다.

 ## 17. 효과적으로 소모하기

• 소모를 위해서는 전신을 움직이는 것이 효과적이다

모든 운동에 앞서서 좌립운동으로 다리를 단련시켜 놓으면 이제는 무슨 운동이라도 하면 된다. 무릎건강이 나쁘지 않고 뛸 때 머리에서 충격이 느껴지지 않는다면 달리기도 좋다.

필자는 등산을 즐기는 편이다. 등산은 운동량이 많으면서도 운동 중에 머리울림의 부담이 적은 운동이다. 하산 중에 미끄러져 무릎을 몇 번 삐고 난 후부터는 무릎과 머리의 충격을 보호하기 위해서 자연스레 스틱을 이용하게 되었다. 충격은 산을 오를 때보다 하산할 때에 주로 발생하므로 내리막길에서 스틱을 견고하게 짚어주는 것이 좋다. 스틱을 처음 사용하는 분들은 일자형보다 T자형스틱이 안정적인 파지(把持)에 유리하다. 스틱의 손잡이 높이는 스키폴처럼 길게 잡는 것보다 허리춤 정도로 하여 바투 잡는 것이 힘의 전달에 좋고, 오르막과 내리막에서 그립 방식을 신속히 바꿀 때도 편리하다.

스틱을 사용하는 초기에는 익숙하지 않아서 꽤나 성가시고 피곤하게 느낄 수 있지만 여러 번 하다 보면 이내 적응된다. 스틱을 제대로 사용하게 되면 운동량과 운동효과가 스틱을 쓰지 않을 때와 차이가 있다는 것을 발견할 수 있게 된다. 등산스틱을 사용할 때와 사용하지 않을 때를 여러 차례 비교해 보았는데, 과연 뒷짐을 지고 등산을 다녀올 때보다 운동량이 크게 느껴지고, 등산 후 느껴지는 몸의 가벼움도 스틱을 이용했을 때가 훨씬 나았다. 스틱을 사용하면 평소 쓰지 않던 어깨와 팔의 근육까지 쓰게 되기 때문인데, 이는 신체의 일부가 아닌 전신운동의 효과로 짐작되었다. 이후로 자연스레 전신운동에 주목하게 되었다.

전신운동으로 탁월한 것은 단연 수영이다. 지척에 수영장이 있고 시간이 허락한다면 전신운동으로 이보다 더 훌륭한 운동도 없다. 수영은 다른 운동에 비해 같은 시간을 운동할 때 관절의 무리는 적으면서도 칼로리 소모는 상당한 운동이다. 1년간 수영클럽에 가입하여 운동한 적이 있었는데 강철체력의 동호인 대열에 따라가느라 소모를 넘어 허기지고 힘이 부쳐 녹초가 될 지경이었다. 조금 늦게나마 두통인류임을 자각한 필자는 클럽을 나왔고 30분 정도의 자유 수영만으로도 충분함을 깨달았다.

수영은 훌륭한 운동이다. 다만 평소 추위를 자주 타는 분들은 수영장의 수온이 낮을 경우 적응에 상당한 시일이 걸릴 수 있다. 그리고 체력이 약할 경우 운동량이 많으면 몸살이 생길 수도 있으므로 본인의 체력을 고려하여 무리하지 말아야 한다. 온몸을 움직이기에는 암벽등반도 수영에 못지않은데 여건은 더더욱 어렵다.

운동을 고민할 때 늘 염두에 두는 것이 시간과 장소이다. 비가 오나 눈이 오나, 늦은 시간이나 이른 시간에도, 장소에 구애받지 않고 필요하면 언제든 할 수 있으며 되도록 짧은 시간에 효과를 얻을 수 있는 전신운동을 궁리하게 된다.

스틱을 짚는 등산처럼 전신운동을 위한 새로운 운동기구를 구상해 보기도 했다. 그러던 어느 날, 문득 오래전 다녀온 4박5일의 해인사 여름수련회가 떠올랐다. 이틀간 새벽에 108배를 하고 사흘째 1080배를 하는데 말 그대로 땀이 비 오듯 전신을 적시던 기억이 알싸했다.

온몸을 움직일 수 있는 너무도 간단한 운동은 절이었던 것이다. 날씨도 시간도 장소도 아무런 지장이 없는 운동. 그날로부터 절을 시작했다.

양 무릎과 팔꿈치, 이마를 땅에 대는 오체투지(五體投地)의 절은 경의의 표현인 동시에 자신을 낮추고 성찰하는 수행의 방법이기도 하다. 열흘에 걸쳐 100~500배를 해 보았는데 허리와 엉덩이 종아리 등 여기저기 근육에 알이 배기 시작했다. 그만큼 평소에 쓰지 않던 여러 근육을 사용한다는 의미이다. 시간이 흘러 절동작이 몸에 익숙해지자 과연 등산과 같은 전신운동으로서의 효과를 느낄 수 있었다. 숨이 차고, 땀이 나며, 배가 고파지고, 수면의 질도 좋아졌다.

그런데 갑작스레 많은 횟수의 절을 하다 보니 무릎에 다소 무리가 생기는 것을 느낄 수 있었다. 좌립운동처럼 관절을 보호하기 위한 동작의 변화가 필요했고 오래지 않아 방편은 마련되었다. 이로써 관절에 무리가 적으면서도 운동량의 조절도 가능하게 되었다.

• 필자의 절운동(추배: 推拜)에 대하여

필자가 하는 절 운동은 무릎관절을 보호하면서 전신운동으로서의 효과를 극대화하기 위해 고안하였다. 방법은 간단하다.

서서 양손을 깍지 낀 채로 뒤집어 펴서 하늘로 밀어 올린 다음 절을 한다. 절을 한 다음에는 손을 합장하고 무릎으로 몸을 일으키는 것이 아니라, 짚었던 팔로 바닥을 짚어 밀면서 일어나는 것이다. 손을 무릎 쪽으로 최대한 당겨 짚어서 미는 것이 요령이다. 절을 하고 땅을 짚어 밀며 일어나는 동작이므로 간단히 추배(推拜)라고 이름 붙였다.

깍지를 끼고 뒤집어 팔을 하늘로 올리는 동작은 긴장된 등과 목덜미의 근육을 풀고 어깨의 관절을 부드럽게 한다.

두통의 배경에서 잠깐 설명하였듯이 평소에 목을 자주 삐거나 목과 등에 담이 잘 결리는 분들은 모니터작업이나 책보기 등으로 상부 체간 즉 목덜미와 등의 근육들의 정적인 긴장상태가 오래 지속됨으로써 피로가 누적되어 신축성을 잃게 된다. 그런 상황에서 고개를 돌리거나 굽히고

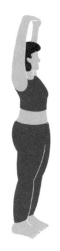
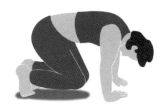

추배 운동

펴는 우연한 신전(伸展)동작에 수반되는 일상적인 보호적 반사수축이 유연하게 풀리지 못하고 수축상태로 머무는 것이다. 쉽게 말하면 쥐가 나는 상황과 같다. 수면부족이나 미네랄 불균형 등 근본적인 원인을 살펴 치료해야 하지만 평소에 체간 근육을 적절히 수축하고 이완하는 동작을 반복하여 정적인 긴장을 풀어 주어도 이러한 상황은 막을 수 있다. 목덜미 주변 근육의 긴장은 두통의 무시할 수 없는 유발요인이기도 하다.

또한 경추의 문제없이 손이 저리거나 힘이 빠지는 흉곽출구증후군이나 어깨의 충돌증후군 및 오십견은 인체의 관절 중 가동범위가 가장 큰 어깨의 기능을 제대로 사용하지 않음으로써 발생한다. 서로 협응해야 하는 근육들이 일부는 쉬고 일부는 늘 무리가 되므로 자세의 변형이 생겨 신경이 눌리거나 관절의 간극이 좁아지고 힘줄에 염증이 생기는 등의 병변이 나타난 것이다. 추배운동이 아니더라도 어깨는 틈나는 대로 그 가동범위만큼 움직여 줄 필요가 있다.

절을 한 다음에 밀며 일어서는 동작은 어깨와 가슴의 상체운동도 겸하여 칼로리 소모량을 늘려 준다.

추배운동은 기본적인 하체 운동과 함께 체간과 상체까지 몸의 많은 근육들이 동시에 움직이는 동작으로서, 체간근육의 긴장을 풀어주고 전신운동으로 칼로리 소모를 극대화하는 운동이다. 또한 배를 오므리고 펴는 동작으로 자연스럽게 장운동이 된다.

처음 시작할 때는 두터운 방석이나 이불을 깔아 무릎이 상하지 않도록 하는 것이 좋다. 손으로 짚고 밀며 일어나므로 합장하고 몸을 일으킬 때보다 무릎이 덜 아프지만 운동의 초기에는 아직 무릎에 많이 의지하기 때문이다. 하지만 동작이 익숙해지고 힘이 붙으면 궁극적으로 바닥에 무릎을 닿지 않게 하면서도 절 운동을 할 수 있게 된다. 추배의 동작은 부드러운 움직임이므로 머리의 충격도 빠른 걸음이나 달리기에 비해서 덜하다.

추배를 시작해 보면 생각보다 힘들다는 것을 느낄 수 있다. 운동량에 따라 숨이 차고 땀도 나게 된다. 무리하지 말고 처음에는 열 번 또는 스무 번이나 서른 번부터 시작하여 차츰 늘리는 것이 좋다. 몸에 익숙해지면 절하는 속도와 팔을 짚고 굽히는 각도를 조절하여 같은 시간과 횟수라도 자유롭게 운동 강도를 높이거나 낮출 수 있게 된다. 추배는 시간과 장소의 제약에서 자유롭고 전신운동으로서의 효과도 탁월하므로 마땅한 전신운동을 찾지 못한 분이라면 이렇게 추배를 해보는 것도 좋다.

 ## 18. 얼마나 운동할 것인가?

• 필요한 운동량

얼마나 운동할 것인가는, 운동이 얼마나 필요한가로 귀결된다. 평소 소화기능이 원활하지 않으면서 두통이 자주 발생하는 것은 소화능력이 부족하거나 식사량이 많거나 또는 소모량이 부족한 것이다. 즉 그 부분을 만회할 만큼의 운동량이 필요하다. 따라서 각자에게 필요한 운동량은 서로 다르다. 사람에 따라 소화 상태와 식생활 및 활동량이 서로 다르고 이 요소들이 두통에 미치는 영향 또한 제각각이기 때문이다.

자신에게 필요한 운동량은 스스로의 경험을 통해 체득해야 한다. 원인의 크기로 필요한 운동량을 환산할 수는 없다. 운동은 직접 해봐야 알 수 있다. 운동을 하면서 자연히 필요한 운동의 정도를 감지할 수 있게 된다. 우선 자신에게 적합한 운동을 선택하고 운동을 이어가면서 며칠이나 일주일 또는 한 달 단위로 소화상태와 두통의 감소에 효과적인 적절한 운동량을 찾는 것이다.

몸으로 무언가를 체득하는 데에는 필연적으로 적지 않은 시행착오가 필요하다. 평소 몸을 많이 쓰지 않았다면 더더욱 그러하다. 체득의 시간을 줄이는 방법을 생각해 보자.

• 운동량의 측정

적절한 운동량을 찾는 데에는 필자의 경우에 등산이 큰 도움이 되었다. 사실 본격적인 운동을 시작하게 된 계기도 등산이었는데, 한동안의 노력으로 산행에 이력이 나자 적절한 운동량에 대한 실험을 할 수 있었다. 시간과 강도를 달리하여 몇 달간 산행을 해본 결과 30분 이내는 부족하고 30분을 넘어야 하며 중등도 이상의 강도로 등산하는 것이 필자에게 필요한 운동량으로 판단되었다. 소화력이 좋아지고 두통이 감소한 것은 물론이다.

하지만 해가 짧아지자 퇴근 후에는 어두워서 산행을 할 수 없게 되었고, 그에 따라 그간 잠잠했던 두통이 다시 빈도가 잦아졌음은 자명한 일이다. 따라서 다른 운동이라도 해야 했는데, 저녁 시간에 짧게 할 수 있는 운동은 거의가 단순한 동작이 반복되는 운동들이라서 좀처럼 진척이 없었다. 등산처럼 자연을 즐길 수도 없고 울퉁불퉁한 길을 고르며 딛는 재미도 없어서 목표를 정하기 전에는 지루해지기 십상이다. 지루해지면 괜히 힘만 들기 마련이라 적절한 운동량을 정하기도 쉽지 않았다.

재미없는 운동을 이어가던 어느 날, 문득 그전에 했던 등산의 운동량은 얼마나 될까 궁금했다. 만약 운동량을 수치화할 수 있다면 다른 운동의 목표를 정하는 것도 쉬울 것이기 때문이다.

운동생리학에서는 건강을 위한 신체활동의 정도를 제시하고 있는데, 권장하는 적당한 신체활동량은 주당 1,000kcal 이상을 소모하는 운동이다. 평소의 활동량이 부족한 좌업생활자의 경우 하루에 운동으로 150kcal 정도를 소모하는 것이 좋으며, 구체적으로는 4.8km/h의 속도로 35분 정도 걷는 운동에 해당한다. 운동량은 대개 운동의 종류와 시간,

거리나 반복 횟수, 하중이나 저항 강도 및 속도 등으로 구체화하여 표현할 수도 있지만 이렇게 간단히 수치화된 칼로리 소모량도 심심찮게 보았을 것이다.

음식의 칼로리를 측정할 수 있는 것처럼 운동도 칼로리 소모량을 계산할 수 있다. 체중감량을 목표로 음식섭취량을 줄일 때 음식물의 칼로리가 의미 있게 다가오듯이, 운동량의 계산이 필요하면 평소 추상적인 숫자로만 보이던 칼로리 소모량의 수치가 눈에 보이는 운동량으로 느껴진다.

그간 해오던 여러 운동의 칼로리 소모량을 측정하기 시작했다. 궁금했던 등산의 칼로리 소모량도 구할 수 있었고, 이를 바탕으로 등산을 대체할 다른 운동의 운동량도 알 수 있게 되었다. 측정을 이어가면서 발견한 칼로리 소모량의 특징에 대해 이야기해보고자 한다. 칼로리 소모량 측정을 통해 적당한 운동량을 정하려면 칼로리 소모량의 속성을 어느 정도 이해할 필요가 있기 때문이다.

• 칼로리 소모량의 측정 및 계산 방식

현재 자신이 하고 있는 운동의 칼로리 소모량은 얼마나 되는지 알아보자. 칼로리 소모량의 측정 및 계산에는 여러 방식이 있고 각기 방식은 장단점이 있다.

첫째, 책자의 환산표를 참조할 수 있다. 각 운동에 따른 칼로리 소모량 데이터는 인터넷 자료나 책자 등에서 어렵지 않게 구할 수 있다. 운동 별로 성별과 나이 및 체중에 따른 단위 시간당의 칼로리 소모량이 표시된 도표가 있을 것이다. 거기에서 자신에게 해당하는 수치를 얻을 수 있다. 그런데 여러 자료를 모아 놓고 비교해 보면 같은 운동에서도 칼로리 소모량의 수치가 서로 상이하게 책정되어 있는 것을 발견하게 된다. 이는 자료마다 시간이나 운동 강도의 기준이 조금씩 다르기 때문이다. 따라서 책자나 자료의 환산표는 어떤 산정기준으로 만들어진 것인지를 확인할 필요가 있다. 대개 어느 환산표 하나를 선택하게 될 것인데 문제는 개인적인 운동 강도를 반영할 수 없다는 데에 있다. 같은 시간동안 축구를 하더라도 종횡무진 공을 쫓아 다니는 사람과 공이 올 때만 움직이는 사람의 운동량은 분명 다른데 그런 점은 반영되지 않는다. 또한 자료에서 통상적인 칼로리 소모량이 표기되어 있지 않은 운동은 수치의 산출이 불가능하다.

둘째, 계기판에 칼로리 소모량이 표시되는 운동기구를 이용할 수 있다. 전자계기판이 달린 실내자전거나 러닝머신 등은 체중과 신장 그리고 나이와 성별을 기입하고 운동하면 칼로리 소모량을 실시간으로 보여주어서 편리하다. 하지만 이 경우에도 자신의 운동 강도를 제대로 반영하지 못할 수도 있다는 점을 감안해야 한다. 운동의학 저널의 보고에 의하면 운동기구 계기판에 기록되는 칼로리 소모량이 과대평가되는 경향이 있다고 한다. 헬스사이클 제품의 칼로리 소모량 표시가 운동 강도나 시간 및 속도를 반영하는 것이 아니라 페달회전수에 따라 표시된다는 한국소비자원의 보도자료도 있었다. 따라서 이런 전자계기판이 달린 운동기구를 이용한다면 운동 강도를 달리하여 여러 번 운동한 후 각기 산출되는 칼로리 소모량이 유의성 있게 변하는지를 관찰해 볼 필요가 있다. 집에서 혼자 쓰는 운동기구는 자신의 서로 다른 운동 강도가 제대로 반영된다면 산출된 칼로리 소모량을 그 기준대로 신용해도 될 것이다.

셋째, 스마트폰의 애플리케이션을 이용할 수도 있다. 이미 기입한 자신의 신체 정보를 바탕으로 각 운동에 따른 시간에 비례하여 칼로리 소모량을 자동으로 산출해 주므로 편리하다. 하지만 같은 시간에 다른 운동 강도는 역시나 제대로 반영되지 않을 수 있음을 감안해야 한다.

넷째, 웨어러블 장치 즉 스마트워치나 스마트밴드를 이용하는 방법이 있다. 맥박인식 센서가 부착된 웨어러블 장치는 운동 중에 실시간으로 칼로리 소모량을 보여주기도 한다. 또한 스마트폰 애플리케이션과 연계되어 최대심박수운동, 무산소운동, 유산소운동, 체중조절 운동, 저강도 운동 구간 등으로 구분하여 보여주기도 한다. 그저 운동 중에 착용만 하면 운동의 여러 정보들을 자동으로 기록하고 분석해주므로 여간 편리한 것이 아니다. 후술할 간접측정법처럼 운동 간의 심박수를 측정하여 산출하는 방법이므로 운동 강도를 반영하여 보다 실질적인 칼로리 소모량을 제공할 수 있다. 다만 필자의 추배운동이나 복합적인 여러 운동을 같이 진행할 경우에는 칼로리 소모량 측정이 애매해지기도 한다. 애플리케이션에 그런 운동이 명기되어 있지 않기 때문이다. 구차하게 애플리케이션 속의 비슷한 운동을 간택하는 방법도 있지만 다른 대책도 있으니 알아보자.

• 심박수를 이용한 칼로리 소모량 예측 수식

　본래 운동의 칼로리 소모량 즉 운동대사량을 측정하는 것은 일정 시간 동안 인체로부터 나온 열의 총량을 측정하는 것인데, 정확한 측정을 위해서는 원칙적으로 직접열량측정법이 필요하다. 열이 완벽히 차단된 고립된 방에서 특수하게 제작된 열량계로 측정해야 하는데 측정 여건상 연구 목적 외에는 거의 사용하지 않는다.

　대신 간접측정법이 이용된다. 인체에서 소비되는 에너지의 95% 이상은 산소와의 반응으로부터 생성되므로 산소이용량을 알면 칼로리 소모량을 추정할 수 있다. 산소이용량은 호흡량으로 알 수 있고, 호흡량은 심장박동수와 관계하므로 심박수로 칼로리 소모량을 예측하는 원리이다. 스포츠과학저널에 실린 계산 방정식이 있어서 소개해 본다. 계산의 편의를 위해 저널의 수식을 성별로 나누고 에너지 단위를 조정한 수식은 아래와 같다.

남성 : [{−55.0969 + (0.6309 × 맥박수) + (0.1988 × 체중) + (0.2017 × 나이)} / 4.184] × 시간

여성 : [{−20.4022 + (0.4472 × 맥박수) + (0.1263 × 체중) + (0.074 × 나이)} / 4.184] × 시간

※ 맥박수: 1분당 맥박수, 체중: kg 단위, 시간: 분 단위 시간

심박수의 증감에 비례하여 에너지 소모량이 연동되는 수식의 특성상 여러 운동에 적용하여 체감하는 운동량을 구하는 데에 도움이 될 것으로 사료된다. 아울러 스마트워치나 스마트밴드의 애플리케이션 항목에 없는 개인적인 운동이나 여러 운동이 조합된 복합운동에도 적용해 볼 수 있다. 심박수 감지센서가 부착된 웨어러블 장비가 없더라도 초단위의 시간을 잴 수 있는 시계만 있다면 심박수를 구하여 수식에 대입할 수 있으므로 쉽게 이용할 수 있다.

칼로리 계산을 위해서는 운동 간의 심박수를 측정해야 한다. 심박수 측정은 운동하는 도중에 잠시 멈추고 1분당 맥박을 측정하면 되는데, 30초를 넘기면 맥박수가 운동 중보다 훨씬 느려지기 때문에 운동을 멈추고 30초 안에 맥박을 재야 한다. 주로 10초나 15초 또는 20초 정도를 측정하여 6배, 4배, 3배를 곱하게 된다. 손목보다 맥박이 크게 뛰는 목의 경동맥을 재는 것이 더 수월할 것이다.

운동 중의 심박수는 운동의 강도에 따라 달라지므로, 운동 간에 운동 강도별로 구간을 나누어 운동시간과 맥박을 체크하여 구간 별로 수식에 대입하여 합산하면 된다.

• 칼로리 소모량과 체감 운동량

각자 칼로리 소모량을 측정해 볼 수 있을 것이다. 심박센서를 부착한 웨어러블 장치를 이용하거나 심박수를 손수 측정하여 수식에 대입하

면 된다. 7.3km 산행에 105분이 소요된 필자의 등산을 예로 들면, 우선 심박수를 손으로 측정하여 수식에 대입한 방법에서는 칼로리 소모량이 1476kcal 정도로 계산된다. 등산 중에 누차 측정한 심박수는 오르막에서 평균 162회, 내리막에서 평균 138회였다. 경사가 완만한 오르막과 평지 및 오르막의 초입부분은 내리막과 맥박수가 거의 비슷하다. 경사가 급한 오르막의 시간을 취합해 보면 35분이며 나머지 구간은 70분으로 양분되며 이를 토대로 계산한 것이다.

동시에 같은 산행에서 심박센서가 내장된 스마트밴드에 연계된 애플리케이션에서도 칼로리 소모량을 얻을 수 있었다. 등산할 때마다 확인해보면 양자의 칼로리 소모량은 다소간 차이를 보이는 것을 발견할 수 있다. 동일 경로의 등산 수십 회에서 수기 측정으로 수식에 대입하여 산출한 칼로리 소모량은 1361~1569kcal의 변동폭을 보이는 반면, 같은 시간에 스마트밴드에 연동된 애플리케이션이 산출한 수치는 472~1446kcal로 넓은 분포를 나타내는 것을 볼 수 있었다.

필자는 대개 필사적으로 산행을 하는 편이라 평지나 내리막에서도 심박수는 낮지 않은 편인데, 스마트밴드에 연계된 애플리케이션은 운동 강도가 높고 평균 심박수가 높을수록 칼로리 소모량을 낮게 산출하고, 더러 조금 속도를 늦추어 산행할 때나 등산 중에 심박센서가 감지한 평균 심박수가 낮을수록 칼로리 소모량을 도리어 높게 산출했다.

납득이 어려운 수치에 의아해 하던 중 애플리케이션이 분석한 세부 데이터를 유심히 보고서야 그 차이를 이해할 수 있었다. 애플리케이션의 계산 알고리즘은 등산 중에 측정한 심박수를 운동 강도별로 세분하여 가중치를 두고 계산하는 방식인데, 측정한 맥박수가 가중치에 해당하는 영역이 많을수록 칼로리 소모량이 높게 산출되고, 높은 강도의 운동처럼 가중치의 영역이 적으면 칼로리 소모량이 낮게 산출된 것이다.

근래에는 웨어러블 장치가 보편화되어 이를 활용하는 분들은 계속 증가하고 있으며 제품도 무척 다양해졌다. 따라서 각자가 이용하는 웨어러블 장치와 스마트폰 애플리케이션에 따라 맥박 감지 센서의 감응도와 칼로리 소모량 계산의 알고리즘이 각기 다를 수 있다. 여러 번 같은 운동에서 산출한 칼로리 소모량의 변동이 자신이 체감하는 운동 강도와 비례하지 않는다면 아마 필자와 비슷한 경우일 것이다.

두통인류에 있어서 칼로리 소모량을 측정하는 목적은 운동량을 자신이 체감하는 정도로 수치화하는 것이므로 칼로리 소모량의 활용은 주로 수식에 심박수를 단순 대입한 값을 이용하는 편이 나을 것이다. 아울러 심박수의 수기 측정이 성가신 분들은 웨어러블 장치가 감지한 평균 심박수를 수식에 대입해서 얻은 값도 무방하리라 본다. 평균 심박수는 대개 운동 강도와 비례하여 증가하기 때문이다.

여러 차례의 등산에서 스마트밴드로 얻은 평균 심박수를 수식에 대입하면 120~143의 평균 심박수에 대하여 1095~1470kcal로 산출되어 평균 심박수의 증가에 따라 칼로리 소모량도 높게 평가되므로 무리 없이 수용할 수 있으리라 본다.

• 칼로리 소모량의 수치에 대한 이해

앞서 운동생리학에서 권장되는 일일 칼로리 소모량은 150kcal로서, 운동으로는 4.8km/h의 속도로 35분 정도 걷기에 해당한다고 하였다. 스마트밴드를 구입하고 얼마 되지 않아서 처음 측정해 본 것이 걸음에 대한 칼로리 소모량이었다. 궁금하던 차에 30분간 걸으며 수차례 칼로리 소모량을 측정해 보았다.

천천히 걷기의 경우, 스마트밴드에서 측정된 정보는 30분 02초 동안 2.35km를 걸었고, 평균 속도는 4.6km/h, 평균 심박수는 109회로서 115kcal이며, 35분으로 환산할 경우 134kcal에 해당한다.

빨리 걷기의 경우, 스마트밴드에서 측정된 정보는 30분 10초 동안

3.02km를 걸었고, 평균 속도는 5.9km/h, 평균 심박수는 122회로서 129kcal이며, 35분으로 환산할 경우 150kcal에 해당한다.

운동생리학에서 제시하는 4.8km/h의 속도는 필자에게 운동이라기보다는 여유로운 산책의 걸음에 해당하는데, 필자의 스마트밴드에서 얻어진 칼로리 소모량은 그 속도로는 권장 칼로리 소모량에 미치지 못한다. 앞서 걷기운동으로 충분한 소모의 효과를 얻지 못한다고 언급하였던 걸음이 이 속도를 말한다. 권장 칼로리 소모량은 5.9km/h로 걸을 때 비로소 같은 값을 보였다. 그 속도는 필자의 걸음걸이 중에서도 중등도 이상의 힘찬 걸음으로서 충분히 운동이 되는 속도이다. 아울러 두통이 있을 때는 충격이 전해져 머리가 울리는 정도의 걸음에 해당한다.

운동생리학에서 운동량으로 제시한 칼로리 소모량과 그에 해당하는 운동의 정도가 필자에게서는 상응하게 나타나지 않았다. 상응하는 조건의 표준모델은 따로 있을 것이다. 이처럼 칼로리 소모량에 대한 운동 정도와 운동 정도에 대한 칼로리 소모량은 양자 간에 어느 것을 기준으로 삼느냐에 따라 개개인마다 서로 다른 값으로 나타날 수 있다는 것을 알 수 있다.

한편 칼로리 소모량의 차이에 주목해 보자. 같은 시간 동안 이루어진 두 걷기운동에서 체감하는 운동 강도의 차이는 상당한데 산출되는 칼로리 소모량의 차이는 14kcal에 불과하다. 칼로리 소모량의 이러한 근소한 차이는 주로 1시간 이내의 짧은 시간동안 이루어지는 운동을 비교할 때 볼 수 있다. 이러한 차이 때문에 수치상으로는 비슷한 운동 강도로 느껴지기도 한다. 하지만 엄연히 다르다. 그러므로 경험하지 못한 운동의 칼로리 소모량이 자신이 익히 아는 운동의 수치와 큰 차이가 나지 않는다고 해서 비슷한 운동 강도일 거라 예단하지 말아야 한다.

또한 같은 칼로리 소모량에 시간만 다른 운동의 경우를 보자. 수치로만 보자면 천천히 걷기를 불과 4분만 더 하면 빨리 걷기를 30분 한 것과 칼로리 소모량이 같은 값이 된다. 그런데 천천히 34분을 걷는 것은 4분을 더 걷지만 힘차게 30분을 걷는 것과 도무지 같은 느낌이 아니다. 아울러 힘찬 30분 걸음의 효과를 기대할 수도 없다. 이렇듯 약한 운동의 시간을 조금 더 늘리면 강한 운동과 칼로리 소모량이 같아져서 같은 운동량으로 보이는 문제점이 발생한다. 칼로리 소모량은 운동량의 표현으로서 유용하지만 때로는 이렇게 수치만으로는 부족하며 운동의 강도를 같이 살펴야 신뢰할 수 있는 지표가 된다는 것도 알아야 한다.

속도가 다른 두 걷기 운동의 심박수를 수식에 대입해보자. 천천히 걸을 때는 257kcal, 빠른 걸음은 316kcal로 산출되는데, 이는 애플리케이션이 산출한 칼로리 소모량인 115kcal, 129kcal와는 큰 괴리감이 있다. 수식에 의한 칼로리 소모량은 대개 수치가 이렇듯 크게 산출된다. 하지만 과장되게 느껴지는 수치에도 불구하고 체감하는 운동량을 반영하는 산출 방식으로서 유용하므로 활용할 만한 가치가 있다. 일반 대중이 현실적으로 측정할 수 있는 칼로리 소모량은 어디까지나 추정치이며 어떠한 측정방식이나 산출방식도 실험실과 비교하면 완벽하지 않기 때문이다.

칼로리 소모량 계산을 운동량으로 활용하기 위해서는 이렇듯 현실적인 칼로리 소모량 측정과 산출의 속성을 제대로 인식할 필요가 있다. 책이나 자료 또는 인터넷에 제시된 권장 칼로리 소모량을 마주할 때도 그 수치를 그대로 자신의 운동 목표치나 기준으로 수용하려면 본인도 같은 방식으로 측정 및 산출할 수 있어야 비로소 의미가 있는 수치가 된다는 것을 알아야 한다. 또한 자신의 운동으로 얻은 수식에 의한 값이나 애플리케이션의 수치는 객관적인 값이라기보다 자신이 체감하는 운동량으로서 납득할 만한 가치가 있는 참고수치로 이해하는 것이 온당하다. 다만 측정과 산출의 방식을 명기한다면 같은 방식을 이용하는 타인에게도 충분한 이해를 얻을 수 있으므로 의미 있는 수치가 된다.

• 운동 전후의 체중변화

사람은 땀을 흘리지 않아도 폐호흡과 피부발산을 통해 하루 450~600mL의 수분이 증발된다. 다만 시간당 체중감소량은 미미하고 생활 중에 먹고 마시는 음료나 간식 등으로 인해 증발량만 온전히 측정하기는 쉽지 않다. 그럼 음식을 먹지 않는 수면 중의 증발량은 얼마나 될까 궁금하여 한동안 측정해 본 적이 있는데 평균 7시간 6분의 수면에서 299.4g의 체중이 감소되어 수면 중에 시간당 42g 정도 증발하는 것으로 나타났다. 하지만 활동대사량이 높은 낮시간이나 운동 중의 수분 증발량은 그보다 훨씬 크다.

같은 거리의 등산이라도 어떤 날은 몸이 가볍고 또 어떤 날은 힘이 드는 때가 있다. 또한 등산을 다녀오며 평소 운동량이 적은 친구와 체중감량의 차이를 비교해본 적이 있었는데, 체중감소량은 당시 체중이 57kg인 필자는 335g, 64kg인 친구는 775g으로 측정되었다. 짧은 코스의 같은 산행로를 동일한 속도로 함께 다녀왔는데, 땀과 호흡으로 증발한 각자의 감소량은 7kg의 체중차이를 감안하더라도 상당한 격차를 보인다. 힘든 만큼 체중감소량 즉 증발량도 많았던 것이다.

체표면으로부터 물이 증발할 때 손실되는 열은 증발하는 물 1g당 0.58kcal에 해당한다. 따라서 등산 후에 체중이 1kg 감소했다면 단순계산만으로도 580kcal의 열에너지가 소모된 것으로 볼 수 있다. 운동의 열에너지로 증발하여 감소한 체중 변화량은 측정 방식의 문제나 계산의 알고리즘 차이로 가변하는 수치가 아니다. 이것은 상당히 물리적인 변동량이므로 운동으로 인한 변화를 그대로 반영한다고 볼 수 있다.

운동이 힘겨운 정도와 수분증발량의 증감이 매번 정비례하지는 않는다. 등산 전에 섭취한 음식의 종류나 그 당시의 피로도와 몸상태에 따라 평소보다 변동량이 많을 때도 있다. 하지만 대개 힘이 많이 든다고 느낄 때는 증발량도 많았으므로 체중 감량분의 차이는 운동량과 관계가 있음을 알 수 있다. 따라서 운동 전후의 체중감소량으로 칼로리 소모량을 예상해 볼 수도 있으리라 사료된다.

운동 전후의 체중변화를 오래토록 측정하면서 그 운동의 칼로리 소모량과 비교해 보았는데, 운동의 종류에 따라 다르지만 감소한 체중의 g단위수치 정도를 칼로리 소모량으로 갈음해도 될 것으로 본다. 또한 부하중량을 밀거나 당기는 근력운동에서도 체중감소량의 0.58배는 최소 칼로리 소모량으로 간주해도 될 것으로 생각한다.

체중의 변화를 측정하기 위해서는 한눈의 값이 5∼10g 단위의 정밀한 체중계를 쓰는 것이 좋다. 1시간 이내의 운동은 체중 변화가 크지 않아서 50∼100g 단위눈금의 체중계는 오차가 클 수 있기 때문이다. 운동 간에 마시는 물의 양과 옷에 밴 땀의 무게도 고려해야 하므로 운동 전에 탈의하고 물병을 들고 체중을 잰 후, 운동을 마치고는 마찬가지로 탈의하고 마시다 남은 물병을 들고 측정하면 정확한 체중감소량을 측정할 수 있다.

탈의하여 측정하는 것이 여의치 않다면 옷을 입고 측정할 수도 있는데 이때는 옷에 배어 있는 땀의 양을 감안해야 한다. 옷의 함수량에 따라 체중감소량이 탈의측정량과 많이 차이날 수도 있기 때문이다. 옷의 함수량은 계절적 요소 및 옷의 길이나 두께와 재질, 운동시간과 운동강도 등 여러 변수로 인해 달라진다. 같은 코스의 등산에서 사계절에 걸쳐서 체중감소량과 함께 옷의 함수량을 측정해보니 최저 50g에서 최고 175g의 차이가 있었는데, 필자의 경우에는 주로 낮은 강도의 운동시간이 길수록 옷의 함수량이 감소하는 것으로 나타났다. 땀의 배출량이 줄어들면서 옷의 자연증발량이 증가하기 때문이다. 낮은 강도의 운동시간이 짧으면 옷의 함수량은 늘어났다. 각자의 운동 습관에 따라 옷의 함수량은 다를 것이므로 여러 번 비교측정해보는 것도 흥미로울 것이다.

필자는 매번의 운동마다 거의 체중변화를 기록하는데, 운동으로 인한 체중감소량을 칼로리 소모량으로 직결하여 판단하기보다는 매번 이루어지는 같은 운동의 조금씩 다른 운동량을 비교하는 잣대로 삼는 편이다. 매번 칼로리 소모량을 측정하는 수고로움을 대신할 수 있으며, 웨어러블 장치의 가중치를 둔 산출량을 보완하는 역할도 한다. 체중감소량은 온전히 물리적인 수치이기 때문이다. 또한 체중감소량의 기록은 운동 당시의 활력도를 대변해 주기도 한다. 체력이 충분할 때는 같은 운동에서 대개 체중감소량이 적었기 때문이다. 체중계가 마련되어 있다면 운동 전후에 한번쯤 측정해 보시기를 권해 본다.

• 적절한 운동량 찾기와 운동의 강도

운동량을 수치화하는 방법에 대해 알아보았다. 칼로리 소모량 수치를 활용하려면 우선 각각의 운동에 대한 측정과 산출방식을 통일해야 한다는 것을 알 수 있다. 같은 잣대로 서로 다른 운동을 비교하는 것이다.

두통인류에게 필요한 운동량을 운동생리학의 권장량처럼 보편적인 수치로 제시하기는 어렵다. 서로에게 필요한 운동량이 다르기 때문이다. 직접 측정하고 산출해보아야 한다. 운동량을 측정하면 서로 다른 운동에서 얼마나 운동해야 하는지를 알 수 있고, 기록에도 용이해서 과거의 기록과 현재를 비교하는 데에도 도움을 준다.

자신에게 적절한 운동량은 각자가 운동을 이어가면서 소화 상태와 두통의 호전 상황을 확인하며 알아낼 수 있다. 소화와 두통의 개선을 이끌어내는 운동량이 바로 적절한 운동량이기 때문이다. 운동을 시작하고 운동량을 조금씩 올려가며 찾아야 한다.

그런데 어렵게 그 적절한 운동량을 찾아내고 보면, 이전에 하던 운동량의 2배나 3배가 아니라 사실은 수치적으로 아주 근소한 차이라는 것을 발견하게 된다. 1시간 이내의 운동에서 칼로리 소모량의 측면에서 보면 웨어러블 장치 기준 10~20kcal, 수식 기준 30~40kcal 정도의 차이이며, 운동시간으로 보면 5분 또는 10분 정도를 더 하는 것이다. 대략 10% 정도의 차이이다. 조금만 더 하면 되는 것이다.

즉 어떠한 결정적인 분기점(또는 한계지점)이 존재한다는 의미이다. 체내의 공급과 소모의 천칭이 소모 쪽으로 급속히 기울어지게 하는 균형 지점일 수도 있다. 마치 조금만 더 일해야지 하다가 무리가 되고, 조금 더 먹다가 과식이 되는 것과도 비슷하다. 그 분기점을 조금이라도 넘어서기 전에는 좀처럼 운동의 효과가 나지도, 무리나 과식이 되지도 않는다.

따라서 적절한 운동량을 찾을 때는 평소 하던 운동보다 운동량을 10% 정도씩 높여서 운동하고 다시 평가하는 작업을 반복하는 것이 요령이다. 다만 그때 하는 운동의 강도는 자신이 체감하는 중간 강도 이상이어야 한다.

저강도 운동으로 적절한 운동량을 찾는 것은 생각보다 쉽지 않다. 가벼운 운동이니만큼 운동의 시간도 많이 필요한데, 운동량이 수치적으로 상당히 크게 산출되므로 칼로리 소모량만으로는 적정량을 찾기 어렵다. 앞서 속도가 다른 걷기 운동을 비교할 때 보았듯이 시간을 조금만 늘려도 중강도 운동의 운동량을 훌쩍 넘어서는 칼로리 소모량이 나타나기 때문이다. 운동량을 높일 때에도 10%의 운동량으로 한계치에 근접하는지를 알 수 없다. 그렇다고 가벼운 저강도 운동이 효과가 없다는 것은 아니다. 넉넉한 시간이 주어진다면 그리 해도 된다. 하지만 매일 바쁜 일상에 쫓기는 두통인류에게 그런 시간이 허락될 리 만무하다.

적절한 운동량을 찾는 시간을 당기기 위해서는 저강도 운동보다 중간 강도 이상의 운동이 훨씬 효율적일 것이다. 중간 강도 이상의 운동은 적절하게 땀이 나고 숨이 차는 운동이다. 즉 충분한 운동량에 수반되는 적정량의 땀과 숨참의 시간이 한계지점을 앞당기는 데에 중요한 요소로 작용한다.

얼마나 땀을 흘려야 하고, 얼마나 숨이 차게 운동을 해야 하는지는 개인차가 있다. 그 한계치를 정량하기 위해서 구태여 운동량을 칼로리 소모량으로 수치화하거나 운동의 강도와 시간을 체크해 가며 찾는 것이기도 하다. 하지만 어찌 보면 그 한계지점은 사실 수치로 계량할 필요가 없을 지도 모른다.

운동을 시작하고 얼마간의 시일이 흘러 운동에 이력이 나면 시나브로 '어느 정도 이상은 해야 하지 않겠나' 하는 양심의 속삭임을 들을 수 있게 된다. 그 작은 외침은 언제나 정직하다. 말없는 양심은 바라는 대로 운동을 끝내고 나면 선물로 만족감을 선사한다. 충분한 운동 후에 느끼는 만족감을 익히 알 것이다. 그 만족감을 느낄 수 있는 운동량이어야 한다는 의미이다.

따라서 두통인류에게 필요한 또는 적절한 운동량이란 복잡하고 집요한 계산과 기록이 아니라 '충분히 땀나고 충분히 숨차게 운동하세요.' '거기서 조금만 더 하십시오.'라는 간단한 주문이면 족할지도 모른다.

19. 운동 프로그램 만들기

• 필자의 운동프로그램

등산을 대체할 운동의 운동량 목표를 정하기 위해서는 먼저 필자에게 필요한 운동량을 수치화해야 했으므로 그간 해왔던 등산의 칼로리 소모량을 측정하기 시작했다. 가까운 거리부터 먼 거리까지 시간과 운동 강도를 달리하여 산행하며 서로 다른 운동량의 차이도 비교해볼 수 있었다.

다음 표에서 보듯이 배부른산까지의 산행은 그야말로 속이 시원할 정도의 운동량인데 매일의 운동량으로는 상당히 과하다. 가마바위까지 다녀오는 산행이 딱 기분 좋은 거리인데, 간혹 유발요인의 축적이 많을 때

	거리 km	시간 min	스마트밴드 kcal	계산수식 kcal
봉화산	2.2	29	141	355
가마바위	3.4	50	214	574
배부른산	7.3	105	606	1476

에 필요한 운동량이지만 이 또한 매일 하기에는 조금은 부담스러운 운동량이다. 매일의 운동에 적당하고 필자의 두통을 유의미하게 호전시키는 데에 필요한 최소한의 운동은 봉화산 산행이었다. 때로는 약간 부족하고 때로는 운동 강도를 조금 더 올리면 적당한데 규칙적으로 매일 할 경우에는 운동의 이유를 충족하는 최적의 운동량이었다. 따라서 필자에게 필요한 운동량은 봉화산 산행의 정도거나 약간 상회하는 정도면 맞을 것으로 판단하였다.

앞서 언급한 필자에게 필요한 운동은 30분을 넘기는 중간 강도 이상의 운동인데 봉화산 산행의 운동량을 넘어서는 수준을 말한 것이다. 즉 필자에게 필요한 운동량은 수식으로 산출했을 때 355kcal, 스마트밴드 연동 애플리케이션으로 산출했을 때 141kcal를 넘기는 운동이면서 충분히 숨차고 충분히 땀이 나는 정도여야 한다는 것을 알 수 있었다.

이를 바탕으로 필자는 간단한 운동프로그램을 구성할 수 있었다. 시행착오를 거치며 시간과 횟수를 조절한 것은 아래와 같다.

1배립 : 추배 50회 – 3분 10초, 좌립 150회 – 2분
2배립 : 추배 100회 – 6분 20초, 좌립 300회 – 4분
3배립 : 추배 100회 – 6분 20초, 좌립 300회 – 4분
4배립 : 추배 50회 – 3분 10초, 좌립 150회 – 2분

이렇게 총 31분 프로그램이다. 추배 운동과 좌립 운동을 조합하였으므로 배립(拜立)운동이라 부르고 있다. 두통에 효과적이었던 등산의 운동 리듬을 본떠서 구성한 것이다. 등산은 오르막 내리막으로 힘들 때와 쉴 때가 교대하며 효과적으로 칼로리를 소모하고 피로물질도 자연스럽게 대사시켜 등산 후에는 몸이 개운하고 가볍다. 이처럼 운동 강도가 비교적 높은 추배운동과 가벼운 좌립 운동을 교대로 배치하여 효과적으로 운동되게 하고 단순한 동작이 지루하지 않게 하였다.

추배 운동의 평균 심박수는 138회, 좌립 운동이 120회로 칼로리 소모량은 수식 상으로 총 366kcal로 산출된다. 스마트밴드로 측정한 평균 심박수인 131회를 수식에 대입해도 같은 값이다. 스마트밴드에 연동된 애플리케이션에서는 부득이 버피테스트 운동에 적용하였는데 산출되는 평균값은 157kcal 정도로 나타났다. 운동 전후의 체중감소량은 운동 후 10분이 경과했을 때를 기준으로 155~315g 정도이다.

이 운동프로그램은 필자에게 필요한 운동량에 부합하며 등산을 대체하는 매일의 운동량으로 적당하다. 짧은 시간에도 불구하고 충분히 땀 나고 충분히 숨차는 운동으로서 체감하는 운동량도 만족스러워서 꾸준히 해오고 있다.

• 각자의 운동 프로그램 만들기

필자의 예시처럼 자신의 체력에 맞게 구성해 보는 것도 좋으리라 생각된다. 짧은 시간에 할 수 있는 운동은 주로 단순한 동작들인데 오기로 한 가지 동작만을 오래 반복하다보면 운동의 효과보다는 몸도 지치고 마음도 지친다. 운동은 변화를 주어 프로그램화하는 것이 좋다. 프로그램화하면 자신을 강제할 목표의식도 생기므로 한 번 시작한 운동을 도중에 그만 두는 일도 적고 성취감도 얻을 수 있다.

프로그램에 구성할 운동의 종류는 무엇이라도 상관없다. 다만 특별한 운동은 찾지 않는 것이 좋다. 특별한 운동은 늘 특별한 준비를 요구하기 마련이어서 때로는 귀찮아져서 운동을 거를 수도 있기 때문이다. 가능하면 맨몸 운동이 좋으며 간단한 도구를 써도 된다. 여건이 되는 분들은 경쾌한 음악과 함께 영상을 보며 따라할 수 있는 홈 트레이닝도 좋다.

운동 프로그램은 운동의 강도와 시간을 고려하여 만들면 된다. 운동의 강도는 자신이 체감하는 대로 간단히 저강도 중강도 고강도로 나눠도 되고 심박수를 이용하여 계산해도 된다. '220-나이'의 심박수를 통상 최대 심박수로 보는데, 심박수에 의한 운동의 강도는 현재 운동의 심박수가 자신의 최대 심박수에 대비해서 얼마인가의 백분율로 계산한다. 건강을 목적으로 하는 운동은 최대심박수의 50~70% 정도로 보는데, 처음 운동을 설계할 때는 50% 언저리부터 부담 없이 시작하는 것이 좋다. 운동에 익숙해지면 체력이 나아지면서 자신도 모르게 자연히 운동의 강도를 높이게 되므로 처음부터 무리할 필요는 없다.

필자의 배립운동은 추배 운동의 심박수가 138~144회 정도로 최대심박수 대비 80% 정도의 운동 강도이고, 좌립운동은 120회로 거의 고정되어 70% 정도의 운동 강도인데, 심박수에 의한 운동 강도는 체력이 향상될수록 체감하는 운동 강도에 비해 과다계상된 느낌이 들게 된다. '220-나이'에 해당하는 최대심박수는 어디까지나 통상적인 기준이기 때문이다. 건강해지고 체력이 좋아지면 자신의 나이에 해당하는 최대심박수에 근접하거나 뛰어넘는 운동에서도 큰 무리를 느끼지 않게 된다.

필자의 좌립 운동은 강도의 변화가 크지 않으나 추배 운동은 절하는 속도와 밀고 일어나는 동작을 달리해서 강도를 더 높이거나 낮출 수 있으므로 운동량은 그때그때의 필요에 따라 유연하게 조절할 수 있다. 이렇게 강도를 높일 수 있는 운동을 프로그램 안에 반드시 포함하는 것이 좋다. 일면 전문 운동선수들의 인터벌 트레이닝의 형태와 비슷하기도 하다. 하지만 운동선수들이 컨디셔닝(단기지구력) 훈련의 일환으로 진행하는 인터벌 트레이닝은 그 안에 구성된 운동의 성질이나 실질적인 운동 강도가 우리 두통인류는 감당하기 어려운 수준이므로 그것을 흉내 내는 것은 좋지 않다. 우리에게 필요한 것은 우리의 체력을 고려하고 두통을 가중시키지 않는 운동으로 짧은 시간 안에 땀이 나고 숨이 많이 차게 하는 프로그램이다. 다만 심장질환이 있는 분들에게는 자신이 체감하는 중간 강도 이상의 운동이 위험할 수도 있으므로 삼가야 한다. 시간을 넉넉히 잡고 저강도의 운동을 오래 하는 프로그램을 만드는 것이 현명하다.

운동 강도를 결정하였으면 그 다음은 운동 시간을 정해본다. 본인에게 무리가 없고 충분한 운동효과가 나타날 만한 시간이어야 하며 아울러 운동 도중의 휴식시간도 충분히 안배해야 한다. 각자에게 필요한 중간휴식시간의 길이는 이전 운동이 다음 운동에 얼마나 지장을 주는지를 판단하여 결정하면 된다. 필자의 추배 운동에 각기 책정된 시간은 휴식 시간을 충분히 고려한 것이다.

또한 운동 말미에는 운동 강도를 줄이고 운동 이후에도 10분~20분간 걷기나 스트레칭 등으로 가볍게 움직여주는 것이 근육의 피로를 푸는데 도움이 된다. 운동 후에는 가급적이면 따뜻한 물로 씻어주는 것이 좋다.

운동프로그램을 만들고 나면 운동량이나 칼로리 소모량을 산출해 보고 거기에서 10%씩 운동량을 조절하며 프로그램을 수정해 나가면 된다. 계산이 복잡하고 성가시게 느껴지면 굳이 계산하지 않아도 된다. 자신의 '감'을 믿어도 될 것이다.

• 최대심박수의 예견

필자는 50대로 최대심박수가 170회에 못 미치는데, 등산 중에 오르막에서는 거의 최대심박수에 근접하는 162회 정도를 유지하며 산을 오른다. 조금 더 숨차게 산행할 때는 분당 192회 정도를 기록할 때도 있는데 단련이 된 탓에 무리는 없다. 오히려 그 두근거림을 즐기는 편이다.

운동을 할 때마다 틈틈이 맥박을 측정해 보게 되는데, 오랜 측정을 통해서 통상 최대심박수는 굳이 맥을 잡아보지 않고도 알 수 있는 방법을 발견하게 되었다. '숨이 턱까지 찬다'라는 표현이 있는데, 이는 심장의 고동이 강하고 빨라지면서 경동맥의 수축력이 한계를 보일 때이다. 이 때는 목 가슴에서 두근대는 심장의 박동을 그대로 느낄 수 있는데, 그때 심박수를 측정해 보면 필자의 경우 거의 170회에 근접해 있어서 최대심박수임을 직감하게 된다. 각자 자신의 두근거림이 언제쯤 있는지 측정해 보는 것도 흥미로울 것이다.

• 운동의 빈도

운동은 우선 규칙적으로 매일 진행하는 것이 좋다. 적당한 운동량을 정할 정도면 운동에 제법 이력이 나있을 것이므로 매일 운동하는 것이 힘들지는 않을 것이다.

운동이 효과를 발휘하기 시작하면 소화력이 좋아지고 두통의 빈도와 강도도 줄어들기 시작한다. 아울러 높아진 활동대사량으로 인해 섭취량도 늘어날 것인데 그에 맞추어 운동량을 조절할 필요도 생긴다. 그리고 그 조절의 시기가 지나고 운동이 안착되면 운동의 빈도를 줄여도 되는 시기가 올 것이다.

매일 하던 운동을 이틀에 한 번으로, 더 나아지면 사흘에 한 번 정도로 운동을 거르더라도 생활의 중대한 변화가 생기지 않는 한 두통의 발생은 줄어들게 된다. 간혹 우발적으로 섭취량이 많아지면 그에 맞추어 운동을 조금 더 해주면 충분하다. 아울러 일주일에 한 번 정도는 높은 운동량의 운동을 해주는 것이 많은 도움이 된다. 필자는 주말에 시간이 나면 거의 배부른산 산행을 가는 편인데 다녀올 때와 다녀오지 않을 때의 월요일 느낌은 사뭇 다르다.

• 운동의 생활화

운동량의 변화를 기록하며 적정한 운동량을 찾은 후, 지속적으로 운동하여 운동이 생활화되면 더 이상 체중감소량이나 칼로리 소모량을 확인하지 않아도 된다. 수치의 측정은 다만 자신에 대해서 제대로 알기 위한 수단일 뿐이다. 흔히 하는 말처럼 '내 몸은 내가 잘 아는데 말이야~' 라고 자신 있게 말할 수 있을 정도가 되면 측정은 불필요하다.

꾸준한 운동으로 시간이 지날수록 체중감소량도 줄어들고 체력이 좋아지면서 심박수도 그전보다 낮아져서 칼로리 소모량도 낮게 나타날 것이다. 그러면 운동을 더 해야 하는 것은 아닌가하고 고민할 수도 있지만 그럴 필요는 없다. 우리는 시합 때마다 계체량에 조바심하는 권투선수가 아니다. 그 즈음 몸의 능력은 이미 훌륭하게 변화해 있을 것이고 두통도 줄어들어서 체중도 칼로리 섭취량이나 소모량에도 집착할 필요가 없게 될 것이다. 매번 체중변화와 칼로리를 계산하며 살던 피곤한 삶에서 자유로운 삶으로 변모하게 된다. 골치 아프지 않은 삶, 그것이 우리의 목표이기 때문이다.

 20. 운동을 해도 두통이 있을 때

• 운동을 하는데도 두통이 있으면 어떻게 합니까?

의외로 운동을 하는 분들은 적지 않다. 2018 국민건강영양조사에 의하면 현재 한국 성인의 걷기실천율은 39.3%, 유산소신체활동은 44.9%, 근력운동실천율은 22.3%, 유산소 및 근력운동 실천율은 14.3%로 나타났다. 아울러 앉아서 보내는 시간은 4시간 미만이 8.9%, 4~8시간이 32.9%, 8~12시간이 37.7%, 12시간 이상이 20.6%였다.

걷기실천율은 1주일 동안 걷기를 1회 10분 이상, 1일 총 30분 이상, 주 5일 이상 실천한 분율이다. 유산소신체 활동은 1주일동안 중강도 신체 활동을 2시간 30분 또는 고강도 신체활동을 1시간 15분 실천한 분율이다. 근력운동실천율은 1주일동안 팔굽혀펴기, 윗몸 일으키기, 아령, 역기, 철봉 등의 근력운동을 2일 이상 실천한 분율이다.

환자분들 중에는 위의 경우처럼 간혹 운동을 하시는데도 만성두통이 자주 발생한다는 분들이 있다. 족구나 조기축구, 생각나면 팔굽혀펴기도 하고 때로는 배드민턴이나 탁구도 한다. 운동이 부족해서 두통이 생기는 것은 아닌 것 같다는 말이다. 이런 환자분들을 가만히 진찰해 보면, 의외로 체할 때가 드물지 않고 소화불량이 있거나 몸의 근육이 긴장되어 있는 곳이 많다. 더러 소화기의 질환을 지니고 있는 분들도 있으므로 소중들을 살펴보아야한다. 만약 몸에 별다른 이상이 없다면 운동과 관련한 문제일 수도 있으므로 살펴보는 것이 좋다.

• 운동으로 인한 스트레스를 만들지 말아야 한다

운동은 능동적이고 즐거워야 한다. 승부를 다투는 경기는 간혹 하는 운동이 승부욕으로 인해 무리가 될 수 있다. 또한 재미로 운동하는 것이 아니라 승부에 집착하면 패배했을 때 그 운동에서 긍정적인 효과를 기대하기 힘들다. 경기에 지고 기분 좋을 사람은 없다. 식욕도 뚝 떨어진다. 인체의 대사작용은 감정에 쉽게 영향 받을 수 있기 때문이다.

같이 운동하는 분들로 인한 영향도 적지 않다. 너 때문에 졌다느니, 왜 그렇게 했느냐 등의 핀잔이 난무하는 운동이라면 칼로리를 소모해 얻는 이득보다 더한 스트레스가 쌓일 수 있다. 스트레스는 아주 쉽게 두통회로의 스위치 하나를 작동시킨다.

상대성 운동이란 늘 이길 수는 없다. 아니 늘 이긴다면 언젠가 재미가 없어질 것이고, 그 운동을 하지 않거나 더 잘하는 상대를 찾아 도전할 것이다. 승부를 즐기는 기질이 있는 분들이다. 그런데 이런 분들에게는 두통이 별로 없다.

나에게 도움이 되는 운동이란 이기고 지는 능력을 겨루는 전쟁 같은 운동이 아니라 승부에 집착하지 않고 경기 자체를 즐길 수 있는 운동이어야 한다. 그래서 누구와 운동을 하는가도 중요하다. 상대성 운동은 품성이 좋은 분들과 같이 운동하는 것이 스트레스를 피하는 방법이 된다. 운동이 긍정적이지 않다면 그 운동은 그 자체로 스트레스이다.

• 근력운동은 피로를 쌓기 쉽다

근력운동을 간혹 하는 분들이 있다. 국민건강영양조사에서 보듯이 팔굽혀펴기를 몇 번이라도 하는 분들이다. 헬스클럽에 등록해서 지도를 받으며 체계적이고 규칙적으로 운동하는 분들은 별 문제가 없는데, 혼자 하는 근력운동은 무리가 되는 경우가 있다.

젊은 남성들은 상체 근육에 집착하는 경향이 있다. 탄탄한 가슴과 불룩한 이두근, 각 잡힌 식스팩은 건강한 남성미의 상징이지만 집에서 하는 운동으로 그렇게 만들기는 쉽지 않다. 보디빌딩을 해본 분들은 잘 아시겠지만, 근육질의 멋진 몸매는 피나는 노력 없이 쉽게 얻을 수 있는 것이 아니다. 생각보다 많은 시간과 노력 그리고 벌크업의 식이조절 등 지고지난한 과정이다. 사실 그 정도의 시간과 노력을 기울일 수 있는 분에게는 두통이 붙어 있을 여지도 없다.

운동이라도 좀 해야지 하는 생각이 들 때가 있는데, 이렇게 어쩌다가 간혹 하는 근력운동이 피로를 유발할 수 있다. 마치 오랜만에 가구배치를 바꾸느라 힘쓴 다음 날 몸살이 나는 것처럼 평소에 자주 쓰지 않던 근육을 갑작스레 무리하게 쓰게 되면 근육에 알이 배는 것이다. 잘 뭉치는 곳은 하필 상체 근육이고 주로 목 뒤의 근육들이 단단하게 굳으면서 두통을 앞당긴다.

다른 구기 종목의 경우도 마찬가지다. 갑작스러운 무리는 단련되지 않은 몸의 근육을 쉽게 뭉치게 한다. 2~3일에 한 번이라도 규칙적으로 운동해서 충분히 단련시켜 주는 것이 좋다.

• 무리하지 말아야 한다

등산은 산행로에 따라 오르내림이 반복되기도 하지만 대개 산을 오르는 전반부는 운동 강도가 높고 내려오는 후반부는 운동 강도가 낮은 편이다. 이러한 자연스러운 운동 강도의 변화는 충분한 칼로리 소모의 효과와 함께 운동을 마칠 즈음에는 운동 중에 발생하는 피로물질의 대사까지 거의 마무리해 준다. 그래서 등산 후에 느껴지는 개운함과 만족감은 그 어떤 운동보다도 높은 편이다.

등산은 이렇듯 좋은 운동이지만 필자의 경우에 기록 단축이나 해지는 시간에 쫓겨 무리하는 때가 있는데, 그럴 때면 등산은 칼로리 소모보다 피로가 더 쌓이게 된다. 따라서 피로를 해소하기 위한 시간이 필요하게 되는데 부득이하게 휴식을 취하지 못하면 이리저리 근육통이 생기고 곧이어 두통이 발생하는 것을 누차 경험하였다. 물론 경미한 근육통으로 인한 두통은 해당 근육을 풀어주면 빨리 낫지만 정도가 심하고, 그 즈음의 생활이 쉴 수 없는 상황이라면 운동으로 얻은 두통 때문에 며칠을 고생하게 된다.

전체적인 운동 강도도 문제일 수는 있지만 운동이 피로로 뒤바뀌는 것은 주로 운동의 후반부에서 무리하게 운동 강도를 높일 때 왕왕 발생한다. 필자의 경우 산행의 종반부에 있는 오르막길에서 체력을 과도하게 소모할 때였다. 강도 높은 운동은 높아진 호흡에도 불구하고 근육의 산소 결핍 상황을 유발하고 에너지 요구도 높아짐으로써 무산소성 대사의 비율이 높아지는데 그 대사산물로 젖산이 과량 축적되고 이를 해결하는 과정에서 증가하는 수소이온이 산성 혈증을 만들어 피로를 유발한다는 것이 현재의 이론이다. 이론은 언제든 바뀔 수 있으므로 더 지켜봐야겠지만 운동의 피로가 주로 높은 강도의 운동 중에 발생하는 피로물질로 인해 근육과 혈액이 산성화됨으로 인해 발생한다는 것은 분명하다. 젖산대사는 보통 운동 후에 몇 시간의 휴식으로 자연히 마무리되는데 그저 쉬는 것도 좋지만 가벼운 운동이 회복의 시간을 당긴다고 한다.

운동의 중후반에 운동 강도를 높이면 운동 후에는 개운함보다 피로감이 더욱 크다. 따라서 운동의 후반부에는 계획적으로라도 운동의 강도를 낮추어 충분한 회복이 되게 해주는 것이 두통인류의 운동이다.

한편 또 다른 문제도 있다. 무리한 운동으로 인해 근섬유가 파열되거나 활동근육의 허혈로 통증물질이 축적되거나 힘줄이 손상되는 경우인데, 이에 따른 근육통이 2~3일 이상 오래 지속될 수 있다. 주로 자신의 체력에 비해 너무 지치도록 운동했기 때문이다. 운동 중에는 운동에 집중한 나머지 자신도 모르게 무리할 때가 왕왕 있는데, 가만히 돌이켜보면 무리가 되는 시점은 스스로 알고 있다. 알고도 무리하는 것이다. 운동 후에 근육통을 동반한 두통이 생기는 분들은 기초체력을 더 기르거나 전체적인 운동의 강도를 적당한 수준으로 하향조절해야 한다.

• 운동 후가 중요하다

운동은 마무리가 중요하다. 근력운동 이후에 일부러 커진 근육을 풀어지지 않게 하려고 온수샤워를 기피하기도 하는데 그것은 근육의 탄력성이 충분하고 회복이 잘 되는 젊고 건강한 분들에게 해당되는 이야기이다. 물론 국소적인 근육의 염증이나 통증에는 냉찜질이 필요할 수 있다.

하지만 두통인류는 운동 후에 따뜻한 샤워나 목욕으로 근육의 피로를 풀어주는 것이 좋다. 힘든 일을 한 다음에 기운이 없으면서 입맛이 뚝 떨어진 경험이 다들 한번쯤 있을 것이다. 강도 높은 운동도 마찬가지다. 그럴 때는 따뜻한 샤워만으로도 입맛이 도는 것을 느낄 수 있다. 피로가 풀리지 않으면 몸은 피로물질의 대사에 집중하면서 소화대사는 뒷전으로 밀릴 수도 있기 때문이다.

그리고 식후 3~4시간 이상이 경과한 공복에 운동을 했을 때에는 늦지 않게 탄수화물을 공급해주는 것이 중요하다. 공복의 운동은 체내에 남아있는 에너지원을 모두 소진해 버릴 수 있으므로 운동 후에 탄수화물의 공급이 지연될 경우에 예상치 못한 피로가 몰리거나 두통이 발생하는 것을 여러 차례 경험하였다. 몸은 운동 간에 소모한 글리코겐을 채워야 하며 피로한 근육의 회복을 위해서도 에너지가 필요하기 때문이다. 운동 후 30분 이내에 탄수화물을 섭취하는 것이 좋고 늦어도 2시간 안에는 식사를 하라는 것이 트레이너들의 충고이기도 하다.

또한 운동 후의 뒤풀이도 주의하는 것이 좋다. 운동 후에는 적정한 수준의 탄수화물과 수분을 섭취해주는 것이 근육의 피로를 해소하는데 도움이 된다. 그런데 뒤풀이에서 술이나 음식을 과량 섭취하게 되면 운동의 효과가 채 나타나기 전에 소화불량에 걸리게 될 수 있다. 특히 갈증이 난다고 맥주를 많이 마시면 수분의 정체가 많아져서 좋지 않을 수도 있다. 적게 마시는 것이 좋다. 운동으로 인한 대사력 증진은 바로 나타나는 것이 아니라 천천히 나타난다. 운동 직후에는 몸이 피로한 상태라는 것을 잊지 않는 것이 좋다. 피로한 상황에서의 과식은 두통인류에게 두통을 재촉하는 행위임을 상기해야 한다.

• 무리하면 작심삼일이 된다

두통인류에게는 운동을 권할 때가 많고, 필자 스스로도 새로운 운동을 시작할 때가 있는데, 꼭 사흘이나 세 번째를 지나고 나면 그 다음 네 번째는 힘들어지는 것을 경험하게 된다.

뛰기로 작정하고 첫날 운동장을 다섯 바퀴 돌고, 다음날에는 일곱 바퀴, 그 다음날 열 바퀴를 돈다. 그럼 나흘째는 더 돌아야 한다는 강박관

념이 생기는데, 여기저기 근육이 뭉치고 몸도 무거워져서 힘이 없다보니 쉬게 된다. 이미 몸은 무리를 한 것이고, 견디다 못한 몸이 더 이상 버티기 힘들다는 신호를 보낸 것이다. 그 몸살은 며칠을 가게 되고 다시 시작할 엄두가 좀처럼 나지 않는다. 필자의 기록을 봐도 새로운 운동을 시작할 때면 꼭 나흘째쯤에는 거의 두통이 발생했다.

그 나흘째를 잘 버티면 운동을 지속할 수 있는데, 운동이든 무엇이든 처음부터 기준을 높게 잡고 무리하지 말아야 가능한 것이다. 욕심을 버리고 조금씩 무리 없이 시작하는 것이 좋다.

• 어지럼증과 수분

등산을 하던 초기의 일이다. 어느 날부터 어지러움이 간혹 생기기 시작했는데, 가만 살펴보니 등산을 다녀온 이후였다. 앉았다가 일어서면 핑~ 도는 어지러움, 기립저혈압 증상이었다. 등산 전후의 체중을 재본 것도 사실은 어지러움 때문이기도 했다. 이런 어지럼증은 임상적으로 보면 대부분 탈수증 때문인데 혹시 그런 것인가 궁금했다.

필자는 평소나 운동 중에도 물을 거의 마시지 않는 편인데, 2시간 가까이 되는 등산 후에 체중을 측정해 보면 1100g~1485g 정도 감소한 것으로 나타났다. 이는 필자의 체중 58㎏에서는 1.9~2.5%에 상당하는 수분손실에 해당한다.

탈수증상으로 어지러움이 있었던 것이다. 체중의 2~3%의 수분손실은 혈액 속의 수분까지 부족해지면서 순환의 장애와 체온조절기능에 이상을 가져올 수 있다. 물은 많이 마셔도 문제지만 운동으로 수분이 부족해도 충분히 탈수현상으로 인한 어지럼증이 생길 수 있으므로 주의해야 한다. 탈수가 더욱 심하면 근육경련도 올 수 있다. 육류를 많이 먹은 후에 물이 켜이는 경험이 있을 것이다. 단백질은 소화 과정에서 많은 수분을 필요로 한다. 따라서 육류를 많이 먹고 운동을 할 때에도 수분 섭취에 주의를 기울이는 것이 좋다.

　수분 부족의 문제임을 확인하고 그 이후로 작은 물병을 들고 등산을 하면서 어지럼증은 더 이상 발생하지 않았다. 이렇듯 물은 운동 전에 약간 마셔주고 운동 중에는 조금이라도 입이 마르면 참지 말고 그때그때 수분을 섭취하는 것이 현명하다.

　이상으로 운동과 관련하여 주의할 점을 살펴보았다. 너무 예민하게 구는 것 같지만 두통인류에게 운동은 부족함과 더불어 과함도 두통을 유발하는 큰 요인으로 작용하므로 한번쯤은 되짚어보는 것이 좋다.

 # 21. 이제 움직여보자

　두통의 치료에서 신체능력을 높이는 과정은 지극히 중요한 과제이다. 능력이 생기면 그간 두통을 유발하던 여러 요인들과 환경에서 비교적 자유로워질 수 있게 된다. 어지간한 자극도 몸이 스스로 해결할 수 있으므로 두통으로 이어지지 않게 한다. 운동은 소모의 측면도 있지만, 인체의 대사기능과 함께 전반적인 몸의 능력을 높여준다. 이로써 소화력도 높아지며 무리를 이기는 저력도 생기고 변화에 대한 적응력도 높아지게 된다.

　운동에 대해서 이토록 적지 않은 지면을 할애한 것은 크게 두 가지 이유에서이다.

　첫째, 두통인류에게 운동은 신체능력을 높이는 데에 있어서 의학적인 도움에 필적하는 효과가 있기 때문이다. 필자는 몇 해에 걸쳐서 저 자신을 대상으로 적극적인 예방치료의 효과와 운동의 효과를 비교 실험하였는데 운동은 적극적인 치료의 효과에 못지않은 효과가 있음을 확인하였다. 치료 없이 운동과 유발요인 줄이기만으로도 두통의 발생을 한 달에

1~2회 정도까지 줄일 수 있었다. 치료중인 환자분들에게 운동을 권하고, 어느 정도 치료가 된 환자분들이나 치료과정을 시작하지 못하는 분들에게도 운동을 권하는 것이 그 이유이다.

둘째, 두통인류에게 합당한 운동은 자신이 지닌 두통의 특성과 자기 체력의 정도를 충분히 고려하여 계획되고 실행되어야 한다. 그 합리적인 방법을 제시하고 싶었다. 두통인류라면 누구나 운동해야지 하고 마음은 먹지만, 막상 운동을 시작하는 것이 어렵고, 시작하고도 꾸준히 이어나가지 못하고 중단하는 분들이 많다. 피트니스 센터의 여러 운동들도 체력이 약한 두통인류에게는 생각만큼 만만치 않다. 더러 혼자 운동하시는 분들의 경우에는 운동량이 부족해서 효과를 느끼지 못하거나 때로는 반대로 무리하다가 나가떨어지기도 한다. 또한 운동의 엄두를 내지 못하는 분들도 적지 않다.

운동이 생각만큼 쉽지는 않다. 또한 운동의 효과도 금방 나타나지는 않는다. 운동으로 두통이 나아지기까지는 시간도 꽤나 걸릴 것이다. 아울러 운동을 시작한 초기에는 운동으로 인한 몸살성 두통이나 늘어난 식사량으로 인한 소화불량성 두통도 자주 일어날 것이다. 운동이 몸에 익숙해지기 전까지는 이러한 적응기간이 불가피하다.

순조롭게 운동을 이어가는 분도 있지만 적응기간이 길어지는 것은 대부분 무리로 인해 발생한다. 무엇이든 열심히 하는 두통인류 특유의 욕심과 근성은 어쩌면 타고난 무리유발자의 품성이기도 하다. 운동을 중단하거나 운동 과정에서 문제가 발생하면 필자가 언급했던 주의사항들을 다시 상기해 보는 것이 좋다.

운동을 통해 두통이 나아지기 시작하는 것은 운동이 몸에 익숙해지고 생활의 일부로 안착했을 때부터이다. 그때부터 서서히 두통의 간격이 띄엄띄엄 벌어지고 두통의 지속시간도 줄어들기 시작한다. 두통일기를 쓰면서 달력에 빗금 친 두통의 날짜가 공휴일의 색깔보다 적어질 때쯤이면 확신을 갖게 될 것이다. 거기까지 가는 것이 어렵다. 운동이 힘들지만 진종일 머리를 싸매고 있는 것보다는 낫다. 기껏해야 하루 한 시간이다.

　필자가 운동을 지속하는 이유도 현재의 내 능력보다 조금 더 많이 일하고 조금 더 다양한 경험을 할 수 있고, 맛있는 것을 거리낌없이 먹을 수 있게 하기 위함이다. 잠이 부족하면 어김없이 나타나는 두통도, 체력이 좋아지면 평일 밤새 몇 시간 차를 몰아 먼 상가집을 다녀오고, 하루 2~3시간 쪽잠을 자도 어지간해서는 두통이 발생하지 않는다. 견디는 힘이 생기는 것이다.

　시작이 어려울 뿐이다. 굳은 의지로 차분히 운동을 계획하고 두통을 참는 인내로 운동을 시작하고 이어간다면 머지않아 두통은 내 안에서 자취를 감출 것이다.

 ## 22. 밥상을 살펴보자

　이상으로 두통을 극복하기 위한 자구적인 방안을 설명해 보았는데, 먹는 문제에 대해서는 조금 더 살펴볼 점이 있다.

　두통의 유발요인이 되는 음식과 과식을 피하는 것이 중요하다는 것은 깊이 인식하였을 것이다. 하지만 피하는 것뿐만 아니라 동시에 나에게 필요한 음식을 제대로 섭취하는 것도 그에 못지않게 중요하다. 두통의 종합적인 상황 중 공급부족의 측면이다. 편식하거나 피치 못할 이유로 제대로 된 식사를 하지 못할 수도 있으며, 부족으로 인해 다시 과함이 발생하는 분들도 있기 때문이다.

- 공급의 부족함

공급의 부족은 절대적인 부족과 상대적인 부족이 있을 수 있다. 절대적인 부족은 공급 자체가 부족한 경우인데, 영양학적으로 비타민 B1(티아민), 비타민 B2(리보플라빈)의 결핍이 두통을 유발할 수 있다. 리보플라빈과 비타민B군의 투여로 편두통의 빈도를 줄이는 치료는 이미 오래전부터 연구되었다. 리보플라빈은 여느 영양소와는 달리 과량 섭취로 인한 현저한 부작용이나 독성이 보고된 바도 없으므로 부족하다면 충분한 양을 공급해주는 것이 도움될 것이다. 식단에서 육류가 전혀 없고 유제품이나 채소의 섭취도 부족하다면 리보플라빈 요법을 고려해 볼 수 있다.

또한 에너지원 자체의 절대적 영양결핍의 상태도 있을 수 있는데 이때는 두통의 문제 이전에 이미 생명을 위협하는 여러 심각한 문제가 발생할 것이므로 논외로 한다.

- 상대적인 부족

공급의 부족은 절대적인 부족보다는 대다수가 상대적인 부족의 문제이다. 학생이나 바쁜 직장인들 그리고 가족을 출근 및 등교시킨 후의 주부들은 대충 배고픔을 모면하는 때우기 식의 식사를 하는 경우가 적지 않다. 혼자 사는 일인가구도 마찬가지다. 국에 밥을 말아서 후루룩 먹고 치우거나 빵이나 라면 국수 햄버거로 끼니를 대강 해결하게 되는데, 움직임을 위한 칼로리는 대략 채워지겠지만 상대적인 영양소부족이 야기될 수 있다. 인체의 원활한 생명활동을 위해서는 필수에너지원 이외에도 많은 영양소가 필요하기 때문이다.

앞서 언급한 티아민의 경우만 하더라도 탄수화물의 섭취가 상대적으로 많아지면 당대사를 위해 더 많은 티아민이 소요되는데, 이처럼 많이 움직이고 신경활동이 많을수록 조직의 단백질 활성과 신경전달물질의 작용 등에 필요한 비타민과 미네랄의 필요량은 더욱 늘어나게 된다.

간단한 식사는 주로 가공식품이 많이 이용되는데, 식품은 가공을 거칠수록 미량 영양소가 부족해지기 마련이다. 인체의 대사는 효소의 작용으로 이루어지는데 효소의 작용을 위해서는 보조효소로서 비타민과 미네랄이 반드시 필요하다. 만약 필요한 영양소가 부족하다면 인체는 그만큼 생명활동에 지장이 생긴다. 다만 어디가 어떻게 탈이 나는지를 느끼지 못할 뿐이다. 입안이 자주 헐거나 쥐가 나는 등 평소와 다른 이상 증상이 나타날 즈음에는 이미 시간이 오래 경과한 후일 것이다.

또한 인체에는 많은 미생물들이 서식한다. 기생체이지만 공생체이기도 하다. 이들은 경우에 따라 나쁜 작용도 하지만 인체가 건강할 때에는 긍정적인 작용이 더 많다. 특히나 장내세균의 경우에는 면역반응을 조절하고 여러 종의 비타민생산과 당대사에도 관여하며, 두통과 우울증에서 중요한 신경전달물질인 세로토닌의 생합성을 촉진하는 역할도 한다. 이러한 유익한 장내세균의 생육환경을 건강하게 유지하기 위해서는 그들의 주된 먹이인 식이섬유도 필요하다.

• 부족분을 채울 때의 문제

이렇듯 많은 미량영양소들이 필요하다는 것을 책이나 TV 및 여러 매체를 통해 접하고 각종 영양제를 섭취하는 만성두통환자들이 적지 않다. 여기에 더해서 본인 스스로 또는 주변에서 챙겨주는 각종 건강기능식품들까지 여러 가지를 함께 섭취하는 경우도 많다. 그런데 이러한 노력에도 두통이 나아지지 않거나 때로는 예기치 않게 불편한 증상이 나타나는 분들이 있다.

어떠한 영양소가 부족하다고 판단할 때, 우리는 음식물을 통해 공급되는 양을 일일이 계산하고 부족분을 산정하여 영양제를 선택하지는 않는다. 계산도 어렵거니와 그러한 맞춤식 영양제를 구할 수도 없다. 시중의 영양제는 거의가 비타민이나 미네랄이 골고루 함유된 종합영양제이다.

만약 음식으로 인한 공급이 충분할 때라면 영양제로 인해 일부 영양소에서 과잉이 발생할 여지가 있다.

비타민의 경우에 비타민 B3(니아신), 비타민 D, 비타민 E는 과잉될 경우 두통을 유발할 소지가 있다. 그리고 미네랄은 과잉 섭취하였을 경우 독성을 보이는데, 우리 몸에 필요한 농도와 독성을 나타내는 농도의 차이가 크지 않아서 섭취량을 정하기가 간단하지 않다고 한다. 정제의 특성상 몇 알갱이를 물로 삼키기만 하면 되기 때문에 음식을 먹는 것보다 섭취의 방법이 간편하므로 일정한 양을 간단없이 꾸준히 복용하거나 과량 복용할 수도 있다. 이로 인해 의도치 않게 일부 영양소의 과잉이 발생할 수도 있다. 물론 건강한 일반인에서는 별 걱정거리가 되지 않지만, 하필 우리는 예민한 두통인류이기 때문이다.

• 어떤 영향이 있는지 평가해 보는 것이 좋다

병의원처방약 이외의 영양제나 건강기능식품을 섭취하고 계신 분이라면 섭취 전후의 변화를 살펴 그 영향을 평가할 필요가 있다. 부족했던 부분이 보충된 것이라면 좋은 변화가 있는 것이 당연하다. 만약 부족한 것이 아니었다면 아무런 변화가 없거나 공급과잉으로 인한 부작용도 발생할 수도 있기 때문이다. 그런데 막상 문진하면 섭취 전후의 변화에 주목하는 분들은 그리 많지 않다. 머리는 늘 아프던 것이니 그대로 아픈 것이고, 몸에 좋다고 하니까 먹다보면 언젠가 좋아지겠지 하는 막연한 기대로 섭취를 이어가는 분들이 대다수이다.

하지만 두통인류라면 한번쯤 살펴보아야 한다. 일반적으로 별 탈이 없는 음식에도 두통이 유발되거나 소화에 지장을 받는 민감한 몸이기 때문이다. 어떤 영향이 있는지 유심히 관찰해 보아야 한다. 짧으면 1주일, 길면 1달~6개월 또는 더 긴 시간 동안의 변화를 살펴보자. 가능하면 하루 단위나 일주일 단위로 식사의 메뉴를 통제하고 생활도 규칙화하여 외부 영향을 최대한 배제한 상황에서 해당 인자의 영향력을 살펴보는 것이 좋다. 섭취할 때와 섭취하지 않을 때의 차이를 살피는 것이다. 필자가 스스로에게 자주 하는 실험도 그렇게 진행한다.

우선 두통에 대한 영향을 살펴봐야 한다. 부작용은 빨리 발견될 것이고 좋은 작용은 더디게 발견될 것이다. 직접적으로 두통을 유발한다면 발견하는 데 그리 오랜 시간은 걸리지 않을 텐데, 그보다는 간접적인 소화장애를 유발하여 서서히 두통에 영향을 주는 경우가 더 많다. 따라서 눈여겨보아야 하는 것은 소화기 계통의 증상들이다. 소화불량, 더부룩함, 잔변감, 잦은 대변, 변비 등의 증상은 섭취 후 빠르면 2~3일에서 늦더라도 1주일~열흘 정도면 판단할 수 있다.

또한 피부의 증상도 발생할 수 있다. 헤르페스나 가려움, 피부의 건조감이나 뾰루지가 발견될 수 있다. 얼굴의 뾰루지는 눈에 띄지만 두피의 뾰루지는 만져봐야 발견할 수도 있다. 은근한 두통에서 두피의 뾰루지가 발견되는 경우는 그리 드문 일이 아닌데, 청소년기가 아니라면 거의 섭취한 음식이나 식품의 문제와 무관하지 않다. 느리긴 하지만 손톱의 변화를 살펴보는 것도 흥미로울 수 있다. 손톱은 하루에 0.1mm 정도 그러니까 석 달에야 1㎝정도 자라나지만 영양상태의 변화를 반영해줄 때가 많다. 손톱이 잘 깨지거나 가로줄이 생기거나 심한 경우 조갑이영양증이 발생하기도 하므로 어느 손가락이라도 손톱의 모양이 변한 것이 있는지 살펴보면 된다.

섭취한 시간이 오래된 분들은 섭취하기 전의 전반적인 소화상태를 떠올려 보아야 한다. 효과가 좋다면 계속 섭취해도 좋을 것이다. 아무 변화가 없다면 섭취를 이어가면서도 혹 다른 증상이 출현하는지를 간혹 확인해볼 필요가 있다. 만약 부작용을 발견했다면 섭취를 멈추고, 1주일에서 1달 정도 변화를 관찰하여 증상이 누그러지는가를 확인한다. 그리고 재차 섭취하여 부작용이 다시 발생하는지도 확인해 보는 것이 좋다. 부작용이 확실하다면 섭취를 중단하는 것이 옳다.

영양제나 건강기능식품은 뚜렷한 목적을 가진 제품이다. 음식이 아니다. 암이나 알코올 중독과 같은 소모성 질환이나 질병 치유의 목적 그리고 복용하는 약물로 인해 소요될 때와 음식을 제대로 섭취할 수 없을 때처럼 필요할 때가 분명히 있다. 하지만 이처럼 부득이하지 않은 경우라면 오랜 섭취는 재고하는 것이 좋다. 계속 먹는다면 주식과 같은 것이 되는데, 음식물에서 영양분을 취하고 대사하여 이용하는 인체의 오랜 소화기 시스템과 장내 미생물의 유기적인 생태계는 당연히 그 영향을 받게 되며 그에 맞추어 변화하거나 적응하지 못하면 탈이 날 수밖에 없다.

두통인류는 소화와 흡수, 소모와 배설의 기능이 취약한 분들이 많다. 변화에 따른 적응보다는 기존의 체내 질서를 바꾸려하지 않음으로 인해 부작용으로 탈을 일으키는 경우가 더 많을 것이다. 바꾸지 말라고 스스로에게 경고하는 것일 수 있다. 따라서 절박한 필요성이 없다면 영양제나 건강기능식품보다는 가능한 한 음식을 통해 영양소를 섭취하도록 노력하는 것이 바람직하다.

• 두통인류의 식탁

사람의 식생활은 잡식성이다. 육식동물이 풀을 먹지 않는데도 불구하고 비타민이나 미네랄 등의 미량영양소가 부족하지 않은 것은 다른 동물의 몸속에 있는 영양분으로 충당할 수 있기 때문이다. 사람은 육식동물처럼 생고기를 많이 먹지도 소화시킬 수도 없을뿐더러 생고기를 먹는 것이 아니라 주로 익히고 가공해서 먹으므로 그 과정에서 부족한 영양소가 생길 수밖에 없다.

약 1만 년 전부터는 농경을 통해 곡류를 주된 에너지원으로 이용하게 되었고, 이로써 사냥하지 않고도 배고픔은 면하게 되었다. 그리고 과학의 발달과 질병의 연구과정에서 사람에게는 다양한 영양소가 필요하다는 것이 밝혀졌다. 인류의 기원부터 먹어온 잡다한 음식들은 아무거나 잘 먹으며 살아남은 잡식성 인류의 유전자에 잡식의 역사만큼 다양한 영양소의 필요성도 함께 각인해 놓은 것이다.

생존을 위해서는 주식인 곡류만 먹어도 사람은 살 수 있다. 하지만 곡류만으로 생명을 유지할 수는 있다 하더라도 문제는 부족한 어떤 영양소로 인해서 질병이 생길 수 있다는 것이다. 특히나 두통인류에게는 하필 두통이 생길 수 있다.

편리하고도 풍요로운 세상이다. 냉동식품과 가공식품을 어디서나 손쉽게 구할 수 있다. 불과 몇 분이면 조리되는 간편식으로 한 끼니를 해결하는 것도 너무나 쉬워졌다. 하지만 그만큼 인체에 필요한 영양소가 결핍되기 쉬운 세상이다. 부족하기 쉬운 영양소들은 거의 비타민과 미네랄 그리고 식이섬유 등 미량 영양소들이다. '라면을 먹으면서 김치는 꼭 먹는데요.' '햄버거에도 채소는 들어 있잖아요' 라고 말씀하시지만, 그 정도로는 많이 부족하다. 짜지 않은 나물 반찬이면 모를까, 짠 김치는 많이 먹을 수도 없다.

라면 하나는 대략 500kcal 정도로 밥까지 말아먹었다면 600~800kcal로 에너지공급량으로서는 충분하다. 그런데 얼마 안 지나서 속이 더부룩하고 불편하며 몸이 무거워지는 것을 느낀 경험이 있을 것이다. 불편한 속은 두통을 앞당길 수 있다. 하지만 라면에 간이 심심한 나물 반찬을 충분히 먹어주면 상황은 달라진다. 속도 편해지고 몸도 가벼워진다. 햄버거도 마찬가지다. 샐러드를 햄버거 부피만큼만 먹어주어도 속이 편하고 소화도 훨씬 잘 된다.

각자의 식습관에 따라 조금씩은 다르지만 만성두통환자들은 대개 채소의 섭취가 적은 분들이 많으므로 채소를 많이 드시라고 권하는 편이다. 하루에 2~300g 정도는 드시라고 말씀드린다. 가급적이면 생채소가 좋고, 밥반찬으로는 데친 나물도 훌륭하다. 간이 너무 짜면 많이 먹을 수 없으니 심심한 양념으로 가급적이면 많은 양을 드시도록 권한다. 빵이나 고기를 드실 때도 그 무게만큼은 아니더라도 최소한 그 부피 이상의 샐러드를 드시라고 권한다.

생채소를 늘 구해서 먹는 것이 쉽지는 않다. 소스나 양념장도 따로 준비해야 하고, 금방 상하니 보관도 까다롭다. 나물반찬을 만드는 것도 성가시긴 마찬가지다. 여간 부지런하지 않고서는 수월하지 않다. 게다가 아이들이나 남자들은 잘 먹지도 않는다. 그래서 부득불 비타민제나 종합영양제에 기대게 되는 것이지만 한 달만이라도 채소를 대폭 늘린 식단을 실천해 보시라 말씀드린다. 정 어렵다면 사시사철 언제나 구할 수 있고 먹기도 편한 채소인 방울토마토만이라도 하루 열 개나 스무 개를 드시라고 권한다. 몸이 그전과 달라지는 것을 느낀다면 수고로움은 이내 즐거움으로 바뀔 것이다.

아울러 하나 보탠다면, 탄수화물의 섭취에 있어서 쌀이 주식인 분들은 현미와 잡곡을 가급적 많이 섞어 드시고, 주식이 밀이라면 도정이 덜 된 호밀빵을 겸하시라 권해 본다. 현미나 호밀은 주로 곡식의 외피 가까이에 분포하는 탄수화물 이외의 영양소 결손도 적을뿐더러 가열과정에서 일부 비타민의 파괴가 있을지언정 열에 강한 비타민과 미네랄 및 식이섬유는 여전히 유효하다. 무엇보다 그 거친 특성상 오래 씹어야 하기에 빨리도 많이도 먹을 수 없어 과식하지 않고, 탄수화물로만 배를 채우는 영양불균형의 상황을 막을 수 있다.

하루 한 끼니만 드시는 분도 있다. 많이 먹어서 공급과잉이 된 것도 아니고 공급이 부족한 것도 아닌데 왜 두통이 사라지지 않을까 의아하게 생각하시는 분들은 우선 식탁을 다시 살펴보는 것이 좋다. 인간은 잡식성이다. 다양한 영양소가 필요하며 특히나 두통인류는 그 필요성이 유별난 존재일 수 있다는 점을 상기해야 한다. 하루 한 끼니만큼이라도 제대로 영양소를 갖추어 먹는 것이 좋다.

두통인류의 식탁은 풍성한 양보다 종류가 풍성한 식탁이어야 한다.

지금까지 두통의 대책에 대해서 살펴보았다.

두통은 스스로를 면밀히 관찰하여 유발요인을 찾고, 발견한 유발요인을 피하며, 신체능력을 높이는 노력으로 예방되고 나아질 수 있다. 다만 과정을 이야기하는 것은 어렵지 않으나 실천이 어렵다. 다분히 의학적 도움을 받는 것이 편해 보일 수도 있다.

하지만 의학적 치료에 있어서도 스스로의 노력은 반드시 필요하다. 치료기간을 앞당기고 치료의 효과를 배가시킬 수 있기 때문이다.

5 장

두통 당시의 대책

5장에서는 두통이 있는 당시에 취할 수 있는 대책에 대해서 살펴본다. 두통이 일어나면 통증과 무기력함으로 녹초가 되고 진통제에 의지해서 숙명처럼 두통이 끝나기만을 기다리기 쉽다. 하지만 경황이 없는 이 시기에도 조금만 노력하면 통증의 강도를 줄이고 두통의 지속시간도 줄일 수 있다.

두통의 치료는 두통이 없는 평시에 예방적 치료로 시작하기도 하지만 두통이 발생한 당시부터 시작할 수도 있다. 두통이 발생했을 때에 두통을 줄이는 방법을 알게 되면 두통을 예방하고 슬기롭게 이겨나갈 수 있는 방법을 알게 되기 때문이다.

1. 두통이 발생할 때 어떻게 할 것인가?

두통이 시작되면 조금 견뎌 보다가 진통제를 복용하게 되는데, 가벼운 두통은 진통제가 효과를 보일 때가 많아서 통증은 쉽게 잡힌다. 때로는 진통제를 여러 번 먹어야 할 때도 있다. 진통제를 먹고 두어 시간 지나면 다시 두통이 고개를 쳐들기 때문이다. 진통제로 견디며 미미하게 남아 있는 약한 두통은 대개 하룻밤 자고 나면 거의 낫는다.

• 진통제로 안 들면 우선 진료를 받는 것이 좋다
한편 진통제로 통증이 가시지 않고, 며칠 갈 때는 난감해진다. 일반적인 진통제로 통증이 덜해지지 않을 때는 우선 의료기관을 방문하는 것이 좋다. 다른 종류의 적절한 진통제를 처방받거나 통증을 줄이는 치료를 받을 수 있다. 두통의 통증은 침치료가 효과적인 경우도 많으므로 가까운 한의진료기관을 방문하는 것도 좋다.

문제는 처방받은 진통제나 치료로도 통증이 잡히지 않는 경우이다. 이럴 때는 숫제 머리를 싸쥐고 참을 수밖에 없다. 늘 있던 그 고통이 빨리 지나가기만을 기다리게 된다. 무작정 기다리기만 해야 할까?

• 두통을 치료하는 것은 우리 몸이다

두통에 쓰이는 진통제는 고전적인 혈관수축제부터 소염진통제까지 다양하지만 주된 작용은 통증의 경로를 차단하는 것이다. 두통의 원인을 제거하는 것이 아니라 통증이 전달되지 못하게 도중에 막아주는 역할을 한다. 이는 마치 굴뚝을 막아 연기가 보이지 않게 하는 것과 비슷하다.

진통제가 효과가 없는 때는 그나마도 완벽하게 굴뚝을 막지 못해서 굴뚝의 틈을 비집고 연기가 나거나, 막은 곳 이외의 부위에서 연기가 나는 것으로 볼 수 있다. 굴뚝을 막는다고 아궁이의 불이 꺼지지는 않는다. 연기는 불이 꺼져야 비로소 완전히 사라진다. 불을 꺼서 연기를 없애듯이 두통도 원인을 제거해야 하는데 아직 그런 약은 없다.

두통약을 먹고 기다리다보면 두통이 나을 때가 있는데, 이는 두통약이 낫게 한 것이 아니다. 두통을 낫게 한 것은 우리의 몸이 한 일이다. 상처가 나면 약을 바르지만, 상처를 낫게 하는 것은 그 약의 작용이 아니라 우리 몸 스스로가 하는 일인 것처럼 말이다.

• 두통은 몸이 보내는 SOS이다

두통의 상황을 가만히 살펴보자. 두통이 발생하면 만사가 귀찮아진다. 움직이기 싫고 생각조차 하기 싫어진다. 의욕도 바닥으로 추락한다. 주먹을 쥐어보면 힘이 없는 것도 아닌데 기운은 없다. 기운을 낼 추동력이 사라진 것이다.

아울러 별로 배고프지도 않다. 입맛도 없고, 뱃속은 가스가 찬 듯 벙벙하고 배를 눌러보면 평소와 다르게 여기 저기 아픈 곳도 있다. 목덜미는 굳어지고 보고 듣는 것마저 힘겨우며 춥고 몸을 움츠러든다. 걸음도 힘겨워지니 몸이 원래 이렇게 무거운 것이었나 싶어진다. 팽이는 쌩쌩 돌아갈 때 균형이 잡히고 가볍다. 그러다가 회전력을 잃으면 비틀거리면서 쓰러지게 되는데, 인체도 추동력을 잃으면 활발하게 움직이던 여러 시스템들의 활동이 느려진다. 휴식이 필요할 때이다.

휴식이 충분하고 활력이 있을 때라면 몸은 두통의 유발요인 한둘쯤은 거뜬히 해결할 수 있다. 하지만 일상의 잠과 휴식으로 해결할 수 있는 범위를 넘어서는 피로나 두통유발요인의 축적은 보다 특별한 휴식의 시간을 요구하게 된다. 집중적인 치료의 시간이 필요한 것이다.

두통인류에게 두통은 더 이상 유발요인을 쌓지 말라는 경고이자 스스로를 지키기 위한 내 몸의 SOS 구조신호이다. 신호를 보낸 몸은 이내 자가치유를 시작한다. 그리고 치유에 집중하기 위해 필수적인 업무 이외에는 시스템의 가동을 대폭 줄인다.

추우면 인체는 피부혈관을 닫아걸고 근육을 긴장시키며 갑상선호르몬을 진작시켜 열을 발생시키는 노력을 한다. 이것은 생존을 위한 몸의 자동조절 시스템이다. 하지만 아울러 우리는 의식적인 노력도 하게 된다. 손을 비비고 옷을 주섬주섬 껴입고 따뜻한 곳을 찾는 자연스러운 몸짓은 무의식적인 본능처럼 느껴질 수도 있지만 사실은 의식적인 능동적 행위이다. 의식이 없다면 할 수 없는 행위이기 때문이다.

두통과 두통에 동반되는 증상들도 어쩌면 인체의 항상성을 위협하는 경고시점에서 발휘되는 자동조절시스템의 결과일 수도 있다. 그렇다면 추위에 대처하는 의식적인 노력처럼 두통에서도 우리는 그저 국으로 쓰러져 아파만 하기보다 나를 위해 무언가 적극적인 노력을 해야 하지 않을까? 두통은 치유를 위한 내 몸의 요구이자 거부할 수 없는 명령이다.

2. 스스로의 치유를 도와주자

• 무엇을 도와줄 것인가?

치유의 과정에는 집중이 필요하다. 더군다나 다른 곳도 아니고 인체의 모든 활동을 통솔하는 머리가 아픈 때이다. 두통이 오래 가는 것은 치유의 과정이 더디게 일어나기 때문이다. 무언가 치유의 과정을 방해하는 것이 있다면 치유는 느려질 수밖에 없다. 그것이 무엇인지 찾아서 해결해 주어야 한다.

아무런 일을 하지 않고 쉴 때조차 우리의 몸은 세포단위부터 조직과 기관계에 이르기까지 쉴 새 없이 바쁘게 움직인다. 그런데 두통이 발생하면 이러한 생명활동은 전반적으로 느려지는 듯 보인다. 두통이 발생하여 나타나는 증상들은 각 기관계의 생명활동이 평소와는 달리 움직임이 활발하지 않음을 말해준다. 근육계를 쉬게 하여 의식적인 움직임뿐만 굼뜬 것이 아니라 심지어는 호흡까지 얕게 만든다. 두통은 이렇듯 모든 기관계를 쉬게 하는데 쉬지 못하는 기관계가 있다. 소화계이다. 식욕을 뚝 떨어뜨려 놓지만 아파도 연신 무언가를 먹기 때문이다.

체내에서 이루어지는 여러 생명활동 중에 간단한 것이 없지만, 그 중에서도 소화계 즉 소화기능은 그 어떤 일보다 복잡하고 감당할 업무량이 많다. 자동차의 에너지가 휘발유나 경유라면 사람은 포도당이나 지방산, 아미노산 등을 에너지원이다. 자동차의 연료는 화학정유공장에서 복잡한 과정을 거쳐 만들어진 다음 바로 쓸 수 있게 공급되지만, 사람은 연료가 공급되는 것이 아니라 연료의 원료인 음식을 먹는다. 따라서 음식물로부터 에너지원을 추출하고 찌꺼기를 처리하는 등 많은 과정도 외부 공장이 아니라 인체 내에서 이루어진다.

그저 먹으면 알아서 소화되는 것 같지만, 뇌의 작용으로 호르몬과 소화액을 분비하고 자율신경은 인체의 여러 신호에 따라 소화기관을 제어

하며 각종 효소와 신경전달물질이 어지럽고도 정교하게 작용하고, 입과 혀, 식도, 위, 간, 쓸개, 췌장, 소장, 대장 등 인체의 많은 기관이 유기적으로 조화롭게 움직여야 가능한 일이다. 많은 기관을 움직이기 위해서는 대사에너지도 많이 필요하다. 허기져서 기운이 없을 때는 밥을 먹고 나면 눈이 번쩍 떠지고 기운이 나는 것을 느낄 수 있지만, 일반적으로 식후에는 나른해지고 늘어지기 마련이다. 에너지를 만드는 과정도 에너지의 소모가 적지 않은 고된 작업이기 때문이다.

이처럼 두통이 없을 때에도 에너지를 만드는 소화의 과정은 간단한 일이 아닌데 심신이 지쳐 두통으로 치유가 필요한 때라면 소화과정은 무척이나 과중한 업무일 수밖에 없다. 따라서 평소처럼 소화기능을 정상적으로 운영하기도 어려울뿐더러 소화의 업무를 계속 수행해야 한다면 두통의 자가치유는 그만큼 더디게 일어날 수밖에 없다. 그래서 몸이 스스로 배고프지 않게 한 것인지도 모른다.

그렇다면 우리가 도와줄 수 있는 쉬운 일은 의외로 간단하다. 몸의 자연스러운 요구에 부응하는 것이다. 업무를 줄여주는 것. 즉 굶는 것이다.

• 굶는 것이 낫다

두통으로 소화기능이 저하되었을 때도 우리는 끼니를 챙겨 먹게 된다. 일을 해야 하기 때문에 먹어야 한다는 의무감과 함께, 아파도 먹어야 힘을 내서 병을 이길 수 있다는 통념 때문이다. 하지만 그때 먹은 음식이 두통의 치료에 도움이 될까?

두통은 빨리 나을 때가 있고 시일이 오래 갈 때가 있는데 필자의 두통일기를 여러모로 분석해 보면서 식사량이 두통의 지속시간과 일정부분 관계가 있다는 것을 발견할 수 있었다. 적게 먹을수록 두통이환기간이 짧았던 것이다.

과연 그러한지 실험을 시작했다. 음식 이외의 영향도 있을 수 있으므로 최대한 다른 요소를 배제하고 식사량을 중심으로 검증이 필요했기 때문이다. 두통이 발생할 때마다, 보통량으로 식사를 해 보고 때로는 평소보다 더 먹어보고 또는 적게 먹거나 굶어보았다. 그렇게 한 해 동안 실험해 보며 과연 두통의 지속시간은 식사량과 밀접하게 관계한다는 것을 확인할 수 있었다.

두통 때에 음식을 적게 먹으면 몸도 가볍고 두통도 조금 덜해졌는데, 아예 굶어보았더니 몸은 훨씬 편해졌다. 실험을 이어가며 한 끼니 두 끼니 굶는 횟수를 늘려보았는데, 어느 순간 배가 몹시 고파질 즈음 두통이 홀연히 사라지는 것을 느낄 수 있었다. 두통이 잦아들기를 기다리다보면 앓을 만큼 앓고 때가 되면 사라지는데, 굶는 것이 그때를 앞당겨준 것이다.

반면 두통이 있을 때에 음식을 먹으면 두통에 별 도움이 되지 않았고 굶을 때보다 두통이 더 오래갔다. 배가 고프지 않은 와중에 음식을 더 먹는 것은 쉽지 않았다. 두통이 훨씬 더 오래 갔음은 물론이다. 굶는 것이 두통에 확실히 도움이 되었던 것이다.

굶는 것이 도움이 된다는 것을 확인한 이후로 두통이 생길 때마다 여러 실험을 이어갔다. 굶지 말아야할 때와 굶지 말아야 할 때 그리고 굶는 동안에 발생하는 여러 현상들과 굶어야 하는 기간도 알아야 하고 굶는 기간 동안 회복을 돕고 치료기간을 당기는 치료약도 필요했기 때문이다.

• 언제 굶어야 하나?

두통이 생겼다고 또는 오래 간다고 무작정 굶어야 하는 것은 아니다. 두통이 생기기 이전의 생활을 돌이켜보고 굶어도 되는 상황인지를 살펴보아야 한다.

- 공급의 과잉
- 영양(섭취량)의 과잉
- 소모의 부족
- 운동 / 활동 부족
- 처리 능력의 부족
- 난소화성 / 두통유발 음식섭취, 소화불량

현재의 두통을 형성하고 있는 상황이 며칠 또는 일주일이나 보름간의 생활을 점검하여 이와 같다면 굶어도 된다. 이번 두통의 유발요인들이 공급과잉과 소모부족 그리고 섭취한 음식이 원활하게 처리되지 못하는 상황일 때이다. 아울러 이때는 당연히 배가 고프지도 않다. 몸은 축적된 유발요인과 자가치유의 당면과제를 해결하는 데에 총력을 기울인 나머지 소화기능을 제대로 발휘할 수 없기 때문이다.

임상적으로 보면 만성두통환자들이 겪는 상당수의 두통이 이 범주에 속한다. 여기에 피로와 수면부족까지 더해지면 자가치유는 점점 더뎌지게 된다. 이런 때에 굶어서 몸의 부담을 덜어주는 것이다.

만약 이 반대의 상황이라면 굶기가 아니라 휴식과 함께 원인에 따른 적절한 치료가 필요하다. 주로 공급의 부족이거나 질병 및 소증의 이차적인 영향과 일시적인 과로에 의한 근육통이나 몸살이 이에 속한다. 아마 배도 고프고 소화기능의 이상도 없을 때일 것이다. 배가 제대로 고프다면 굶을 이유가 없다. 굶지 말고 원인을 찾아 대처해야 한다.

• 굶으면 안 되는 분들이 있다

두통이 있다하더라도 굶으면 안 되는 분들이 있다. 오랜 만성질환을 앓고 있는 분들이다. 암, 결핵, 만성간염, 간경화, 신부전 등의 중증질환과 위궤양, 십이지장궤양 등의 소화성 궤양환자 그리고 당뇨병 및 극도로 쇠약한 분들이다. 이분들은 굶으면 병세가 악화될 수 있기 때문이다. 특히나 당뇨병 환자의 경우에는 무작정 굶는다면 인슐린이나 혈당강하제의 작용으로 인해서 아주 쉽게 저혈당증에 빠질 수도 있다.

두통 이외의 각종 지병으로 여러 종류의 처방약을 많이 드시는 분들도 주의해야 한다. 굶으면 약력이 한층 강하게 작용하여 부작용 또한 심하게 나타날 수 있기 때문이다. 성장기의 어린이나 청소년들에게도 굶기는 성장에 방해가 되므로 온당하지 않다.

• 어떻게 굶어야 하는가?

굶어도 된다면 굶어보자. 굶는 방법은 복잡하지 않다. 물 이외의 음식을 먹지 않는 것이다. 물도 따뜻한 물을 마시는 것이 좋다. 일반적인 단식처럼 찬물을 마시는 것은 좋지 않다. 체열이 떨어지면 회복의 시간은 더욱 오래 걸린다. 당분이 든 음료수도 좋지 않다. 비우는 작업이 더뎌지기 때문이다.

체계적인 단식에서는 단식 이전에 음식을 점차적으로 줄여나가는 기간을 두는데 두통의 굶기에서는 그 과정이 필요치 않다. 몸 안의 영양분이 이미 충분하고 이를 소모하지 못하는 것이 문제이기 때문이다.

• 언제까지 굶어야 하는가?

간단하다. 두통이 나을 때까지이다. 두통이 나으면 밥을 먹어도 된다. 아니 먹어야 한다. 배고프기 때문이다.

두통 이외의 다른 지병이 없는 분들이라면 아마 5~6끼니 안에 해결될 것이다. 보통은 3~4끼니를 굶을 때쯤부터 두통은 덜해지기 시작한다. 완연한 배고픔이 올 때까지 기다리는 것이다.

단 사흘은 경과하지 않는 것이 좋다. 오래 굶는데도 배고프지 않고 두통이 덜해지지 않는 것은 굶는 도중에 주스나 조금이라도 음식을 먹어서

일 경우가 많다. 영양분이 공급되면 그만큼 치유에 걸리는 기간도 늘어난다. 효소식품이나 녹즙 등을 마시는 것도 두통의 굶기에서는 도움이 되지 않는다.

단식을 하는 분들은 많다. 체중감소나 해독 등 제각기 다른 목적을 가지고 단식을 하지만, 필자가 말하는 두통의 굶기는 조금 다르다. 배고픔을 참고 견디는 것이 아니라 배고프게 하려고 굶는 것이다. 따라서 배가 고파지면 더 이상 진행할 필요는 없다.

굶어보면 자연히 알게 되겠지만 배가 고파지면 두통은 어느새 나아져 있는 것을 발견하게 된다. 인체는 두통에 대한 자가치유를 끝내고 비로소 모든 시스템을 정상화한다. 인체를 정상 가동하기 시작하면 맨 먼저 감지하는 것이 에너지의 부족이다. 따라서 절박한 필요에 의해 소화기능은 자연히 가속화된다. 두통은 배가 제대로 고파지기 직전에 낫는다. 그러니 그때까지는 음식물 섭취를 하지 않는 것이 좋다.

필자가 두통으로 가장 오래 굶어본 것은 아홉 끼니였다. 굶으면서도 정상적으로 진료와 일상적인 활동을 한 것은 물론이다. 하지만 제대로 굶는다면 웬만해서는 아홉 끼니 전에 나으며, 대개는 여섯 끼니 안에 두통의 호전을 느낄 수 있다. 굶기의 효과는 의외로 강력하다. 몸은 생존을 위해서 두통을 고쳐놓고야 만다. 평소 유발요인 줄이기와 신체능력 키우기를 꾸준히 이어가고 있다면 굶어야 하는 횟수는 갈수록 더 줄어든다. 서너 끼니로, 나중에는 두세 끼니 굶기 정도로도 두통은 쉽게 회복할 수 있게 된다.

• 여섯 끼니 굶기로 두통이 해결되지 않으면?

필자가 말하는 두통의 굶기는 하루라도 빨리 일상으로 돌아가기 위한 방편이다. 가볍게 하루나 이틀 정도를 굶어서 두통과 소화기능 모두의 회복을 꾀하는 것이다. 이런 정도의 굶기는 굶은 후에 바로 일상식을 해도 전혀 무리가 없다.

한편 여섯 끼니 정도를 굶어도 두통이 해결되지 않는 분이 분명히 있다. 몸이 해결해야 할 과제가 많을수록 그만큼 시간은 더디다. 하지만 물만 마시는 두통의 굶기는 두통이 낫지 않더라도 사흘 이상은 경과하지 않는 것이 좋다. 그 이상은 무리가 될 수도 있다.

사흘 즉 아홉 끼니 이상을 굶으면 말 그대로 단식이 되기 때문이다. 그렇게 되면 단식 중에 일어나는 여러 이상반응이 나타나 힘겨워질 수 있고, 자칫 배고픔이 완연히 사라지는 단식의 적응기에 접어들 수도 있다. 만약 사흘을 넘겼다면 그때는 단식처럼 계획적인 보식기(밥을 서서히 늘리는)를 거치는 것이 좋다. 보식기를 거치지 않고 바로 일상식을 시작한다면 위장관에 무리를 주고 이로 인해 다시 두통이 심해질 수도 있기 때문이다.

사실 일부러 굶는다는 것이 그리 만만한 일은 아니다. 굶어도 이상이 없을까 하는 의구심이 드는 것은 당연하다. 굶고자 마음먹는 것이 어렵고 처음 세 끼니를 안 먹고 버티는 것이 힘겹다. 그런데 세 끼니를 굶고 나면 며칠 더 굶을 수 있겠다는 자신감이 샘솟게 된다. 굶으면서 머리가 조금씩 맑아지기 시작하고 몸도 가벼워지기 때문이다.

굶기가 도무지 자신 없는 분들에게는 필자가 의학적인 도움을 드리기도 한다. 굶는 동안 기운이 빠지지 않게 하고 두통의 치료와 함께 몸의 회복을 도와드리는 것인데, 몸에 특별한 이상이 없고 의지만 굳건하다면 대부분 약의 도움 없이도 충분히 굶을 수 있다. 처음 굶기가 어렵지 다음번에는 굶기가 훨씬 쉬워지며 이러한 정화작업이 반복될 때 다음의 두통은 이전보다 훨씬 빨리 낫는다는 것도 경험적으로 알게 될 것이다. 굶기는 생존의 본능을 되살리는 작업이기 때문이다.

• 굶으면 어떤 일이 생기는가?

굶어도 인체는 기본적인 생명활동을 끊임없이 이어간다. 심장은 계속해서 혈액을 돌려야 하고, 숨을 쉬므로 폐는 가스교환을 하고, 신장은 혈액의 노폐물을 거르며, 심근세포를 제외한 모든 세포들은 각기 수명대로 죽고 새로운 세포가 재생되어 대체된다. 이 모든 일에는 영양분과 에너지가 필요하다.

인체가 사용하는 에너지원은 우리가 잘 아는 3대 영양소 즉 탄수화물, 지방, 단백질이다. 가장 기본적인 에너지원은 탄수화물이며 포도당의 형태로 이용된다. 지방은 지방산과 케톤체의 형태로, 단백질은 아미노산으로 분해되어 이용된다. 아울러 미네랄과 비타민도 에너지화의 과정 중에 소요된다.

굶기 시작하고 영양의 공급이 끊기면 인체는 근육과 간에 저장해 두었던 글리코겐을 포도당으로 분해하여 에너지로 이용한다. 포도당이 부족해지면 몸속의 지방을 연소시켜 이용한다. 새로운 세포의 합성을 위한 단백질도 죽은 세포나 근육에서 충당하게 된다. 그래서 단식을 오래 하면 근육까지 마르게 되는 것이다.

굶으면 과잉된 잉여영양분과 소화기장관에 남아 있던 음식들도 모두 소모되고 필요 없는 수분의 정체도 해소되게 된다. 아울러 새로운 업무가 주어지지 않기 때문에 여유가 생긴 몸은 두통의 유발요인이 되는 피로물질이나 노폐물의 대사와 배설도 원활하게 처리할 수 있게 된다. 몸의 여러 기관들이 충분한 휴식과 정비가 가능해지는 것은 물론이다.

이윽고 정화작업이 마무리될 무렵이면 인체는 그간 멈추어 두었던 여러 시스템들을 정상화하기 시작한다. 많은 에너지가 필요하게 되고 그 요구는 자연스럽게 배고픔으로 이어진다. 소화의 준비도 이미 훌륭하게 마련해 둔다. 생존을 위해서다. 그 즈음 두통의 원인들은 거의 사라지고 없다.

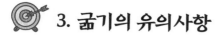

3. 굶기의 유의사항

• 진통제는 복용해도 되나?

굶는 동안 진통제는 복용해도 된다. 다만 굶으면서 진통제를 복용하다 보면 평소 약 복용 시에는 없던 오심 구토가 생기거나, 본래 있던 부작용이 그 전보다 심하게 나타날 수도 있다. 굶음으로써 약력이 훨씬 강하게 작용하기 때문이다. 일시적인 경우가 많지만, 오심이나 여타의 부작용이 지속된다면 약물복용을 중단하거나 굶기를 끝내는 것이 옳다. 주로 서너 끼니 이상 굶을 때일 것이다.

평소 진통제가 잘 듣지 않는 분의 경우 굶으면서 간혹 진통제가 다시 효과를 보이는 것을 경험할 수도 있으며, 진통제를 자주 복용하지 않고 참는 분들은 진통제의 효과를 훨씬 빠르고 강하게 느끼기도 할 것이다. 통증이 심하지 않다면 진통제의 복용을 한두 번 정도 미뤄 보는 것도 방법이 될 수 있다. 단 견딜 수 있는 범위 이내에서이다.

진통제에 대한 의존도가 높은 분들이 처음 굶기를 진행할 때에는 진통제를 평소처럼 복용하는 것이 좋다. 또한 굶기도 처음에는 두세 끼니 굶기, 다음은 서너 끼니 굶기, 또 다음은 너덧 끼니 굶기로 차츰 횟수를 늘려가는 것이 좋다. 두통의 굶기가 여러 번 진행되면 차츰 자신감이 생길 것이다.

• 가짜 배고픔에 주의해야 한다

굶다보면 군침이 돌 때가 있다. 배고픔, 즉 공복감도 정도의 차이가 있어서 참을 수 없이 심할 때가 있고 시장기가 약간 돌 때가 있다. 군침이 도는 현상은 대개 시장기가 생기는 즈음부터 일어나고 밥을 먹기 전까지 이어지기도 한다. 군침이 돌면 당연히 무언가 먹고 싶어진다. 사실 이때가 두통의 굶기에 있어서 중요한 시점이기도 하다. 정말 배고픈 것인지 살펴야 한다. 군침을 무조건 배고픔으로 여겨 밥을 먹으면 조금 덜해지던 두통이 다시 심해지는 경우가 많다.

누차에 걸친 경험을 통해 군침이 처음 돌기 시작할 때는 아직 소화기능이 온전하지 않다는 것을 알 수 있었다. 당연히 두통도 남아 있다. 즉 두통의 자가치유가 끝나지 않은 시점이기도 하다. 여기서 조금 더 기다려야 한다. 군침보다 흔히 말하는 배꼽시계가 꼬르륵거리며, 뱃속이 헛헛해질 때가 정말 배고파질 때이다. 그때까지는 참아야 한다.

• 굶다가 기운이 빠질 때가 있다

소화력이 정상적일 때 밥을 굶으면 기운이 빠진다. 단식에서도 굶으면서 기운이 빠질 때가 온다. 일주일이나 열흘 이상 체계적으로 이루어지는 단식의 초기에 심한 배고픔과 함께 기운이 쑤욱 빠지는 때가 찾아온다. 몹시도 힘든 그 시기를 넘기면 공복감은 아예 사라지고 배고프지 않으면서 편안한 상태인 단식의 적응기에 접어들게 된다. 동물의 겨울잠처럼 몸이 칼로리 소모를 대폭 줄인 상태에 적응하는 것이다. 그러다가 마무리를 위해 미음을 시작하면서 사라졌던 배고픔이 다시금 엄청난 식욕으로 되돌아오며 긴 여정을 끝내는 것이 단식의 과정이다.

두통의 굶기에서도 기운이 빠질 때가 온다. 그런데 일반적인 경우와는 조금 다르다. 밥을 굶으면 자연히 기운이 빠지는데 소화기능이 정상적일 때는 기운이 떨어지기 이전에 먼저 배가 심하게 고픈 공복감이 선행되는 것이 일반적이다. 하지만 두통의 굶기에서는 배가 고프지 않으면서도 기운이 빠진다.

두통의 굶기를 서너 끼니 이어가는 동안 그런 시점이 찾아온다. 사람에 따라 5~6끼니를 굶을 즈음에 오는 분들도 있고, 한 차례가 아니라 여러 번 찾아오기도 한다. 두통만으로도 기운이 없는데 그보다 기운이 더 빠질 때가 있는 것이다. 말을 많이 하며 진료를 하는 필자의 경우에는 말하는 것이 그렇게 힘든 것인지를 새삼 느낄 때이기도 하다.

이때가 중요한 순간이다. 정말 배가 고픈 것인지 아니면 배고픈 것으로 착각하고 있는지를 잘 살펴야 한다. 만약 배고픈 것이 아닌데 배고픈 것으로 오해하여 무얼 먹으면 두통이 다시 심해지는 것을 경험하게 될 것이다. 몇 끼니를 굶었고 기운이 없으니 당연히 배가 고파서 기운이 없는 것으로 느끼기 쉽지만 배가 제대로 고파졌다면 아마 두통도 같이 사라져 있을 것이다. 두통이 그대로 남아 있다면 기운이 없더라도 한두 시간 정도 기다려보자. 그 시점을 넘기면 다시 기운은 돌아온다. 그래서 굶는 중에 기운을 돕는 약도 만들어 두었지만 이때는 따뜻한 물을 마셔 주기만 해도 상당한 도움이 된다.

반면 정말 기운이 빠질 때도 있다. 팔다리에 힘이 탁 떨어져서 누울 지경이 되는 때이다. 이때는 누워서 한참 쉬거나 한숨 자고 나면 다시 팔다리에 힘이 생기는 것을 느낄 수 있다. 이렇게 기운이 빠지는 현상이 생기면 과연 굶는 것이 옳은가하는 갈등이 생기는데 이때는 배고픈가를 확인하면 된다.

배가 고프고 두통도 사라졌다면 더 굶을 이유가 없다. 두통의 굶기는 배고픔을 참고 견디는 단식이 아니기 때문이다. 하지만 배고프지 않다면 그 순간을 잘 이겨내는 것이 중요하다.

• 굶을 때 영양부족으로 일어날 수 있는 일

굶을 때 일어날 수 있는 문제는 몇 가지 경우를 더 생각해 볼 수 있다. 영양분의 공급이 되지 않으므로 혈당이 수준 이하로 저하하거나 탈수증에 빠지거나 기아부종이 생기는 경우이다.

기아부종은 체내의 단백질이 결핍된 나머지 혈액 속의 혈장 단백이 부족하여 혈액의 삼투압을 유지할 수 없을 때 발생한다. 팔다리는 야위고 배만 볼록 나온 빈민국의 아이들을 TV에서 본 적이 있을 것이다. 절대

빈곤의 상황에서 벌어지는 일인데, 몇 끼니 굶는다고 해서 그런 일은 발생하지 않는다.

탈수증은 물을 제대로 마시지 않아서 발생하는 문제이다. 굶는 중에도 물은 마셔야 한다. 물이 공급되지 않으면 사람은 일주일 이상 생존하기 어렵다. 생명유지를 위해 하루에 최소한 800cc 이상의 수분공급은 필요하다. 물건강법에서는 하루 2리터 정도의 물을 권장하는데 이 양은 사실 이처럼 굶을 때 필요한 수분의 공급량이기도 하다. 마시는 물의 양은 미리 정하지 않아도 된다. 굶는 중에 입이 마르거나 갈증이 날 때 참지 않고 마시는 물이면 충분하다.

굶어서 혈당이 떨어지면 저혈당 증상이 발생할 수 있다. 기운이 없고 식은땀이 나며 손발이 떨리거나 어지러운 등의 증상이다. 인슐린투여나 혈당강하제를 복용하는 당뇨병 환자에서 운동과다나 음식물섭취부족 또는 약물과잉투여로 드물지 않게 발생하는 증상인데, 당뇨병이 없어도 굶는 중에 나타날 수도 있다.

하지만 필자의 두통 굶기에서 저혈당 증상이 나타난 적은 없었다. 왜 그럴까? 저혈당 증상이 나타나기 전에는 배가 고파지기 때문이다. 배가 고파지면 굶기를 더 이상 지속할 필요가 없다. 먹으면 된다. 그리고 이미 그때는 어느새 두통도 사라지고 없다.

• 굶으면 공복두통이 생기지는 않을까?

공복두통은 일정 시간 이상 굶어서 발생하는 두통이다. 두통의 굶기는 공복두통을 유발하는 일반적인 시간보다 훨씬 더 긴 시간동안 먹지 않으므로 공복두통을 충분히 유발할 수도 있을 것으로 예상해 볼 수 있다. 논리적으로는 가능하다. 두통을 치료하려고 굶으면서 다시 공복두통을 얻는다면 이처럼 어처구니없는 일도 없을 것인데, 다행히도 그런 일은 없었다.

필자는 공복두통의 기왕력이 있는 환자인데 두통의 굶기로 공복두통이 뒤따라 일어난 적은 없었다. 공복두통은 몸이 에너지를 필요로 할 때 공급해주지 않아서 발생하며, 배고픈 때를 견디며 지난 상황에서 발생한다. 반면 두통의 굶기는 배고플 때까지 기다리는 것이다. 배가 제대로 고파졌다면 굶을 필요가 없다. 아마 입맛이 당겨서 자연히 먹을 것을 찾게 되므로 배고픔을 견딜 겨를도 없게 될 것이다. 배고파지지 않아서 굶는 것이므로 공복두통은 발생하지 않는다.

• 굶기로 두통이 사라진 이후가 중요하다

건강을 위한 단식과 두통 굶기는 다르다. 단식의 성패를 좌우하는 중요한 시기는 단식 기간보다 단식을 끝내고 일반식으로 돌아가기 전에 식사량을 조금씩 늘려가는 보식(補食)기간이다. 단식기간에 물 이외의 영양공급이 없는 생활에 적응하여 사라졌던 공복감은 음식을 조금씩 섭취하면서 몸의 칼로리 소비량을 느는 것과 동시에 주체할 수 없는 식욕으로 나타난다. 그때는 식욕을 잘 다스리며 서서히 음식을 늘려가야 한다. 만약 절제하지 못하면 미처 회복이 되지 못한 위장관과 소화기능에 무리가 되고, 구토나 설사 또는 복통으로 고생하게 된다. 그간 힘겹게 만들어놓은 몸의 정화 작업도 물거품이 될 수도 있다.

반면에 두통의 굶기는 단식처럼 며칠간의 신중한 보식기간이 필요치 않다. 일상으로 하루 빨리 복귀하기 위해서 하는 굶기이기 때문이다. 하지만 어느 정도의 절제는 필요하다. 두통의 굶기로 두통이 사라지고 식욕이 되살아나면 눈에 보이는 대로 먹고 싶어진다. 그러다보면 생각지도 못하게 과식하게 될 수도 있는데 최소한 첫 끼니만큼은 소화가 잘 되는 음식을 위주로 먹는 것이 좋다. 두통이 말끔히 사라지고도 다음날 언제 그랬냐는 듯 새로운 두통이 다시 시작될 수 있는 것이 두통인류이기 때문이다.

두통 환자의 진료에서도 두통의 본격적인 치료를 시작하는 시점을 주로 두통이 생긴 당시로부터 잡기도 하는데, 두통이 사라지면 일시적으로 몸의 능력이 높아진 것 같은 착각으로 무절제하기 십상이므로 그때부터 두통의 유발요소 피하기와 스위치 끄기 등을 깊이 상기해야 하고 몸의 능력 높이기를 본격화하는 것이 좋기 때문이다.

 ## 4. 혈당과 두통

• 굶기가 쉽지는 않다

지금까지 두통의 굶기를 설명하였는데, 굶는 것 자체는 그다지 어렵지 않다. 다만 왜 굶느냐는 주변의 걱정 어린 시선, 그리고 무엇보다도 막상 본인 자신이 굶어서 낫는가에 대한 확신을 갖기가 쉽지 않다. 처음에는 그러할 것이다.

의학적 상식으로는 성인병이나 내분비질환 및 기타 중증 질환이나 당뇨병이 있지 않고서는 몇 끼니가 아니라 수일간 단식을 이어가더라도 몸에 이상이 생기지 않는다는 것을 알고 있지만, 막상 두통으로 심약해진 와중에 굶다보면 이성적인 판단보다는 별별 해괴한 생각이 다 드는 것이 사실이다. 하지만 의외로 그 고민은 간단히 해결할 수 있다. 굶기의 당위성을 객관화할 수 있다면 말이다.

• 굶어야 할 때를 어떻게 객관화할 것인가?

두통으로 굶어도 되는, 아니 굶는 것이 좋을 때는 인체에 영양이 과잉하고 피로물질이 쌓인 때이다. 두통의 피로물질들을 특정하는 것은 쉽지 않은 일이지만 영양 상태는 충분히 확인할 수 있다. 이를 위해 종합적인 혈액검사까지 할 필요는 없다. 두통인류의 소화기능은 고지방식이나 고단백식이와 같은 극단적인 식이요법에 너그럽지 못하다. 아울러 중병이나 아주 특별한 상황이 아닌 일상식생활에서 혈액의 성분들은 비슷한 수준으로 많아지고 적어지기 때문에 대표적인 성분만 확인해도 된다. 측정기의 보편화로 간단히 집에서도 측정이 가능한 것은 혈당수치이다.

혈당은 혈액 속의 포도당이다. 포도당은 인체가 이용하는 에너지의 기본이며 언제든 조직에서 쓸 수 있도록 늘 공급준비의 상태로 혈액 속으로 운반중이다. 배가 고픈 것도 배가 불러서 그만 먹게 되는 것도 인체의 여러 조절 기전 중 포도당의 수요와 공급량에 기인함이 크다.

뇌는 포도당이 부족하면 시상하부의 식욕중추를 자극하여 음식을 먹게 만들고, 혈당이 높아져서 배부를 때는 포만중추를 자극하여 음식을 그만 먹게 만든다. 에너지가 부족한데 먹지 않거나 배가 부른데 먹기를 멈추지 않는다면 벌써 큰 병이 났을 것이다. 이러한 혈당의 조절은 생명의 유지를 위해 자동으로 제어된다.

혈당수치는 식사와 거의 동시에 상승하기 시작하고 식후 1시간 즈음에 정점을 찍고 이후로 서서히 하락한다. 혈당이 조직과 세포로 이동하여 소비되거나 저장되기 때문이다.

먹은 음식이 소화가 다 되고 에너지소모로 인해서 혈당이 부족해지는 때가 공복이다. 만약 당뇨병이 없는데도 공복에 혈당수치가 높게 나타난다면 이는 음식물이 더디 소화되거나, 조직과 세포에서 소모나 저장이 제대로 이루어지지 않고 있음을 의미한다. 두통이 있을 때 공복혈당을 측정해 보자.

• 네 끼니를 굶고도 혈당은 높은 수치를 보일 수 있다

두통으로 네 끼니를 굶을 때였는데, 충분히 굶었으므로 혹시 혈당이 얼마나 떨어졌는지 궁금해서 혈당수치를 재본 일이 있었다. 혈당수치는

88mg/dL를 나타내고 있었다.

당뇨병의 혈당 기준은 공복혈당이 126mg/dL 이상일 때이고 당뇨병이 없을 때의 정상혈당은 100mg/dL 이하로 보고 있으므로 정상적인 범위였다. 역시나 인체의 혈당관리는 지독스러우리만큼 위대하구나 하고 감탄하는 것도 잠시, 문득 한 대 얻어맞은 듯 차가운 기억의 수치가 머리를 스쳤다.

여러 음식물로 인한 혈당의 변화를 추적하려고 하루 종일 혈당을 재본 것이 수차례인데 두통이 없고 소화가 잘 되던 때 필자의 공복혈당은 높아야 85mg/dL 정도였고 주로 78~82mg/dL 사이였다. 작은 수치의 차이지만 네 끼니를 굶은 것 치고는 의외로 높은 수치였던 것이다.

앞서 잠시 살펴보았듯이 공복상황에서도 혈당은 끊임없이 조절되는데, 혹여 조절과정에서 높은 수치일 때 측정된 것일 수도 있으므로 30분 간격으로 몇 차례 더 측정해 보았는데 더 떨어지는 것이 아니라 90~100mg/dL로 도리어 더 높은 수치를 기록하고 있었다. 그나마 처음 측정하였던 수치가 가장 낮았던 것이다.

• 두통이 있을 때는 공복혈당이 낮지 않다

그 이후로 두통이 있을 때마다 공복혈당을 측정해 보았는데, 아니나 다를까 혈당수치는 거의 100mg/dL 언저리를 기록하고 있었다. 공복의 수치로는 꽤나 높은 수치였다. 필자는 당뇨병 환자도 아니고 당뇨병전단계도 아니다.

계속해서 몇 달을 측정해 보았더니 혈당이 높다고 꼭 두통이 있는 건 아니었지만, 두통이 있을 때는 공복두통이나 몸살 등 몇몇 경우를 제외하고는 거의 공복혈당수치가 높았다.

• 혈당수치가 높다면 굶어도 된다

두통이 발생하면 공복혈당을 측정해 보자. 두통으로 굶어야 할 때는 앞서 언급한 바와 같이 소모보다 공급이 많을 때인데 혈당의 측정으로도 굶기의 감행 여부를 가늠해 볼 수 있다.

필자는 두통이 있을 때에 측정한 공복혈당이 평상시 소화가 잘 될 때의 공복혈당보다 10mg/dL 이상 높을 때에는 음식을 섭취하지 않는다. 두통이 발생한 아침의 공복혈당은 그보다 훨씬 높다. 각자 자신의 혈당을 측정해 보고 각자에게 맞는 기준을 만들어 보자. 여러 끼니를 굶을 때도 혈당측정은 유효하다. 몇 끼니를 굶으면서 굶기를 더 이어갈 것인지를 결정하는 데에 도움을 준다.

음식물 섭취에 대한 혈당의 기준은 각자에 따라 차이가 있을 수 있다. 사람마다 공복의 혈당이 조금씩 다르기 때문이다. 하지만 두통이 없을 때의 공복혈당과 비교해서 10~20mg/dL 이상 높을 때는 거의 굶어도 될 것이다. 각자 두통이 없고 소화가 잘 될 때의 공복혈당을 측정해 보고 두통이 있을 때의 공복혈당과 비교해 보자. 측정한 데이터가 제법 쌓이면 스스로 확신이 설 것이다. 공복혈당이 충분히 높고 배고프지 않다면 자신 있게 굶어도 좋다. 자신의 몸을 믿어보라.

• 건강한 공복혈당의 측정

두통이 발생할 때의 혈당이 높은지 낮은지를 평가하기 위해서는 각자 평소 자신의 건강한 공복혈당을 알아둘 필요가 있다. 필자가 말하는 공복혈당의 기준은 바로 그 건강한 때의 공복혈당이다. 공복혈당이라 하면 주로 아침 공복혈당만을 생각하기 쉬운데, 밤에는 움직임이 없이 쉬므로 소화가 더디고 저녁식사의 내용과 식사시간의 늦고 빠름 그리고 야식이나 피로도 및 수면시간의 다소에 의해서도 아침의 공복혈당수치는 변화가 많은 편이다.

앞서 필자가 비빔밥과 볶음밥을 먹은 후의 혈당변화를 측정한 것처럼, 오후의 공복혈당을 측정해두고 자신의 건강한 공복혈당으로 기억하는 편이 좋다. 소화가 잘 되고 건강한 때에 며칠 정도 저녁식사 직전의 공복혈당을 측정해 보자. 점심 식사 이후로는 물 이외에 간식이나 커피 음료 등 혈당에 영향을 줄 수 있는 음식을 전혀 먹지 않고 식후 4~6시간이 지난 공복 때의 혈당을 측정해 보면 된다.

오후의 공복혈당은 자신의 업무나 일과의 활동량에 따른 소화능력을 평가할 수 있는 척도가 되기도 한다. 건강하고 소화가 잘 되는 때에 여러 날 측정하여 건강한 공복혈당의 평균을 알아두자.

• 공복혈당이 높을 때

공복혈당을 측정해 보시라 하면 환자분들 중에는 공복혈당이 너무 높다고 말씀하시는 분들이 있는데, 측정할 때마다 126mg/dL 이상 높은 수치라면 당뇨병에 해당한다. 이미 입이 마르거나 쓰고 입맛이 변하거나 손발이 저리고, 눈이 침침하고 소변이 잦은 등의 증상까지 있다면 병원을 방문하여 자세한 진료를 받는 것이 좋다.

공복혈당이 100~125mg/dL 정도일 때는 당뇨병은 아니지만 당뇨병 전단계로 보고 혈당 관리에 각별히 유의하는 것이 좋다. 공복혈당장애(Impaired Fasting Glucose)라고도 하는데 관리에 소홀하면 자칫 당뇨병으로 진행될 수 있기 때문이다. 병원에서 실시하는 포도당부하검사로 내당능증장애(Impaired Glucose Tolerance)를 발견할 수도 있는데, 병원까지 가지 않더라도 식후 2시간 즈음에 혈당이 140~199mg/dL 정도 나온다면 내당능장애를 의심할 수 있다.

공복혈당이 높은 것은 포도당을 처리하는 인슐린의 부족이나 인슐린의 기능이 저하되었기 때문이다. 즉 인슐린의 기능이 어떠한 이유로 인해 포도당이 소모되거나 저장되지 못하고 혈액 속에 남아 있어서 혈당이 높은 것이다. 한 번이라도 공복혈당이 이처럼 높게 측정된다면 여러 날 공복혈당을 측정해 보아야 한다. 두통 때에만 그러하다면 일시적인 변화이므로 큰 걱정은 없겠지만 두통이 없는 평소에도 공복혈당이 높으면 우선 병원에 들러 진료를 받아야 한다.

• 공복혈당 측정 시에 유의할 점

더러 당뇨병이나 공복혈당장애가 없더라도 공복혈당이 높게 측정되는 경우가 있다. 진료 중에도 측정한 혈당수치가 높아서 혹시 무엇을 먹었는가를 물으면 잘 기억하지 못하는데, 주스 한 모금, 박카스나 믹스커피를 마신 것을 잊었을 때도 있다. 그 정도로 혈당이 얼마나 높아질까 하고 무시할 수도 있지만, 소량의 음료수라도 당분이 함유되어 있다면 소화력에 따라 식사와 마찬가지로 꽤 오래토록 혈당에 영향을 미칠 수 있다.

• 군침이 처음 돌 때의 혈당은 아직 높다

두통의 굶기에서 군침이 돌기 시작할 때는 이내 밥을 먹기보다 정말 배가 제대로 고파질 때까지 기다려야 한다고 언급하였다. 군침이 도는 것을 무작정 배고픈 것으로 여겨 음식을 섭취하다보면 고만고만하던 두통이 다시금 심해지거나 두통의 회복기간이 더뎌지게 된다. 두통의 치료를 끝내지 못한 몸에게 다시 일을 시켜 부담을 줌으로써 두통의 자가치유과정을 방해하기 때문이다.

배고프지 않으면 그저 아니 먹으면 그만인데도 그게 그렇게 쉽지 않다. 여러 끼니를 굶고 있을 때라면 더욱 그러하다. 더 간단하게는 두통이 남아있다면 군침이 돌더라도 먹지 않으면 되는데, 군침은 한 번 시작되면 배가 제대로 고파지기 전까지 계속 이어지기 마련이어서 식욕을 주체하기가 쉽지 않다. 따라서 두통의 굶기 중에 군침이 돌 때, 정말 배가 고픈 공복감인지 그저 먹어야 할 것 같은 기분인지를 구분할 필요가 있다. 먹어야 하나 말아야 하나하는 이런 고민은 혈당을 측정해 보면 의외로 간단하게 해결된다.

처음 군침이 돌 때의 혈당을 수십 차례 측정한 평균값은 필자의 경우에 거의 90mg/dL를 초과한다. 심할 때는 120mg/dL를 훌쩍 넘을 때도 있었다. 군침은 제대로 배고파질 때까지 면면히 이어지는데 군침이 있는 동안 지속적으로 측정해 보면 제대로 배고파질 때쯤 되면 거의 공복혈당에 가까워지게 된다. 따라서 군침이 돌 때는 처음이든 나중이든 주저할 필요 없이 혈당을 측정해서 건강할 때의 공복혈당과 비교해보면 된다. 그래서 높다면 굶으면 된다.

굶어도 좀처럼 배고픔을 느끼지 못한다는 분도 있다. 주로 소화력이 약한 분들이다. 이 분들에게도 혈당 측정은 많은 도움이 될 것이다.

• 아침밥을 먹을까 말까?

대개의 아침은 바쁘다. 그래서인지 아침 식사를 굶는 분들이 의외로 많다. 배가 고프지 않다면 굶어도 무방하겠지만 배가 고픈데도 불구하고 굶는 것은 그리 바람직하지 않을 수도 있다. 두통인류 중 공복두통의 기왕력이 있는 분들은 굶으면 자칫 공복두통을 자초할 수 있기 때문이다.

한편 배고픔이 어중간하면 먹어야 할지 말아야 할지 고민될 수 있다. 먹기도 뭣하고 그렇다고 굶기도 애매한 상황이다. 이럴 때는 대개 아침을 굶고 출근을 하는데 일을 하다보면 어느 순간부터 갑자기 배가 고파지게 된다. 점심시간은 아직 멀었으므로 배고픔을 참고 일을 하게 되는데 그러다보면 어느새 두통이 찾아올 수도 있다.

이때도 혈당을 측정해 보면 도움이 될 수 있다. 자신의 공복혈당과 비교하여 혈당이 확연히 높으면 굶고, 혈당이 공복수준이라면 아침밥은 조금이라도 먹어주는 것이 좋을 것이다.

　당뇨병이 없다면 혈당측정은 건강검진 때나 이루어지는 연례행사이다. 병의원에서는 그저 손만 내밀면 따끔하고 끝인데, 내 손으로 내 몸에 생채기를 내자면 한참을 머뭇거리게 될 수도 있다. 필자의 경우 많을 때는 하루 스무 번 이상 채혈을 할 때도 있어서 통증에 무덤덤한 편이지만 조금 덜 아픈 채혈의 방법도 있다.

　측정에 필요한 채혈량은 그리 많은 양은 아닌데, 너무 적으면 측정이 되지 않거나, 측정이 되더라도 수치의 오류(최대 23mg/dL의 차이가 있었다)가 발생할 수 있으므로 적당량을 채혈해야 한다. 우선 란셋의 최소 심도는 각자의 피부 두께와 탄력도에 따라 다르므로 얕은 깊이부터 두어 번 찔러 보며 조절하면 된다. 통증을 줄이는 데에 결정적인 것은 채혈의 위치이다. 통각신경들은 주로 손가락의 끝에 집중적으로 발달해 있으므로 손가락의 마디 끝보다는 마디의 가운데와 그 아래쪽을 선택하면 통증을 줄일 수 있다. 대개 지문의 소용돌이 가운데쯤이 통증이 적을 것이다. 여러 번 찌르다 보면 통증이 거의 없는 곳도 발견할 수 있다. 신세계를 탐험한다는 마음으로 용기내서 찔러보자.

　현재의 혈당 측정은 어쩔 수 없이 측정할 때마다 통증을 수반하는 채혈의 방식이지만 비침습적인 측정방법을 개발하기 위한 노력은 꾸준히 이어지고 있다. 땀이나 눈물 속의 미량 포도당을 측정하거나 입김 속의 아세톤을 측정하여 혈당농도를 추정하는 방법 등 다각도로 연구되고 있다. 포도당을 함유하면서 구하기 쉬운 시료로는 타액이 아주 그만이다. 몇 해 전부터 타액 포도당 측정의 가능성을 눈여겨보고 있는데 아직 상용화되지 못하고 있어 안타깝다. 매일 연속적인 측정이 필요한 당뇨병 환자를 위한 연속혈당측정기는 이미 출시되어 있는데 간혹 측정하는 일반인들에게는 다소 부담스러운 제품이다.

　최근에는 광학센서를 이용하여 피부에서 혈당을 측정하는 연구가 꽤나 진척이 있다고 한다. 이미 일상이 된 심박수 센서처럼 스마트워치나 밴드에 장착될 예정인데, 만약 정확성만 확보된다면 시료나 시약을 준비하는 번거로움도 없고 언제 어디서나 측정이 가능한 획기적인 방법일 것으로 보인다. 머지않아 채혈의 고통도 끝날 것이다. 그때까지 조금만 참고 찔러보자.

• 혈당이 떨어져도 두통이 남아있을 때

혈당이 공복 수준으로 떨어지면 대개 두통은 낫는다. 그런데 2~3끼니를 굶어서 혈당이 평소의 공복혈당만큼 떨어졌는데도 두통이 사라지지 않을 때가 있다. 그러면 조바심이 일기 마련이다. 굶어도 낫지 않는 것은 아닌가하는 의구심이 고개를 쳐들게 된다. 그런데 이때는 혈당이 충분히 낮은데도 불구하고 배고프지 않을 때이다.

두통과 관련하여 필자는 천오백여 차례 혈당을 측정해 보았는데, 굶으면서 평소 소화가 잘 될 때의 공복혈당(78~82mg/dL)에 도달하거나 그보다 조금 더 떨어져도 두통이 사라지지 않을 때가 있어서 어찌된 일인지 궁금하던 차에 그 이전의 혈당 측정 기록을 살펴보았다. 그랬더니 두통이 발생하기 전 며칠간의 공복혈당이 평소보다 훨씬 더 낮은 수치(66~78mg/dL)를 기록하고 있었음을 발견할 수 있었다. 하지만 낮은 혈당 수치로 인한 공복두통은 발생하지 않았는데, 두통으로 굶어서 평소의 공복혈당을 하회하면서도 두통이 잡히지 않을 때는 그렇게 혈당이 낮은 나날들이 선행했던 것이다.

이렇듯 인체의 자율조절시스템은 상황에 따라 매우 유연한 것으로 보이며, 위의 상황은 혈당조절의 기준이 일시적으로 하향된 경우로 이해할 수 있다. 따라서 이 지점에서 조금 더 혈당이 떨어져야 비로소 배가 고파지는 생리적 조절시스템이 발동하게 된다. 평소와 다른 이런 상황을 이해하려면 평소에도 공복 때마다 늘 혈당을 측정하고 있어야 하는데 여간해서는 쉽지 않은 일이다.

평소의 공복혈당수치정도까지 떨어졌는데도 배가 고프지 않고 두통이 지속되고 있다면, 두통 이전에 혈당을 측정해 보지 않았더라도 혈당 조절의 기준이 하향되었을 경우를 상정하여 배고플 때까지 한두 끼니 더 굶어보는 것도 나쁘지 않다. 물론 굶기가 사흘을 경과하지 않은 범위 이내에서이다. 그리고 이 당시에는 혈당을 측정하는 것이 좋다. 늘 금번의 기록은 다음 두통에서 반면교사가 되어주기 때문이다.

• 간혹 혈당이 너무 낮을 때도 있다

당뇨병으로 혈당강하제를 복용하는 분들에게서 저혈당은 심심찮게 발생한다. 밥때가 늦어지거나 운동이나 노동을 심하게 할 경우 혈당이 부족해지는 와중에 혈당강하제의 작용으로 혈당이 더욱 심하게 저하되기 때문이다.

하지만 당뇨병이 없는 두통인류의 경우에도 혈당측정을 자주 하다보면 수치가 너무 낮게 나오는 때를 발견할 수 있다. 환자분 중에도 평소의 공복 수치보다 하회하여 64mg/dL까지 떨어져 몹시 당황해 하시는 분도 있었는데, 자주 발생하는 일이 아니라면 걱정하지 않아도 된다고 말한다. 필자의 경우에도 혈당이 66mg/dL까지 떨어지며 손이 떨리고 말도 약간 어둔해지는 저혈당 증상이 발생한 적이 간혹 있는데, 대개 1년에 한두 번 있는 일시적인 경우였다. 당분을 섭취하면 곧 저혈당 증상은 회복된다.

ADA(미국당뇨병학회)에서는 임상적으로 유의한 저혈당을 54mg/dL 이하로, 70mg/dL 이하를 주의단계로 분류하고 있다. 지속적으로 혈당이 이처럼 낮게 나타난다면 체내 혈당조절기능에 문제가 생긴 것이므로 치료가 필요하다.

두통으로 굶는 중에도 위에 잠깐 언급한 것처럼 혈당수치가 평상시의 공복혈당수치보다 하회하는 경우가 드물게 있다. 그런데 흥미로운 것은 이 당시에는 낮은 혈당 수치에도 불구하고 저혈당 증상과 배고픔이 나타나는 일이 극히 드물다는 점이다. 이렇듯 굶는 중에 혈당수치가 낮더라도 아무런 증상이 동반되지 않을 때는 조바심하지 않아도 된다. 조금 더 기다리면 이내 배고픔이 찾아오고 두통도 사라지게 된다.

• 혈당측정으로 자유롭게

혈당수치를 측정하는 초기에는 높고 낮은 수치의 변화에 많이 당황할 수 있는데 측정을 거듭하다보면 많은 의문들은 자연히 풀리게 된다. 당뇨병이 없더라도 혈당수치는 일반적인 식후변화의 유려한 패턴을 벗어날 수 있으며 이는 음식의 종류와 간식 및 소화상태 그리고 질병에 의해서도 민감하게 영향받는 것을 확인할 수 있기 때문이다.

두통에서 혈당측정은 굶어도 될 때와 굶어야 할 때, 굶지 말아야 할 때를 판단할 수 있는 훌륭한 도구가 되어 준다. 사실 두통에 있어서 음식을 먹고, 아니 먹고의 여부는 몸이 보내는 신호 즉 본능을 충실히 따르면 그것으로 족하다. 배고프면 먹고, 그렇지 않으면 먹지 않으면 된다. 이를 지키는 생활만으로도 두통의 발생은 현저히 줄어든다.

이렇게 간단한 문제를 군이 혈당계를 이용해서 가부를 결정한다는 것이 우습긴 한다. 하지만 몸의 신호는 쉽게 곡해될 때가 많다. 단지 군침이 돈다고 해서 또는 입이 심심하거나 먹어야 할 것 같은 생각이나 의무감을 배고픔으로 착각하여 먹음으로써 두통을 앞당기거나 두통의 회복을 늦춘다. 그러므로 몸이 보내는 신호를 제대로 간파하여 대처할 수 있을 때까지는 고민보다 측정을 통해 스스로를 설득하는 것이 낫다. 누차 측정하여 경험이 쌓이면 종당에는 혈당측정 없이도 알게 된다. 그 진정한 자유를 위해 따끔한 추억만들기를 권해 본다.

5. 두통이 본격화되기 전에 막아야 한다

응급두통이 아닌 한 두통은 서서히 시작된다. 아침 눈뜨고부터 시작된 두통은 갑작스런 통증으로 당황할 수도 있으나, 이 또한 이미 자신도 모르게 밤부터 시작된 것일 수도 있다.

두통이 생기기 전에 몸은 충분히 신호를 주는 것으로 보인다. 일차문진에서 설명했던 전구증상이다. 긴장형두통과 무조짐편두통은 두통 이전에 두통을 암시하는 전구증상이 나타나게 된다. 조짐편두통의 시각전조는 그 자체가 두통에 포함된 요소이며, 이 또한 전조증상 이전에 선행하는 전구증상이 있다.

필자의 경우에는 목과 등 주변의 근육이 굳어지거나 눈의 피로가 많은 등 여러 증상이 있지만 그 중에서도 평소와는 다른 복명음(腹鳴音: 창자가스 소리)이 있어서 이에 주목한다. 그 소리는 흔히 배꼽시계소리라고 말하는, 배고플 때 발생하는 건강한 복명음과는 다르다.

배에서 들리는 소리는 여러 가지가 있을 수 있다. 배가 고플 때 배에서 나는 소리는 '꼬로록'하는 맑은 소리나 '꾸루룩'하는 굵은 소리가 경쾌하게 나면서 창자가 움직이는 느낌이 분명히 있고, 복명 이후에 뱃속은 조금 헛헛한 느낌이 들거나 얼마 후에 방귀나 트림이 나오기도 한다. 배탈이 나서 설사로 고생할 때의 소리는 훨씬 빈번하고 요란하며 통증도 겸하게 된다. 또한 기흉이나 위확장 및 장 폐색에서는 청진기를 통하여 물이 출렁거리는 소리인 진수음을 들을 수 있다. 진수음은 병리적인 상황이 아닐 때도 들을 수 있는데 물을 급하게 많이 먹은 다음 누워서 뒤척일 때 스스로 들을 수 있다. 이와는 달리 필자가 말하는 두통의 전구증상으로 나는 소리는 '쪼로록, 꼴꼴꼴'하며 물 흐르는 소리가 나거나, 공기가 비좁은 틈을 힘겹게 지나가는 듯한 가느다란 소리가 나고, 창자가 움직이는 느낌이 거의 없다는 점이 다르다.

각자에 따라 두통의 전구증상은 조금씩 다를 것이다. 하품이 많이 나거나, 평소와 다르게 몹시 피로하고 집중력이 떨어질 수도 있고, 빛과 소리에 민감해지거나, 속이 미식거리고 시야가 흐려지거나 가슴이 답답해지는 등 여러 증상으로 나타날 수 있다.

두통인류라면 아마 자신의 전구증상을 미리 파악하고 있을 것으로 생각된다. 전구증상이 분명치 않은 분들은 찾아보아야 한다. 없는 것 같지만 유심히 찾아보면 거의 다 가지고 있다. 이러한 전구증상은 본격적인 두통이 오기 하루나 이틀 전에 미리 시작되므로 두통이 없는 평시의 기록이 필요하다. 아주 사소한 증상들이 있더라도 매일 기록해두면 두통이 일어날 때 역추적하여 어렵지 않게 전구증상을 발견할 수 있게 된다.

자신의 전구증상을 알아냈다면 이후로는 전구증상이 일어날 때 잠시 생활의 고삐를 내려놓고 이전의 생활을 돌아보고 슬기롭게 대처하는 것이 현명하다. 이때 대처를 잘 하면 두통을 미연에 방지할 수도 있다. 지나간 며칠을 돌이켜보고 그중에서 유발요인이 될 만한 것들을 살펴봐야 한다.

잠이 부족했거나 피로하다면 따뜻한 물에 몸을 충분히 담그고 일찍 잠을 청하는 것이 좋다. 그리고 공급과 소모를 살펴서 공급이 과했다면 이때부터 굶기 시작하는 것이 좋다. 필자는 전구증상으로 있는 특유의 복명음을 들으면 그때부터 밥을 굶고 소모를 시작한다. 더러 늦을 때도 있지만 두통의 예방에 성공할 때가 더 많다.

6. 헤어밴드가 도움이 될 수 있다

40대 이상이라면 전설의 고향이라는 TV 프로그램을 기억할 것이다. 1989년을 끝으로 아쉽게 막을 내린 전설의 고향은 볼 것이 귀하던 시절, 이불 뒤집어쓰고 귀 틀어막고는 "귀신장면이 지나가면 말해" 하던 아이들에게 때마침 귀신이 나올 때쯤 "귀신 지나갔어"하고 이불을 들춰서 귀신과 정면으로 조우하게 만들던 어른들의 재밋거리기도 했다. 그런데 전설의 고향에 나오는 아픈 할머니들을 떠올려보면 '아이구 머리야~'하고 앓으면서 하나같이 이마에 하얀 머리띠를 두르고 있었다.

머리띠는 여러 용도로 쓰인다. 일을 할 때 머리를 동여매고, 여성들은 세안할 때 머리띠를 한다. 요즘은 외래어인 헤어밴드라는 말을 더 많이 쓴다. 한편 열심히 공부할 때 우리는 '머리를 싸매고 공부한다'라고 표현한다. 수험생을 형상화하는 만화에서도 학생들은 늘 머리띠를 하고 있다. 이처럼 머리띠는 각기 다른 목적으로 맨다. 세안의 머리띠는 머리카락이 흘러내리지 않게 하는 것이고, 일할 때나 운동을 할 때의 머리띠는 흐르는 땀이 눈으로 들어가는 것을 막기 위해서이다.

과거 우리나라 남성들은 상투를 틀고 망건을 썼다. 비싼 망건을 구하기 어려운 평민들은 수건으로 머리를 묶었는데 이는 상투를 보존하고 머리카락을 정갈하게 하기 위함이었다. 여성들이 세안을 할 때 두르는 헤어밴드와 비슷한 목적이다. 공부할 때 머리에 두르는 머리띠는 마치 쟁의에 나선 노동자들의 머리띠와 비슷한 개념으로 보인다. 결의를 다지는 상징적인 의미가 클 것이다. 실제로 공부를 할 때 머리띠를 매본 적이 있는 분들은 얼마 없을 것이다. 공부에 어떤 도움이 되는지는 모르겠다.

• 그럼 전설의 고향 할머니는 어떤 목적일까?

두통이 생기면 머리를 싸쥐게 된다. 저절로 그렇게 된다. 긴장형두통이 있을 때에 머리 여기저기를 눌러보면 압통점이 있고 그 부분을 잘 눌러주면 두통이 감소하는 것을 느낄 수 있다. 그렇다면 머리띠를 매면 그 압통점이 자극이 되고 두통이 해소가 될까?

일부의 두통 즉 옆머리의 근육인 측두근이 넓게 뭉치며 압통점이 있는 두통에서는 도움이 될 수 있다. 하지만 머리 전체를 두르는 머리띠로 측두근을 눌러서 두통을 상쇄할만한 지압효과를 기대하기는 부족한 면이 없지 않다. 실제로 측두근의 압통이 있는 두통에서는 머리 옆부분에 단단하고 두꺼운 보형물을 넣고 머리띠를 매는 것이 더 나은데, 그럴 바에는 침치료를 받는 것이 훨씬 빠르고 효과적이다.

그럼 전설의 고향 할머니는 왜 머리띠를 맨 것일까? 그저 통증을 상징적으로 극대화하려는 드라마적인 요소에 불과한 것일까?

• 냉두통에 머리띠가 유효하다

두통인류는 두통과 함께 눈뿌리가 아픈 통증이 동반될 때가 많다. 아울러 이마는 싸늘하게 식고 때로는 식은땀도 나면서 머리가 아파질 때가 있다. 또한 추위를 느끼고 손발이 차가워지기도 하는데, 필자는 이러한 두통을 냉두통(冷頭痛)으로 따로 분류한다.

평상시 인체는 귀는 차갑지만 이마는 따뜻한 편이다. 손바닥은 따뜻하고 손등은 이보다 차갑다. 엄마들이 아이들의 이마에 열이 나는지 볼 때는 손바닥보다는 손등을 대보는 것도 손등이 손바닥보다 체온이 낮기 때문인데, 이마의 체온은 손바닥과 비슷하거나 약간 낮고 손등보다는 따뜻한 편이다. 그런데 냉두통이 생길 때면 이마의 체온이 손등의 체온보다 더 내려갈 때가 있다. 이때 따뜻한 손바닥을 이마와 눈에 대보면 두통이 한결 덜해지는 것을 느낄 수 있다. 이때에 머리띠가 큰 도움이 된다.

머리띠는 이마를 따뜻하게 해주는 역할을 하여 냉두통의 통증을 감약시키는 효과가 있다. 그냥 머리띠보다 도톰하고 보온성이 있는 여성용 헤어밴드가 제격이다. 따뜻한 핫팩을 이마에 대도 효과는 있는데 한참 동안 매고 있어야 하므로 머리띠가 더 낫다. 두통이 자주 생기는 두통인류의 경우에 냉두통의 발생은 흔한 편이다. 필자도 진료 중에 앙증맞은 머리띠를 매고 있을 때가 있는데, 냉두통이 생기면 머리띠가 생각보다 큰 도움이 되기 때문이다.

모든 두통에 머리띠가 유효한 것은 아니다. 이마가 싸늘해진 냉두통이다. 내원 환자들을 보더라도 이런 두통은 남성보다 여성에서 더 흔한 편이다. 전설의 고향 할머니들, 그러니까 예전의 우리네 여인들은 머리띠의 지혜를 알고 있었던 것으로 보인다.

두통이 있을 때 이마가 싸늘하다면 도톰한 헤어밴드를 동여매보자. 이마가 따뜻해지면 두통이 한결 가벼워질 것이다. 더러 밴드를 매고 얼마쯤 지나면 촉촉하게 땀으로 젖을 때도 있는데, 땀에 젖은 채로 오래 있으면 이마는 더 차가워진다. 밴드가 땀에 젖으면 보송보송한 새 밴드로 교체해서 다시 매는 것이 좋다.

 ## 7. 누우면 심해지는 두통

두통이 생기면 대개 힘이 없어 눕고 싶어진다. 일을 있다면 어쩔 수 없지만 쉴 수 있는 상황이라면 눕는 것이 상책이다. 두통은 쉬어야 한다는 무언의 압박이기도 하다.

일반적으로 두통은 누우면 덜해진다. 특히나 기립저혈압으로 인한 두통은 누워야 비로소 편해진다. 그런데 누우면 두통이 더 심해질 때가 있다. 그럴 때는 누웠다가 5분을 채 버티지 못하고 일어나게 된다. 밤중이라면 앉아서 밤을 새우기도 한다. 앉으면 그나마 두통이 조금 수그러든다. 누워 쉴 수도 없으니 그야말로 죽을 맛이다.

누울 때 두통이 악화되는 것은 두 가지 경우를 들 수 있는데, 우선 일차의료기관에서는 드문 경우지만 뇌압이 상승한 경우에 이런 증상이 나타날 수 있다. 뇌염이나 뇌정맥혈전증으로 인해 뇌압이 높아져서 나타나는 두통은 머리의 위치가 낮아지면 뇌압을 더욱 상승시키므로 누우면 두통이 더 심해지는 것이다. 다른 하나는 소화기능의 문제이다.

• 와두통과 오심

만성긴장형두통이나 편두통에서는 속이 메슥메슥한 증상인 오심(惡心)이 흔한 편이다. 헛구역질을 하게 되지만 식사 직후가 아니라면 음식물이 올라오는 경우는 드물고 트림이나 침이 약간 올라온다. 더러 증상이 심하면 음식물을 토하기도 한다. 이처럼 오심이나 구토를 동반하는 두통에서 누우면 통증이 심해질 때를 필자는 와두통(臥頭痛)으로 따로 분류하고 있다. 저 자신에게서나 임상적으로도 드물지 않아서이다. 누워 있을 때 두통이 심해지므로 수면두통과 유사하다고 볼 수 있으나, 와두통은 잠을 자지 않더라도 몸을 누이는 체위만으로도 통증이 악화되는 것을 명명한다.

만성두통환자라면 헛구역질이나 구토 이후에 머리가 조금 가벼워졌던 경험이 있을 것이다. 헛구역질보다 음식물을 왈칵 쏟아낸 다음이 머리가 훨씬 더 가벼운데, 먹은 지 몇 시간이 지난 음식물이 제대로 삭지 않고 그대로 올라오는 것을 볼 수 있다.

와두통은 이처럼 소화되어 내려가야 할 음식물이 몇 시간이 지나도록 소장으로 내려가지 않고 위(胃)에 계속 남아서 누우면 두통을 유발하는 경우를 말한다. 두통으로 진통제를 먹고도 두통이 덜해지지 않고 도리어 그 약을 토할 때가 있는데 이 경우도 거의 와두통일 때가 많다.

• 와두통의 간단한 자가진단

와두통은 스스로 확인이 가능하다. 잠깐 누워서 윗배의 상태를 확인해 보면 된다. 누우면 윗배에 위(胃)가 가로놓이게 되는데, 두통 당시에 윗배의 정가운데를 손끝을 모아 중강도로 누르면 든든하고 압통이 느껴지면서 음식냄새가 나는 트림이 올라오거나 두통 또는 오심이 더욱 심해진다면 와두통이 맞다.

와두통은 대부분 오심이나 구토를 동반하는데 오심과 구토가 없을 때도 있으므로 이렇게 확인이 필요하다.

• 토해 보자

와두통은 위(胃)에서 음식물이 내려가지 않는 것이니만큼 장시간 소화되지 않는 음식물을 소화시키려 애쓰기보다 토하는 것이 낫다. 일부러라도 토해 보자. 손가락보다는 칫솔로 혀의 뿌리부분을 누르면 토하기가 훨씬 쉽다. 미주신경을 자극하여 자연스러운 구토반사를 만드는 것이다.

음식물이 조금 넘어온다면 구토반사를 몇 번 더 일으켜보자. 어느 순간 음식물이 왈칵 쏟아져 나올 수 있다. 구토하는 순간에는 두통이 살짝 심해질 수도 있는데, 누워서 느끼던 통증보다는 약하다. 토할 때의 통증을 줄이려면 관자놀이 부분을 누르고 있으면 된다. 막상 토해 보면 구토하는 행위 자체는 그리 힘겹지 않을 것이다.

구토물이 어느 정도 나왔다고 판단되면 누워보자. 아마 누워도 머리가 덜 아플 것이다. 또한 욱신거리던 통증도 훨씬 줄어들어 있음을 발견하게 될 것이다. 누워도 편하지 않고 두통이 계속 있다면 아직 위가 완전히 비워지지 않은 것이다. 조금 더 토하는 것이 좋다. 제대로 비워지면 언제 그랬냐는 듯 두통이 일거에 사라지고 편히 누울 수 있다.

와두통은 편두통의 일종이다. 뇌압상승으로 인한 두통이 아니라면 와

두통이 없더라도 편두통으로 오심이 있을 때에 욕지기를 참고 억누르기보다 두어 번 구토반사를 일으켜보는 것도 나쁘지 않다. 오심과 구토는 두통의 결과적인 증상이기도 하지만 불편한 위를 바로잡기 위한 우리 몸 스스로의 자구책일 수도 있다. 구토를 권장한다기보다는 구태여 막을 필요가 없다는 의미이며, 몸의 노력에 힘을 조금 보태는 것이다.

 ## 8. 운동이 당장의 두통에 도움이 될 수 있다

운동은 인체의 능력을 높여 두통을 예방하는 데에 큰 도움을 주는데, 두통 당시의 통증치료에도 도움이 될 때가 있다. 두통으로 아프고 힘도 없는데 운동이라니 무슨 가당찮은 소리인가 하겠지만 가만히 몸을 움직여보면 운동이 가능할 때가 있다.

조금만 움직여도 통증이 가중되는 극심한 편두통은 당연히 예외이다. 주로 긴장형두통과 심하지 않은 편두통일 때이다.

앞서 두통을 무릅쓰고 등산을 다녀와서 통증이 말끔히 사라진 이야기를 잠깐 했었는데, 운동을 통한 소모의 과정에서 두통의 자가치유가 가속화된 것으로 볼 수 있다. 운동의 효과는 시일을 두고 천천히 나타나는 것이 일반적이지만, 이처럼 두통에서 빠른 효과를 보일 때가 있다.

• 두통 시의 운동

두통 때에 할 수 있는 운동은 평소에 익숙한 것이 좋다. 통증과 무기력함을 고려하여 운동의 강도와 시간을 조절해야 하므로 상대성 운동보다는 혼자 하는 운동이 적합하다.

또한 효율적으로 소모해야 하므로 걷기로는 부족하고 강도가 어느 정도 있는 운동이 좋은데, 속보나 달리기는 한 발자국 뛸 때마다 머리가 지끈지끈 울린다면 삼가는 것이 좋다. 어떤 운동이라도 운동량은 많으면서 동작이 부드러운 운동이면 된다. 그런 면에서 등산이 효과적인데 중등도의 두통에서는 등산 중에 두통이 나아지지 않을 경우, 산중에서 고초를 겪을 수도 있으므로 주로 가벼운 두통 때에 하는 것이 좋다.

마땅한 운동이 없다면 필자의 추배나 배립운동을 해 보는 것도 좋다. 추배동작은 머리의 위치이동 반경이 커서 초반에 머리가 지끈거리고 흔들리는 느낌이 있을 수 있는데 부드러운 동작이므로 통증이 견딜만하고 더 심해지지만 않는다면 계속 해도 된다. 운동을 지속하면 무거움이 먼저 사라지기 시작하고, 땀이 나면서부터는 눈이 편해지고 이어서 통증이 스르르 자취를 감추는 것을 경험할 수 있다.

잠깐의 운동으로 왜 그런 효과가 있는지 궁금해서 배립운동 전후의 혈당수치를 측정해 보았는데, 운동 전에 102mg/dL이던 혈당수치는 31분의 운동 후에 91mg/dL까지 떨어졌다. 상당한 소모가 이루어지는 것이다. 공급 과잉이나 대사부진에 의한 두통은 이렇게 운동을 통한 소모로 호전될 수 있다. 두통이 있을 때 운동을 할 여력이 있다면 용기를 내서 움직여보자.

• 굶기와 운동을 병행해도 된다

두통으로 굶는 와중에도 운동은 도움이 될 수 있다. 굶는 것도 힘든데 무슨 운동까지 하나 싶지만, 막상 해 보면 생각보다 그리 힘겹지 않음을 느낄 수 있다. 운동은 굶기의 소모를 도와줌으로써 두통의 회복도 그만큼 더 빨라지게 한다. 물론 이 또한 결심과 용기가 필요할 수는 있다. 과연 이래도 되나하는 의구심은 실행을 통해 어렵잖게 풀린다.

평소에 익숙하던 30분 정도의 운동만 해줘도 큰 도움이 된다. 운동 전후에 혈당을 측정해 보는 것도 좋을 것이다.

• 운동을 할 수 없을 때가 있다

한편 두통을 무릅쓰고 조금 움직여 보지만 도무지 운동을 이어갈 수 없을 때가 있다. 주로 호흡이 얕을 때이다. 숨 쉴 기운조차 부족해져서 큰 호흡은 못하고 자연히 조금 들이쉬고 내쉬는 것을 반복하게 되는데, 때로는 숨을 내쉬고 한참 들숨을 참고 있는 것이 더 편안하게 느껴지기도 한다. 이때는 운동을 하지 말아야 한다.

두통으로 인체의 대사량이 전반적으로 줄어들면서 산소이용률도 같이 줄어든 상태인데, 이때는 운동을 할 수도 없을 뿐더러 한다면 더욱 힘들어질 것이다. 큰 숨을 들이쉬는 것도 편하지 않고, 들이쉰 숨을 10여 초 이상 내뱉지 않고 참는 것이 힘겨울 때는 운동을 하지 않는 것이 좋다. 호흡이 정상화되기 전까지는 정말 푸욱 쉬어야 한다.

• 운동과 혈당

두통 중의 운동은 할 수만 있다면 도움이 되지만 매번 효과가 있는 것은 아니다. 효과가 있을 때가 있고 없을 때도 있다. 앞서 운동 전의 혈당이 운동 후에 뚝 떨어진 것을 말했는데, 누차 운동 이후 5~10분 단위로 혈당을 측정해 보았더니 효과가 없을 때는 혈당이 떨어지지 않거나 때로는 더 오를 때도 있다는 것을 발견할 수 있었다.

일반적으로 운동 후에 떨어지는 혈당은 30분~1시간 이후에는 다시 오르고 이후에 다시 내림을 반복하면서 공복으로 갈수록 혈당은 하락하게 된다. 하지만 운동으로 두통이 호전되지 않을 때는 운동 직후에 도리어 혈당이 상승하거나 변화가 없을 때도 있으며, 10분 정도 시간을 두고 늦게 하락할 때도 있다. 또한 하락하더라도 하락의 폭이 적으며, 이후 재상승하고 공복이 지속되어도 더 이상 하락하지 않기도 한다.

운동 후에 두통이 말끔히 낫지 않을 때는 필자처럼 혈당을 측정해 보는 것이 지금의 두통을 이해하는 데에 도움이 될 것이다. 두통 중의 운동은 자가치유를 가속하여 두통의 회복에 도움을 주는데, 운동 후에도 두통의 회복이 더딘 것은 몸이 정리해야 할 두통의 요소들이 그만큼 많기 때문이다. 운동량이 부족한 것인데 평소의 운동량만큼 했다면 곧이어 운동을 계속하기보다 굶기를 더 이어가고 운동은 한참 쉬었다가 다시 하는 것이 낫다.

• 수습두통

한편 공복혈당이 90mg/dL 이하로 그리 높지 않은데도 불구하고 은근한 두통이 사라지지 않을 때가 있다. 공복혈당이 높지 않은 두통은 주로 공복두통과 같은 공급부족의 상황이나 몸살 및 근육통과 같은 피로누적의 상황이므로 음식을 먹거나 쉬어야 하는데, 때로는 운동이 필요한 특별한 두통의 상황도 있다.

머리와 목 주변의 근육이 경직된 곳도 없고 소화장애도 그다지 신경쓰일 정도는 아닌데, 몸이 무겁고 머리도 맑지 않으면서 기분 나쁠 정도의 띵~한 두통이 있고, 가만히 있는데도 간간이 땀이 삐질삐질 나서 찝찝하기도 하다. 일반적으로 땀이 나면 두통은 해소되기 마련인데, 땀이 나면서도 은근한 두통이 가시지 않을 때이다. 필자는 이를 수습두통(水濕頭痛)으로 분류하고 있는데, 공급의 과부족 문제가 아니라 인체의 수분대사가 원활하게 이루어지지 않아서 생기는 두통이다.

이때는 체열을 전체적으로 높여주는 노력이 효과를 거둘 수 있다. 체열을 높임으로써 몸 전체의 혈류를 빠르게 하고 그 과정에서 수분대사가 자연히 이루어지게 하는 것이다. 체열을 높이기 위해서는 목욕이나 사우나를 할 수도 있는데, 수습두통이 있을 때는 뜨거운 물이나 더운 공기 중에 오래 버티지 못하고 이내 튀어나오게 된다. 체내의 수분흐름이 좋지 않을 때에 몸의 겉면을 데우면 체열이 높아져 땀이 나기보다 답답함이 먼저 찾아오기 때문이다. 답답함을 느끼는 것은 고온다습한 환경에서 체내의 열을 배출하지 못하여 발생하는 열사병과 같은 상황을 막으려는 인체의 방어책이기도 하다. 따라서 외부를 데우는 것으로는 수습두통을 해결하지 못한다.

수습두통은 수분대사를 정상화시키는 치료가 필요한데, 이때도 운동이 구원투수가 될 수 있다. 운동은 혈액순환을 증폭시키며 인위적인 외부의 열이 아니라 자연스럽게 심부체온(내부체온)을 올려서 해열반응으로 땀이 나면서 수분의 저류를 해결해준다. 목욕이나 사우나처럼 답답함도 생기지 않는다. 이때 하는 운동의 정도는 개운하게 땀이 나면서 두통이 수그러드는 것을 느낄 때까지 하면 된다.

• 머리가 맑지 않고 술에 취한 듯한 때가 있다

두통의 표현은 실로 다양한데, 긴장형두통 중에는 술에 취한 듯 머리가 맑지 않을 때가 있다. 두통이 많이 심한 것도 아니고, 그렇다고 두통이 없는 것도 아니면서 정신이 몽롱하고 흐리멍덩해서 마치 늘 술에 취해 있는 듯한 두통이다.

환자에 따라 이러한 증상은 더러 어지러움으로 표현되기도 하는데, 그 때문에 치료의 방향이 어지러움에 맞춰져서 각종 검사와 여러 병원을 전전하는 분도 적지 않다. 두통 이외의 증상과 두통의 강도를 보면 수습두통과 비슷해서 잠깐씩 땀이 날 때가 있고 소화도 큰 이상이 없다. 하지만 간혹 오한이 느껴질 때가 있고, 졸리고 몸이 처지며, 대개 대변이 가느다랗거나 개운하지 않고, 가스가 찰 때가 많다. 이는 장두통에 해당한다.

장이 좋지 않을 때는 증상뿐만 아니라 복부의 상황을 살펴야 한다. 누워서 스스로 배를 눌러보자. 손끝을 모아 배의 여러 곳을 중강도 이상의 힘으로 눌러보면 든든하고 아픈 곳이 많다. 누르고 난 이후에는 그제서야 눌러서 이동하는 가스로 인해 시끄러운 복명과 꿈틀꿈틀하는 장의 움직임을 느낄 수 있는데, 반대로 압통이 있으면서도 장의 움직임이 전혀 없을 수도 있다.

장기능이 저하되어 발생하므로 장기능을 정상화하는 치료가 필요한데 이때도 운동이 많은 도움이 된다. 최대한 속을 비우고 소화가 더딘 음식을 삼가며, 숨차고 땀나게 운동하면 된다. 어지럽다면 운동이 어렵겠지만 사실 어지러운 것이 아니었다는 것을 운동을 하는 중에 깨닫게 된다.

• 심부체온(내부체온)의 측정

외부 기온의 변화가 없더라도 우리는 추위로 옷을 껴입거나 더워서 옷을 벗어던질 때가 있다. 땀이 나며 더위를 느끼거나 소름이 돋으며 추위를 느끼는 증상들도 나타난다. 어떠한 이유에서든 심부체온이 변하면 인체는 조절시스템을 발동하여 체표의 혈류를 조절하고 행동반응까지 일으켜 일정한 체온으로 회귀하려고 노력한다. 심부체온은 얼마나 되며 어떻게 변하는지 궁금했다.

코로나19로 인해 병의원뿐만 아니라 어디에서나 체온을 재는 풍경은 낯설지 않다. 체온을 측정하는 방법은 구강이나 겨드랑이 또는 항문에서 수은체온계로 측정하는 것이 고전적인 방법인데, 근래에는 적외선을 이용해서 귀의 고막체온이나 이마의 체온을 재기도 한다. 이때 측정하는 체온은 체표면의 체온이다. 체표면의 체온은 체온조절의 필요성이나 질병 및 외부환경에 따라 국소적으로 수시로 변할 수 있다.

인체의 항상성을 말할 때의 체온은 심부체온이다. 정상적인 생명 활동을 위해서는 심장이나 뇌 및 내부 장기들의 체온이 일정하게 유지되어야 하기 때문이다. 심부체온의 측정은 인체 내부로 체온계를 넣어야 하는 작업이므로 수술시에나 가능하다. 수술 시에는 마취제로 인해 정상적인 체온 조절기능이 방해되어 저체온으로 인한 문제가 발생할 수 있으므로 식도하부나 비인두, 직장, 방광 내에 체온감지장치를 거치시켜 체온변화를 지속적으로 감시한다.

체표체온을 측정하는 방법으로 심부체온을 측정하는 것은 거의 불가능하다. 궁금증을 이겨내지 못하고 여러모로 궁리하던 끝에 매일의 행위에서 실마리를 찾을 수 있었다. 소변의 온도를 측정하는 것이다. 방광에서 나오는 소변은 배출당시 열손실이 거의 없기 때문이다. 따라서 소변온도는 심부체온과 거의 근사한 값이라고 추정할 수 있다.

소변온도를 하루 종일 측정해 보면 체표면의 체온이 시간에 따라 달라지는 것처럼 소변온도도 하루 중에 35.7~37.1℃까지 변화하는 것을 볼 수 있었다. 이후로 여러 상황에서 2000여 번 이상 측정해 보았다. 그 결과 운동과 땀에 관한 의문은 쉽게 풀렸다. 소변온도의 측정은 적외선체온계가 아니라 10~20초간 측정하는 펜타입의 막대형 체온계를 이용해야 한다. 등산이나 배립운동 직후의 소변온도를 측정해 보면 운동전에 36.3~36.7℃이던 온도가 37.4~38.2℃까지 상승하는 것을 볼 수 있다. 운동으로 땀이 나는 것은 이렇게 심부체온이 상승하면서 인체의 조절시스템이 발동되어 일어나는 자연스러운 해열반응의 결과이다.

아울러 때에 따라 운동 후에 소변온도가 많이 오르지 않을 때가 있다는 것도 발견할 수 있는데, 공교롭게도 대부분 땀이 없거나 땀이 나도 그 양이 적었다. 운동으로 두통이 풀리지 않을 때는 소변온도의 상승도 적었다. 이로써 소변온도의 측정은 두통에서 적절한 운동량과 운동의 효과를 가늠할 수 있는 방법으로도 유용하다는 것을 알 수 있다.

또한 소변온도는 질병에 따른 몸의 변화를 기록하고 건강상태를 평가하는 도구로 이용할 수도 있다. 감기에 걸리거나 백신을 맞으면 다양한 증상들이 발생할 수 있는데, 증상이 느껴지지 않거나 미미하거나 혹은 모호하여 자신이 주목하지 못할 때에도 소변온도는 평소와 다른 변화를 보이므로 수치적인 객관성을 확보하여 평소와 비교할 수 있게 한다. 근육통 또는 몸살이 심하고 약할 때에도 소변온도의 변화를 관찰하면 국소적인 이상인지 전체적인 몸의 이상인지를 가늠할 수 있다. 두통에서도 소변온도는 두통이 없는 평상시와 비교하여 현재의 두통을 파악하는 요소로서 의미를 가질 수 있다.

우리의 몸은 조금이라도 문제가 발생하면 늘 이상신호로서 평소와 다른 증상을 내보내는데, 바쁘고 정신이 없으면 그저 지나치기 쉽고, 알더라도 익숙해지면 무디어져서 간과하기 마련이다. 대저 건강하다면 사소한 증상에 크게 신경 쓰지 않아도 된다. 다만 몸이 약하거나 몸의 변화에 관심이 많은 분들이라면 하루에도 여러 번 몸이 보내는 신호인 소변온도로 심부체온의 변화를 관찰해보는 것도 흥미로울 것이다.

이상으로 두통이 발생하였을 당시의 대책에 대해 살펴보았다. 필자의 부족한 경험 이외에도 두통을 슬기롭게 이겨내는 방법은 각자의 경험과 두통의 양태에 따라 다양할 것이다. 때로는 끝 모를 잠을 자는 것도 도움이 될 수 있다.

두통은 세상을 온통 고요하게 만든다. 그 고요함 속에서 가만히 귀기울여보면 내 안의 가느다란 외침을 들을 수 있다. 얼토당토않은 요구만 아니라면 수용하는 것이 좋다. 두통은 그저 나를 괴롭히는 악당이 아니라 자신을 살리고자 하는 처절한 몸부림이기 때문이다.

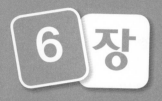

새로운 시작을 위해

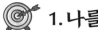 # 1. 나를 찾아가는 여행

지금까지 이야기해 온 치유의 과정을 짧게 요약하면 아래와 같다. 이 과정을 효과적으로 진행해 간다면 머지않아 두통은 해결된다.

- 치유의 과정
  (1) 두통의 모습 알기
  (2) 두통의 유발요인 찾기
  (3) 유발요인 피하기
  (4) 습관 고치기
  (5) 질병과 소중 치료하기
  (6) 자신의 능력 알기
  (7) 자신의 능력 높이기
  (8) 꾸준한 생활 개선 실천

(1) 두통의 모습 알기

일차문진에서 언급한 내용들을 하나하나 체크하면 된다. 매번 두통이 있을 때마다 지난번과 비교해 보는 것이 좋다. 서로 같고 다른 점을 파악하며 기록을 이어가다보면 자신의 두통이 가지는 주된 유형과 드문 유형을 자연히 파악할 수 있게 된다. 유형이 파악되면 각 두통에 따른 통증의 양상과 강도 및 지속기간도 예측할 수 있게 되므로 다음 두통이 발생할 때 보다 수월하게 대처할 수 있을 것이다.

(2) 두통의 유발요인 찾기

두통은 다른 질병과는 달리 원인을 확정하기 어려운 질병이다. 대신 찾을 수 있는 유발요인들은 많다. 두통의 유발요인을 찾는 노력은 치유의 과정에서 그 무엇보다 중요한 과제이다.

두통이 발생하면 두통이 일어나기 직전의 유발요인, 즉 촉발요인이 무엇인지 알 수 있다. 두통 때마다 촉발요인이 매번 다른 경우에는 유발요인들을 찾기가 조금 더 수월할 것이다. 촉발요인들이 매번 비슷하면 그 요인만 집착할 수도 있는데 다른 요인들도 찾아봐야 한다. 숨어 있는 유발요인을 찾기 위해서는 생활 전반을 세심하게 돌아볼 수 있는 두통일기가 필요하다. 카카오톡에 작은 변화들을 두서없이 적어 두어도 좋다.

평소의 생활에서 특이한 점과 두통 당시의 증상 변화들을 적어두고 두통에서 회복되고 나면 역추적하여 되짚어 보는 과정을 반복하는 것이 좋다. 음식과 행위, 악화와 호전 요인, 약물, 수면, 소화, 배변습관 및 활동량 등 이차문진과 두통의 대책 부분에서 언급했던 부분들을 살펴 유발요인이 될 만한 것들을 살펴본다.

두통의 유발요인 찾기는 막연한 추정으로 시작할 수도 있다. 처음부터 하나하나를 살피기 어려운 분들은 두통을 형성하는 종합적인 상황을 참조해도 좋다. ① 공급의 과잉, ② 피로의 누적, ② 소모의 부족, ④ 능력의 부족, ⑤ 공급의 부족, ⑥ 기타. 이 중 내 생활의 문제가 대략적으로 어떠한지를 먼저 상정한 후에 개별적인 유발요인들을 찾는 것도 방법이 될 수 있다. 선후는 중요치 않다.

(3) 유발요인 피하기

유발요인을 알아냈다면 이제는 적극적으로 피해야 한다. 하나하나가 쌓여서 두통을 이루는 것이기 때문이다.

유발요인들을 피하기 위해서는 유발요인들의 목록을 작성해둘 필요가 있다. 목록의 내용은 대충 쓰는 것보다 구체적인 것이 좋다. 예를 들어 수면부족이라면 몇 시간 정도의 수면이 문제가 되고 어느 정도 자야 좋은지, 음식이라면 문제가 되는 음식의 종류와 문제를 일으킬 만한 섭취량을 파악하고 기록해야 한다. 무리한 운동도 유발요인이 될 수 있으므로 운동으로 쉽게 지치는 분들은 운동량도 무리의 정도를 파악해둘 필요가 있다. 아래처럼 유발요인 별로 정리하는 것도 좋다.

유발요인	유발한도	금번 자극량	일자	비고
밥량	1공기	1.5공기		
수면시간	6시간 이하	5시간		
삼겹살	5점 이하	10점		
막걸리	1사발 이하	3사발		
⋮	⋮	⋮		

유발요인들을 피하기 시작하면 새로운 유발요인을 또 발견할 수 있게 된다. 제대로 피할수록 더욱 분명하게 찾을 수 있기 때문이다. 속속들이 찾아내고 피할수록 두통의 발생은 시나브로 줄어들게 된다. 시간이 흐르면 유발 한도의 변화도 느낄 수 있어 자연히 조금씩 수정하게 될 것이다.

(4) 습관 고치기

무심코 행하는 우리의 생활습관과 식습관들 중에는 두통을 야기하는 행위들이 의외로 적지 않다. 자신의 습관을 한번쯤 뒤돌아볼 필요가 있다. 미처 인지하지 못하는 습관들도 살펴봐야 한다. 내게 이로운 습관은 두고, 이롭지 않은 습관들은 개선해야 한다.

고착된 습관을 고치는 일은 간단하지 않다. 당장 별 일이 없고 두통과의 연관성도 모호하기 때문이다. 하지만 바꾸어야 한다. 두통의 치료는 아주 작은 변화로부터 시작되기 때문이다.

(5) 소증 치료하기

원인 질환이 분명한 이차두통이라면 선택의 여지없이 치료해야 하겠지만 연관관계가 분명치 않은 오랜 소증은 그대로 두게 된다. 뭐 그깟 것 때문에 머리가 아플까요? 라는 물음에 임상적인 설명은 가능하지만 본인 스스로 치료의 필요성을 절감하게 하기는 어렵다. 당장의 두통이 급하지 이미 나의 일부와 같은 소증을 고치는데 시간을 허비한다고 생각할 수 있기 때문이다.

이미 증상을 줄이는 대증치료약을 복용하고 있고 증상도 견딜만하니 그것으로 충분하다고 생각하기 일쑤다. 두통이 없다면 그래도 된다. 하지만 그것이 두통에 영향을 미친다면 대증치료약으로 증상을 없앤다고 해서 두통이 사라지지는 않는다.

유발요인들을 거의 해결하고서도 두통이 사라지지 않는 분들 중에 이런 분들이 적지 않다. 몸이 불편한 곳이 조금이라도 있다면 그 증상들을 확인해봐야 한다. 위염이나 변비, 체증, 설사, 불면증 등 찾아보면 한두 가지 정도 분명히 있다. 더러 별스럽지 않다고 생각하는 것들이지만 가능하다면 일단 개선해 보는 것이 좋다. 그리고 두통이 어떻게 달라지는지 확인해 보는 것이다.

여성의 경우에는 생활에 불편을 끼치는 생리통과 월경전증후군 및 갱년기증후군이 있다면 그저 참는 것보다 적극적인 치료의 기회를 부여해 보는 것이 좋다.

(6) 자신의 능력 알기

일반적으로 두통을 유발한다고 알려진 유발요인이라 하더라도 자신에게 해당되지 않을 수 있고, 남에게는 별 문제가 되지 않는 사소한 자극도 자신에게는 큰 영향을 미칠 수 있다. 개인차가 있기 때문이다. 또한 때에 따라 자신이 알고 있던 유발요인이 발생했는데도 두통이 발생하지 않을 때도 있다. 자신이 이전과 달리 튼튼해진 것이다.

개인차는 체질로 설명되기도 하지만 문제를 해결하는 내 몸의 능력 차이로 볼 수 있다. 각자의 기본적인 능력에 따라 여러 유발요인에 대한 반응이 달라지며, 때때로 같은 유발요인이라도 감촉의 반응이 적거나 심한 것은 당시의 몸상태에 따라 능력치가 변하는 것으로 이해할 수 있다. 자신의 기본적인 능력과 때에 따라 변화하는 현재의 능력을 안다면 그에 맞춘 생활로 두통의 유발요인으로부터 자유로워질 수 있다. 자신의 능력은 수고로이 다른 곳에서 찾을 필요가 없이 지금까지 찾아놓은 자신의 두통 유발요인들을 종합함으로서 알 수 있다.

소화 능력, 과식의 정도, 무리가 되지 않는 활동 및 운동의 정도, 피로 회복을 위해 필요한 휴식과 수면의 시간, 참을 수 있는 스트레스의 한도 등을 파악하고 그 능력을 초과하지 않는 범위 내에서 생활한다면 두통은 서서히 멀어지기 시작한다.

(7) 자신의 능력 높이기

무인도에서 혼자 살지 않는 한, 사회라는 공동체 안에서 자신의 능력을 초과하지 않는 삶을 고수하기는 쉽지 않다. 우리의 의지와 무관하게 과식하고 무리도 하게 된다. 따라서 그저 지키기만 하는 소극적인 삶보다는 능력을 높이는 진취적인 태도가 필요하다. 능력향상을 위해 많은 두통인류에게 절실하게 요구되는 것이 소모와 소화력의 제고이며, 운동이 필요하다.

소모와 소화력을 높이고 체력을 증진시키기 위해 자신에게 맞는 운동을 계획하고 실행해야 한다. 시간과 공간 및 날씨의 제약을 고려하여 운동을 선택하고, 마땅한 것이 없다면 필자가 제시한 배립운동을 해 보는 것도 좋다. 운동의 주기는 가능하다면 두통이 어느 정도 잡히기 전까지 매일이나 격일 간격으로 규칙적으로 해 나가는 것이 좋다.

아울러 소화의 지장이 없는 한도 내에서 섭취하는 음식의 종류를 다양하게 늘리는 노력도 필요하다. 사람의 몸은 다양한 영양소를 필요로 하기 때문이다. 식단의 균형이 중요하며, 많은 경우에 채소를 늘리는 것이 여러 모로 도움이 된다.

만약 운동이나 일을 조금만 해도 몸살이 나거나 체력이 약해서 운동을 할 엄두를 내지 못하는 분이라면 먼저 허약한 몸을 튼튼하게 하는 치료의 도움을 받는 것이 좋다. 치료로 기운이 솟아나면 운동은 충분히 가능해진다.

두통으로 굶기가 필요한 상황이고 여건상 가능하다면 굶기를 감행해보는 것이 좋다. 두통의 굶기는 일종의 리셋(reset)작업이다. 느려진 컴퓨터나 스마트폰이 '다시시작'으로 활력을 되찾듯이, 굶기는 지친 몸을 정화하고 자가 치유력을 이끌어내서 두통을 치료하며 자신의 생명력을 한층 강하게 해준다. 굶기의 효과는 일회성으로 끝나는 것이 아니다. 정화의 작업이 누차 진행될수록 내 안의 생존본능은 점점 강해지고 두통에 대응하는 자신감도 한층 높아진다.

소아와 청소년 그리고 수험생이나 직업 또는 신체상의 여러 이유로 능력 높이기가 어려운 분들은 현재의 상황에서 피할 수 있는 유발요인 줄이기와 함께 치료에 집중하는 것이 좋다.

(8) 꾸준한 생활 개선 실천

이상의 과정을 모두 이해하셨다면 이제는 꾸준한 실천이 무엇보다 중요하다. 두통은 일련의 노력으로 일정 기간 덜해졌다가도 언제든 다시 심해질 수 있기 때문이다.

때로는 이러한 노력으로 두통이 나을 수 있는지에 대한 원초적인 의문에 봉착하기도 할 것이다. 하지만 그때가 바로 거의 목표에 다다른 시점이기도 하다. 큰 의심은 그에 걸맞은 큰 깨달음을 가져오기 마련이다.

그럴 때에는 그간의 두통일기를 살펴보면 된다. 얼마나 나아졌는지, 변화가 어떠했는지를 돌이켜보고 판단하면 된다.

두통의 치유과정은 참선이나 수행처럼 고차원의 형이상학적 구도(求道)의 영역이 아니다. 다만 그저 그간 소홀했던 내 몸의 소리에 귀 기울여 응답함으로써 아프지 않던 본래의 내 모습으로 회귀하는 노력의 과정이다. 유쾌하고 자신 있는 나를 되찾아가는 여행이다.

 ## 2. 변화의 단계

두통을 다스려가기 시작하면 변화를 느끼게 된다. 변화의 과정은 대략 아래와 같다. 이는 두통의 단계별 치료 목표이기도 하다.

• 변화의 단계 (치료목표)
  1 단계. 진통제가 듣기 시작하는 시점
  2 단계. 두통의 발생횟수와 지속기간이 줄어드는 시점
  3 단계. 한 달에 한두 번으로 두통이 줄어든 시점
  4 단계. 좀처럼 아프지 않은 상태

• 1단계: 진통제가 듣기 시작하는 시점
  책을 시작하면서 언급했듯이, 두통은 진통제가 듣는 두통과 듣지 않는 두통으로 나눌 수 있다. 진통제가 제때에 잘 들어준다면 굳이 두통치료는 필요치 않을 수도 있다. 아프면 약을 먹으면 된다.

진통제가 제대로 효과를 보이는 때는 몸의 상태가 그 약이 제대로 작용할 수 있는 상황일 때이다. 두통인류가 아닌 일반인들이 가끔 겪는 두통이나 만성두통환자의 다행스런 경미한 두통상황이다. 두통의 유발요인들이 적게 형성되어 있고 자가치유의 여력이 충분할 때이다. 그러나 만성두통환자는 약이 들을 때도 있지만 진통제에 반응하지 않거나 약력이 제대로 발휘되지 않을 때가 많다. 약물과용두통에 이르지 않아도 그러하다.

꾸준한 노력으로 두통이 호전되기 시작하면 미덥지 않던 진통제가 드는 때가 온다. 이는 소증의 치료가 어느 정도 진행되었을 때이며, 유발요인 피하기를 제대로 실행하여 생활화되었을 때이다. 그간의 노력이 빛을 발하는 순간이기도 하다. 진통제가 들다니 우와~하고 쾌재를 부르게 된다. 그래서인지 환자의 절반 정도는 이 단계에서 치료를 중단하는 경우가 많다. 그도 그럴 것이 진통제가 효과가 있다면 두통 때마다 진통제로 해결하면 되기 때문이다. 이 정도만 되어도 훌륭하긴 하다. 하지만 오래지 않아서 두통으로 다시 내원하시는 것을 볼 수 있다. 시일이 지나 생활이 어그러지면 유발요인들이 쌓이면서 다시 진통제가 들지 않는 두통이 찾아오기 때문이다.

• 2단계: 두통의 발생횟수와 지속기간이 줄어드는 시점

진통제가 들기 시작하는 시점은 어쩌면 두통인류가 그간 바라던 목표지점이기도 하지만 여기에서 안주하는 것은 너무나 안타까운 일이다. 이 시점은 두통인류에서 벗어날 수 있는 본격적인 출발점이기도 하기 때문이다. 하지만 아직은 늘 유발요인들을 피해야만 하는 단계이다. 그간의 노력이 허사가 되지 않으려면 더욱 분발해야 한다.

두통의 유발요인들은 생각보다 다양하며 두통을 이루는 상황도 여러 가지다. 그간 몰랐던 새로운 유발요인도 발견될 것이고 몸이 변화하며 진통제가 때로는 들지 않을 때도 왕왕 나타나게 된다. 한두 달 얻은 경험치를 전부라고 생각하다가 전혀 엉뚱한 상황에서 좌절할 수도 있다.

나의 몸이지만 짧은 기간 동안 속속들이 알지 못하며 마음대로 통제하기도 쉽지 않다. 무의식적으로 이루어지는 여러 행위와 무리에도 묵묵히 참아주며 그저 두통으로만 힘들다는 사인을 보낸 몸에 감사해야 한다. 그리고 정직하게 반응하는 단서들에 지속적으로 주의를 기울여야 한다.

유발요인 피하기에 이어 잘못된 습관을 개선하고 자신의 능력을 알아내고 능력 높이기를 이어가야 한다. 소모와 신진대사력 증진을 위한 운동도 규칙적으로 진행해가야 한다. 그런 노력이 계속될 때 진통제의 유무효가 문제가 아니라 두통의 발생횟수가 줄어들기 시작하고 지속 기간도 줄어들게 되기 때문이다. 아울러 연속되는 무통기간도 늘어난다.

적극적인 능력 높이기가 효과를 나타내기 시작하면 두통의 빈도는 한 달에 4~5회, 즉 일주일에 1회 정도로 줄어들게 될 것이다. 빈도가 드물던 분들은 더더욱 줄어든다. 여기서 더 분발해야 한다. 조금 더 노력하면 편두통에 일반적인 소염 진통제가 반응하는 단계까지 이를 수 있다.

• 3단계 : 한 달에 한두 번 두통

부단한 노력으로 두통이 더 나아지면 한 달에 한두 번 정도 두통이 있는 정도가 된다. 국제두통질환분류로 보면 저빈도삽화긴장형두통에 속한다. 이 단계는 자신의 두통에 대해서 거의 파악한 상태라고 볼 수 있다. 흔히 말해서 두통 축에도 못 끼는 두통환자가 되는 것이다.

물론 이 단계에서도 절제 없이 자유로운 생활을 하면 두통이 조금씩 잦아질 수 있다. 한 달에 2~3번 이상도 생길 수 있다. 하지만 스스로 통제가 가능해지므로 어쩌다 다소 심한 두통이 온다 해도 걱정은 없다. 그간 행해오던 개선된 생활을 이어가면 되기 때문이다. 어쩌다 두통이 발생하면 그간 기록해 두었던 두통의 유발요인 리스트를 다시 한 번 점검해 보는 것이 좋다.

더러 이 단계에서 발생하는 두통은 일찍이 겪어보지 못한 심한 두통으로 느껴질 수 있다. 두통인류는 늘 이번 두통이 가장 심한 듯 느끼기 마련이지만 이 단계에서는 그 느낌이 훨씬 증폭된다. 왜일까? 두통이 드물어짐으로써 그간 익숙하던 두통의 고통이 생경하게 느껴지기 때문이다. 흔한 말처럼 두통에 대한 '감'이 떨어져서이다. 다시금 자신을 돌아볼 수 있는 좋은 기회로 삼고 생활을 정비하는 것이 좋다.

• 4단계 : 좀처럼 아프지 않은 상태

한 달에 한두 번 있는 두통의 수준을 넘어서면 두통인류의 몸은 늘 해오던 준비태세에서 서서히 무장해제로 전환하기 시작한다. 두통 없이도 스스로 건강을 지킬 수 있기 때문이다. 또한 두통뿐만 아니라 자신의 건강에 관한 한 자부해도 될 정도가 되어 있을 것이다.

이즈음에는 무리로 인해 몸살이 나더라도 두통까지 오는 일은 거의 사라지게 된다. 어쩌다 1년에 한두 번 두통이 있을 정도이다. 피해야 할 것도 상당히 줄어든다. 웬만한 두통유발요인들도 이겨낼 수 있기 때문이다. 보다 자유로운 영혼. 그저 피하는 생활에서 진취적이고 능동적으로 생활할 수 있게 된다. 이 모든 것은 오롯이 자신의 노력에서 비롯된 것이다.

• 노력한 만큼 누리고 사는 삶을 위하여

두통을 치료하는 궁극의 목표는 노력한 만큼 누리고 사는 삶이다. 바쁜 생활을 뒤로 하고 어쩌다 여행을 떠나보면 이렇게 넓은 세상, 봐야할 것도 해 볼 수 있는 것도 맛있는 음식도 참 많다. 만약 아프다면, 늘 조심하기만 해야 한다면 몹시도 재미없는 인생일 것이다.

대다수의 두통인류는 누구보다 적극적이고 능동적이며 열심히 일하는 분들이다. 누릴 수 있을 때 누려야 한다. 또한 본연의 성품처럼 지금보다 더 많은 일을 계획하고 해나가야 한다. 그러기 위해서 우리는 아프지 말아야 한다.

만성두통환자분들을 진료할 때마다 느끼는 것이 있습니다. 한 분의 두통을 이해하는 것은 그 분의 삶 전반(全般)을 이해하려는 노력과 같다는 것입니다. 두통인류는 한 가지가 아니라 대부분 여러 유형의 두통을 복잡하게 함께 가지고 있는 경우가 많고, 한 가지 유형의 두통이라 할지라도 복잡하게 얽힌 상황과 사연이 존재합니다. 단순하지 않은 두통의 연원을 좇아 거슬러 올라 케케묵은 생활의 문제점과 습관들을 살피고 개선하면서 엉킨 실타래를 하나하나 풀어가는 것이 두통의 치료입니다.

이렇듯 두통을 치료하고 함께 극복하는 과정은 한 분과 나눈 이야기만으로도 책 한 권은 족히 채우고 남음이 있을 것입니다. 그 시시콜콜한 증상의 기술과 원인찾기 그리고 치유기전의 이해를 위해 이 책은 부득이 필자의 이야기를 중심으로 글을 이어갔습니다. 부족한 필력과 설익은 임상경험으로 제대로 설명되지 못한 부분에 대해 송구함을 금할 길 없습니다. 다만 독자의 현명한 울림으로 큰 얻음이 있기를 바라 마지않습니다.

한 달 만에 생긴 두통으로 다섯 끼니 째 굶고 있는 즈음입니다. 두통이 생기면 시간이 이리도 더디 가는 것인지를 절감하게 됩니다. 징~하는 냉장고 컴프레서 도는 소리, 금세라도 툭 떨어질 듯 위태롭게 시간을 그리는 초침의 떨림, 종이를 스치는 연필의 작은 긁힘에도 빛을 출렁이는 탁자위의 물병까지……. 사위가 고요한 중에 내 안의 외침에 귀기울여 봅니다.

두통은 나로 인해서 시작됩니다.
따라서 두통은 나로 인해서 끝낼 수 있습니다.

두통은 두통인류의 숙명이 아니라
그간 나를 지켜준 고마운 파수꾼입니다.
오래토록 고생한 그를 쉬게 하십시오.

지금 시작하십시오.
하실 수 있습니다.

참고자료

• 국제두통질환분류

한글판 http://www.headache.or.kr/world/file/ICHD_III_beta_Korean+Version2.pdf
영문판 https://journals.sagepub.com/doi/pdf/10.1177/0333102417738202
각 언어별 https://ihs-headache.org/en/resources/guidelines/

• 식품의 칼로리

http://koreanfood.rda.go.kr/kfi/fct/fctIntro/list?menuId=PS03562 농촌진흥청 국립
농업과학원 국가표준식품성분표

• 카페인

https://www.kca.go.kr/smartconsumer/synapviewer.do?menukey=7301&fno=10007
692&bid=00000146&did=1001315397 한국소비자원 (2012). 커피전문점의 테이크
아웃커피 비교시험 결과보고서.
Sam-Wook Choi., et al. (2007). Is caffeine a drug of abuse? J Korean Academy of
Addiction Psychiatry 11(2):55-60.

• 통증 평가 척도

SY Shim, et al. (2007). An overview of pain measurements. Korean Journal of
Acupunct. 24(2):77-97.

• 칼시토닌 유전자 관련 펩타이드(CGRP)

Lassen, L. H., et al. (2002). CGRP may play a causative role in migraine. Cephalalgia
22(1):54-61.
Durham, Paul L. (2004). CGRP receptor antagonists a fresh approach to migraine
therapy?. New England Journal of Medicine 350(11):1073-1075.
Ho TW,, et al. (2010) CGRP and its receptors provide new insights into migraine
pathophysiology. Nat Rev Neurol 6:573-582.
Tepper, Stewart J. (2019). CGRP and headache: a brief review. Neurological Sciences
40(1):99-105.

• 마이크로니들(microneedle)

Alan M Rapoport,, et al. (2020). Development of a novel zolmitriptan intracutaneous
microneedle system (Qtrypta™) for the acute treatment of migraine. Pain
Management 10:6.

• 알데하이드 분해 효소(ALDH)

https://n.news.naver.com/mnews/article/584/0000000111?sid=105

• biogenic amines, 막걸리

이현숙 외 (2013). 저장온도를 달리한 막걸리에서 생성된 Biogenic amine이 숙취에 미치는 영향. 한국식생활문화학회지 28(5):533−538.

이현숙 외 (2010). 인구통계학적 변인에 따른 막걸리 음용실태 및 건강관련 인식 조사. 한국식생활문화학회지 25(5):544−557.

• 식품의 기준 및 규격, 건강기능식품의 기준 및 규격

http://www.foodsafetykorea.go.kr/foodcode/index.jsp 식품공전

https://www.mfds.go.kr/brd/m_211/list.do 식약처고시

• 솔라닌

http://www.mfds.go.kr/index.do?x=22&searchkey=title:contents&mid=1113&searchword=%B0%C0%DA&cd=2&y=8&pageNo=1&seq=2912&cmd=v 2005 식약청 식품안전정보

https://www.foodsafetykorea.go.kr/portal/board/boardDetail.do?menu_no=2963&bbs_no=bbs171&ntctxt_no=22468&menu_grp=MENU_NEW04 식품안전나라 알아두면 좋은 정보

Katarina Penov Gasi, et al. (1984). Preparative isolation of solanine and solanidine from potato sprouts. University of Novi Sad, Volume 14.

https://www.researchgate.net/publication/264314367

• 과민성 장증후군

박효진 (2006). 과민성 장증후군의 병태생리. 대한소화기학회지 47:101−110.

최명규 (1999). 변비에 대한 진단적 접근. 대한소화관운동학회지 5:189−197.

• 국내 알레르기 유발원인식품 연구

손대열 외 (2002). 국내 주요 알레르기 원인 식품에 대한 조사. 한국식품과학회지 34(5):885−888

• 유당불내증

문선희 외 (1999). 유당흡수장애자 및 염증성 장질환 환자에서의 우유섭취량에 따른 유당흡수능과 유당불내성 증상의 발현양상. 대한내과학회지 56(5):569−575.

• 장내 환경, 포스트바이오틱스

김혜성 (2017). 미생물과의 공존. 파라사이언스.

홍성욱 (2020). 차세대 유산균 포스트바이오틱스. 축산식품과학과 산업 9(1).

• 저체온

서일숙 (2007). 주술기 저체온의 관리. 영남의대학술지 24(2):87−95

Han MoonKu (2009). Therapeutic Hypothermia. J Neurocrit Care 2:62−67.

• 월경 관련

한시령 (2002). 호르몬과 편두통. 대한두통학회지 3(1).

주민경 외 (2005). 간호사들의 월경관련 편두통. 대한두통학회지 6(1).

Dayong Lee., et al. (2020). A comprehensive review and the pharmacologic management of primary dysmenorrhea. J Korean Med Assoc. 63(3):171−177.

김현영 외. (2018) 여대생의 생활습관 및 생활스트레스가 월경전 증후군에 미치는 영향. Asia−pacific Journal of Multimedia Services Convergent with Art, Humanities, and Sociology 8(3):791−802.

임광서 외 (1990). 운동이 초경 및 월경에 미치는 영향에 관한 연구. 대한산부인과학회. 33(9):1223−1235.

• 임신과 편두통

Goadsby PJ., et al. (2008) Migraine in pregnancy. BMJ 336:1502−1504.

• 갱년기증후군

박형무 외 (2002). 한국 폐경여성의 호르몬 대체 요법에 대한 인지도와 수용성에 대한 연구 : 폐경과 호르몬대체요법에 대한 한국 갤럽 역학연구 조사 결과. 대한폐경회지 8(1):3−18.

• 갱년기 호르몬요법과 유방암 위험에 관한 메타분석

https://www.thelancet.com/journals/lancet/article/PIIS0140−6736(19)31709−X/fulltext.

Collaborative Group on Hormonal Factors in Breast Cancer. (2019). Type and timing of menopausal hormone therapy and breast cancer risk: individual participant meta−analysis of the worldwide epidemiological evidence. Lancet 394:1159 – 68.

• 노인두통

이광수 (2010). 노년기 두통의 감별진단. 대한내과학회지 78(부록1호).

• 두통과 유전

오승미 외 (2006). 소아 편두통 진단에 대한 두통 가족력의 영향. 대한소아신경학회지 14(1):30−37.

• 소아 청소년 두통

Kabbouche MA., et al. (2008). Management of migraine in adolescents. Neuropsychiatr Dis Treat 4:535−548.

Rho YI., et al. (2012). Prevalence and clinical characteristics of primary headaches among school children in South Korea: a nationwide survey. Headache: J Headache Pain 52:592-599.

박상욱 외 (2017). 두통을 호소하는 소아청소년에서 Brain MRI의 유용성. J Korean Child Neurol Soc 25(3):151-155.

김은영 외 (2012). 소아 복부편두통의 임상적 특징과 편두통 이행에 관여하는 위험인자. 대한두통학회지 13(1).

• 운동기구 계기판의 칼로리 소모량

A. Page Glave., at al. (2018). Caloric Expenditure Estimation Differences between an Elliptical Machine and Indirect Calorimetry. Exercise Medicine 2:8.

• 한국소비자원 2017.12.5. 헬스사이클 보도자료.

https://www.kca.go.kr/home/sub.do?menukey=4002&mode=view&no=1002580049

• 칼로리와 심박수

Keytel, L. R., et al. (2005). Predication of energy expenditure from heart rate monitoring during submaximal exercise. Journal of sports sciences 23(3):289-297.

• 국민건강영양조사

https://knhanes.cdc.go.kr/knhanes/main.do 질병관리청
https://kosis.kr/index/index.do 통계청

• 운동생리학 관련

Merle L. Foss, Steven J. Keteyian /김창두 외 공역 (2002). 폭스 운동생리학. 대한미디어.
나영무 (2011). 운동이 내 몸을 망친다. 미디어월.
정일규 (2020). 뇌섹트를 위한 고급지식. 대경북스.
최현석 (2007). 아름다운 우리 몸 사전. 지성사.
최현석 (2017). 교양으로 읽는 우리 몸 사전. 서해문집.

• 단식

임평모 (2011). 단식이 약이다. 오린.

• 저혈당

PH Marthe, et al. (2017). American Diabetes Association Standards of Medical Care in Diabetes 2017. Journal of Diabetes 9:320-324.

• 비침습 혈당 측정

안원식 외 (2012). 무채혈 혈당 측정기의 혈당 측정 원리 : 혈당 검출방법 중심으로. 대한의용생체공학회지 33:114-127. http://dx.doi.org/10.9718/JBER.2012.33.3.114

Douglas C. Caixeta., et al. (2020). Salivary molecular spectroscopy: a rapid and non-invasive monitoring tool for diabetes mellitus during insulin treatment. PLOS ONE. https://doi.org/10.1101/781096

https://m.healthcaren.com/news/news_article_yong.jsp?mn_idx=403089 타액당 측정

https://www.chosun.com/economy/tech_it/2021/03/08/JTADRNP7CFBA3 NJMQT45RUS7AU/ 2021.3.8. 조선일보. 차고 있으면 혈당 알려줍니다

• 비타민 미네랄 식이섬유

한스 울리히 그림 (2005). 비타민 쇼크. 21세기북스.

오오모리 다카시 (2008). 미네랄의 체내작용과 중요성. 문진출판사.

정동효 외 (2004). 식이섬유의 과학. 신광문화사.

• 리보플라빈

D. F. Thompson PharmD, et al. (2017). Prophylaxis of migraine headaches with riboflavin: A systematic review. Journal of Clinical Pharmacy and Therapeutics. 42(4):394−403. (https://doi.org/10.1111/jcpt.12548)

• 세로토닌과 장내미생물

Jessica M. Yano., et al. (2015). Indigenous Bacteria from the Gut Microbiota Regulate Host Serotonin Biosynthesis. Cell 161(2):264. (http://doi.org/10.1016/j.cell.2015.02.047)

• 의학서적류

Guyton & Hal / 의학계열교수 27인 공역 (2002). 의학생리학. 정담.

Kasper et al / 대한내과학회 편 (2006). 해리슨 내과학. MIP.

한방병리학 / 교재편찬위원회 (2009). 한방병리학. 한의문화사.

민영일 (1999). 복통의 진단학. 일조각.

이태규, 김종성 (2002). 두통. 의학출판사.

허준 (1990). 동의보감. 대성문화사.

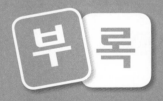

유발요인 리스트와
문진표

부록1 : 유발요인 리스트

유발요인	유발 한도	금번 자극량	일자	비고

부록2 : 일차문진표 _ 두통의 모습

문진항목	
01. 시작시기	생애최초 / 본격화 / 현재두통
02. 빈도	월간 총일수 / 주기
03. 지속시간	
04. 강도	
05. 활력도	
※ 종합적인 두통의 강도	= 통증의 강도 + (10 - 활력도)
06. 안 아픈 날	일자 / 연속
07. 통증부위	
08. 압통부위	
09. 통증양상	
10. 통증이 심한 시기	일 / 주 / 월 / 년
11. 동반증상	
12. 전구증상	
13. 조짐	
14. 유발음식	
15. 유발행위	
16. 악화요인	
17. 호전요인	
18. 두통약	복용중인 약 / 효과가 있는 약

문진항목	
01. 피로의 유무	
02. 피로시간	
03. 수면시간	
04. 수면의 질	
05. 활동량과 운동량	
06. 근육통과 결림	
07. 어지러움	
08. 식사량	
09. 아침식사	
10. 식단의 다양성	
11. 기름진 음식	
12. 공복두통	
13. 수분 섭취량	
14. 음주량	
15. 건강기능식품	
16. 눈의 증상	
17. 소화의 문제	
18. 위염·식도염	
19. 소변의 문제	

20. 대변의 문제	
21. 복통	
22. 알레르기 식품	
23. 추위와 더위	
24. 월경두통	
25. 생리통	
26. 월경전증후군	
27. 배란통	
28. 갱년기증후군